THÉRAPEUTIQUE

DES MALADIES

DE L'OREILLE

THÉRAPEUTIQUE

DES MALADIES

DE L'OREILLE

PAR

M. LERMOYEZ
Médecin des hôpitaux
de Paris.

M. BOULAY
Ancien interne des hôpitaux
de Paris.

TOME PREMIER

Avec 45 figures dans le texte.

PARIS
OCTAVE DOIN, ÉDITEUR
8, PLACE DE L'ODÉON, 8

1901

BIBLIOTHÈQUE

DE

THÉRAPEUTIQUE MÉDICALE
ET CHIRURGICALE

Publiée sous la direction de MM.

DUJARDIN-BEAUMETZ
Membre de l'Académie de médecine
Médecin de l'hôpital Cochin
etc.

O. TERRILLON
Professeur agrégé à la Faculté de médecine de Paris
Chirurgien de la Salpêtrière

PARTIE MÉDICALE

Art de formuler. 1 vol. 2e *édit.*, par DUJARDIN-BEAUMETZ.

Thérapeutique des maladies du cœur et de l'aorte. 1 vol. par E. BARIÉ, médecin de l'hôpital Tenon. 2e *édition.*

Thérapeutique des maladies des organes respiratoires. 1 volume, par H. BARTH, médecin de l'hôpital Broussais. 2e *édition.*

Thérapeutique de la tuberculose. 1 volume par H. BARTH, médecin de l'hôpital Broussais.

Thérapeutique des maladies de l'estomac. 1 vol., 3e *édit.*, par A. MATHIEU, médecin des hôpitaux.

Thérapeutique des maladies de l'intestin. 1 vol. 2e *édit.*, par A. MATHIEU.

Thérapeutique des maladies du foie. 1 volume par L. GALLIARD, médecin des hôpitaux.

Thérapeutique des maladies de la peau. 2 volumes, par G. THIBIERGE, médecin des hôpitaux.

Thérapeutique des maladies du rein. 2 volumes, par E. GAUCHER, médecin de l'hôpital Saint-Antoine, agrégé à la Faculté, et E. GALLOIS, chef de clinique de la Faculté de Médecine.

Thérapeutique du rhumatisme et de la goutte. 1 volume, par W. ŒTTINGER, médecin des hôpitaux.

Thérapeutique de la fièvre typhoïde. 1 volume, par P. Le Gendre, médecin des hôpitaux.

Thérapeutique des maladies vénériennes. 1 volume, par F. Balzer, médecin de l'hôpital du Midi, 2e *édition.*

Thérapeutique du diabète. 1 volume, par L. Dreyfus-Brisac, médecin de l'hôpital Tenon.

Thérapeutique des névroses. 1 volume par P. Oulmont, médecin de l'hôpital Laënnec.

Thérapeutique infantile. 2 volumes, par A. Josias, médecin de l'hôpital Trousseau.

Prophylaxie des maladies infectieuses. 2 volumes, par A. Chantemesse, médecin des hôpitaux, agrégé à la Faculté, et M. Besançon.

Thérapeutique des maladies infectieuses. 1 volume, par A. Chantemesse, médecin des hôpitaux, agrégé à la Faculté, et M. Besançon.

Thérapeutique des maladies des fosses nasales, des sinus et du pharynx nasal. 2 volumes, par M. Lermoyez, médecin des hôpitaux.

Thérapeutique des maladies du pharynx et du larynx. 1 volume, par M. Lermoyez.

Thérapeutique des maladies de l'oreille, par M. Lermoyez et M. Boulay, 2 volumes.

PARTIE CHIRURGICALE

Asepsie et Antisepsie chirurgicales. 1 vol., par O. Terrillon et H. Chaput, chirurgiens des hôpitaux.

Thérapeutique chirurgicale des maladies du crâne. 1 vol., par P. Sebileau, agrégé à la Faculté de Paris.

Thérapeutique chirurgicale des maladies du rachis. 1 vol., par P. Sebileau, agrégé à la Faculté de Paris.

Thérapeutique oculaire. 1 volume, par F. Brun, agrégé à la Faculté, chirurgien de Bicêtre, et X. Morax.

Thérapeutique chirurgicale des maladies de la poitrine. 1 volume, par Ch. Walther, chirurgien des hôpitaux.

Thérapeutique chirurgicale des maladies de l'estomac et du foie, 1 volume, par H. Chaput, chirurgien des hôpitaux.

Thérapeutique chirurgicale de l'intestin et du rectum. 1 volume, par H. Chaput, chirurgien des hôpitaux.

Thérapeutique chirurgicale de l'urètre et de la prostate. 1 volume, par J. Albarran, agrégé à la Faculté de Paris.

Thérapeutique chirurgicale de la vessie et du rein. 1 volume, par J. Albarran, agrégé à la Faculté de Paris.

Thérapeutique obstétricale. 1 volume, par A. Auvard, accoucheur des hôpitaux. 2e *édition.*

Thérapeutique gynécologique. 1 volume par A. Auvard, accoucheur des hôpitaux.

Thérapeutique chirurgicale des maladies des articulations, muscles, tendons et synoviales tendineuses. 2 volumes, avec 105 figures, par L. Picqué, chirurgien des hôpitaux, et P. Mauclaire, ancien prosecteur de la Faculté.

Thérapeutique chirurgicale post-opératoire, par E. Rochard, chirurgien des hôpitaux.

LA COLLECTION SERA COMPLÈTE EN 40 VOLUMES

Tous les volumes sont publiés dans le format in-18 jésus; ils sont reliés en peau pleine et comportent chacun de 200 à 400 pages avec figures.

Prix de chaque volume indistinctement : 4 fr.

Tous les ouvrages se vendent séparément.

VOLUMES PARUS LE 1er MARS 1901

Dujardin-Beaumetz : Art de formuler. (2e édit.)

H. Barth : Organes respiratoires. (2e édit.)

H. Barth : Tuberculose.

A. Mathieu : Estomac. (3e édit.)

A. Mathieu : Intestin. (3e édit.)

L. Dreyfus-Brisac : Diabète.

P. Oulmont : Névroses.

F. Barié : Cœur et aorte. (2e édit.)

F. Balzer : Maladies vénériennes. (2e édit.)

P. Le Gendre : Fièvre typhoïde.

E. Gaucher et P. Gallois : Rein. 2 vol.

G. Thibierge : Peau. 2 vol.

L. Galliard : Foie.

W. Œttinger : Rhumatismes et Goutte.

M. Lermoyez : Fosses nasales, Sinus et Pharynx nasal. 2 vol.

M. Lermoyez et M. Boulay : Maladies de l'oreille. 2 vol.

A. Josias : Thérapeutique infantile. 2 vol.

Terrillon et Chaput : Asepsie et Antisepsie chirurgicales.

A. Auvard : Thérapeutique obstétricale. (2e édit.)

A. Auvard : Thérapeutique gynécologique.

Chaput : Intestin, Rectum et Péritoine.

Picqué et Mauclaire : Articulations, muscles, etc. 2 vol.

P. Sebileau : Crâne.

F. Brun et X. Morax : Thérapeutique oculaire.

THÉRAPEUTIQUE
DES
MALADIES DE L'OREILLE

TECHNIQUE ET THÉRAPEUTIQUE GÉNÉRALE

CONSIDÉRATIONS GÉNÉRALES

Trois propositions prouvent l'importance de l'otologie.

A. **Les affections de l'oreille se montrent avec une fréquence excessive.** — Von Tröltsch a pu dire que, sur trois adultes pris au hasard, l'un d'eux au moins a l'oreille malade, le plus souvent sans qu'il s'en doute. Cette affirmation n'a rien d'exagéré, si l'on réfléchit que l'oreille peut être plus ou moins atteinte :

a. *Par la voie circulatoire :* dans toutes les infections et dyscrasies générales ;

b. *Par la voie nerveuse :* au cours des principales affections des centres encéphaliques et des nerfs, ainsi que dans les névroses ;

c. *Par la voie tubaire :* toutes les fois qu'il y a dans le nez, le naso-pharynx ou le pharynx, quelque lésion aiguë ou chronique.

Les statistiques, dressées en France, nous apprennent ceci :

Sur 100 enfants de nos écoles, 20 ont l'ouïe défectueuse ;

Sur 100 conscrits réformés, 27 sont exemptés pour cause de surdité.

B. **Les affections de l'oreille sont de la plus haute gravité.** — Toute otopathie, quelque bénigne qu'elle soit à ses débuts, fait courir à celui qui la porte un double danger : 1° pour sa fonction auditive ; 2° pour sa vie.

1° **Au point de vue sensoriel,** trois phénomènes sont à redouter :

a. La *douleur*, vraiment atroce dans beaucoup de cas, et qui, sous forme de mastalgie, d'otalgie, peut s'éterniser et nécessiter de grandes interventions chirurgicales.

b. Les *bourdonnements*, parfois compliqués de *vertiges*, pouvant atteindre une intensité extrême, ne cesser ni jour ni nuit, résister au traitement qui les a attaqués trop tard ; leur obsession a été plus d'une fois la cause de suicides.

c. La *surdité*, qui non seulement entrave toutes les professions, mais qui, se développant chez l'enfant, en fait un sourd-muet.

2° **Au point de vue vital,** on ne saurait trop craindre l'*otorrhée*, ce suintement chronique d'oreilles, dont médecins, parents et malades s'inquiètent souvent également peu, et dont Ariza a si justement dit que tout individu, qui en est atteint, porte sur lui la cause de sa mort. Doit-on s'en étonner si l'on songe que l'oreille a pour voisins immédiats le cerveau, le cervelet et le sinus latéral ?

C. **Les affections de l'oreille guérissent aisément si elles sont reconnues et traitées à temps.** — Cette proposition sert de correctif aux deux précédentes ; elle doit nous rassurer, mais aussi nous stimuler.

Une intervention et surtout un diagnostic précoces peuvent soustraire l'individu aux dangers qui le menacent. Leur nécessité s'affirme à deux points de vue :

1° **Au point de vue sensoriel.** Que l'on se rappelle les dimensions exiguës de la caisse du tympan, que l'on considère qu'entre ses deux parois opposées, en certains points à peine éloignées de deux millimètres, fonctionne le système délicat des osselets et de leurs articulations : on concevra que, pour peu que la maladie soit abandonnée à elle-même, elle y causera des altérations irrémédiables. A la phase du début, rien de plus simple que de réparer les parties malades ; si l'on attend, des adhérences s'établissent, des ankyloses surviennent, qu'il va devenir bientôt impossible de supprimer.

2° **Au point de vue vital.** Ici, l'utilité d'une intervention hâtive saute aux yeux.

Quand une suppuration d'oreille est récente, le plus souvent quelques pansements antiseptiques en viennent aisément à bout.

Quand une suppuration d'oreille est ancienne, il est parfois nécessaire, pour s'en rendre maître, de faire de grands délabrements, qui, s'ils ne mettent pas par eux-mêmes la vie en danger, cependant ne donnent pas toujours la guérison espérée ; et si alors, par indifférence, on s'abstient de tout traitement rationnel, il faut se résoudre à vivre sous la constante menace d'une méningite, d'un abcès du cerveau, d'une crise d'infection purulente.

S'il y a de par le monde une si grande proportion de sourds, pour la plupart incurables, et si l'obituaire des maladies de l'oreille est si chargé, c'est que malades et médecins font preuve à leur égard d'une insouciance inexplicable.

L'*insouciance des malades* se comprend. Le plus souvent, pendant une première période, la surdité est le seul symptôme de l'affection auriculaire ; or, comme celle-ci s'établit peu à peu, le patient ne s'en doute pas, pas plus qu'en général il ne s'aperçoit qu'il est atteint d'une amblyopie progressive. Il ne s'en avise que quand elle a déjà atteint un degré avancé ; car, normalement, la voix haute s'entend à plus de cent mètres ; or jamais on ne tient une conversation à pareille distance. Bien plus, quand elle est unilatérale, la surdité peut devenir très considérable, tout à l'insu du malade. Aussi n'est-ce souvent qu'à une période déjà tardive du mal, quand apparaissent les bourdonnements, qu'on se décide à consulter un auriste.

D'ailleurs, il est rare que les malades ne cherchent à s'illusionner sur leur surdité naissante. Lorsqu'ils commencent à ne plus nettement entendre un orateur ou un acteur, au lieu de soupçonner leurs oreilles, ils accusent la mauvaise diction de celui qui parle ou critiquent l'acoustique défectueuse de la salle de théâtre. Ce sont surtout les parents qui se méprennent sur la surdité de leurs enfants ; même quand on leur prouve que ceux-ci n'entendent pas, ils n'en veulent pas convenir : « Ils entendent bien, disent-ils, ils sont seulement distraits ». C'est ainsi que souvent les pères mènent inconsciemment leurs fils à la surdi-mutité.

L'*insouciance des médecins* n'est pas moins fréquente; elle s'excuse moins. Combien encore aujourd'hui parmi eux prennent une otite aiguë pour une rage de dents, ou s'abstiennent de traiter une otorrhée! et si des accidents cérébraux éclatent, ils diagnostiquent quelque méningite tuberculeuse et se croisent les bras.

A côté du praticien qui laisse aller les choses, il y a celui, beaucoup plus dangereux encore, qui, croyant savoir, veut intervenir et cause alors de grands désastres; celui qui, découvrant un corps étranger de l'oreille, que le malade portait parfois depuis de nombreuses années sans incommodité, introduit une pince dans le conduit sans y voir, ne ramène rien, mais s'acharne, blesse la caisse du tympan et crée ainsi une méningite purulente; celui qui, à la moindre douleur d'oreille, se hâte de prescrire des injections d'eau de guimauve, des instillations de baume tranquille, d'huile calmante, ignorant que souvent son patient a une ancienne perforation tympanique et que sa thérapeutique infectante entretient ainsi une otorrhée.

De telles choses ne devraient plus être. Certainement, on ne saurait exiger que tout médecin soit un auriste consommé : mais le praticien, qui est vraiment soucieux de conserver intacte la santé de ceux qui se confient à lui, devrait s'attacher :

1° A posséder quelques notions élémentaires d'otologie, moins encore pour savoir ce qu'il doit faire que ce qu'il ne doit pas faire, quand une oreille se prend;

2° Et à examiner systématiquement l'audition de ses malades, au moins une fois par an; car on ne saurait trop répéter que la période initiale des otopathies, seule phase de guérison facile, est presque toujours latente. Cette surveillance de l'oreille s'impose surtout chez les enfants; ainsi Wilde nous a appris que sur 503 adultes sourds, 411 avaient commencé à mal entendre avant sept ans.

EXPLORATION DE L'OREILLE EXTERNE ET DU TYMPAN

Cet examen, pour être complet, comprend :
L'exploration du pavillon ;
L'exploration du conduit auditif;
L'exploration de la membrane du tympan.

L'*exploration du pavillon* n'exige aucune technique spéciale.

L'*exploration du conduit et du tympan* réclame ordinairement l'emploi du *speculum auris*.

DU CONDUIT AUDITIF

Rappelons en deux mots la disposition du conduit auditif.

L'entrée du conduit est plus ou moins recouverte par le *tragus* et obstruée, surtout chez l'homme âgé, par des *poils*, s'insérant sur le tragus et l'antitragus. C'est là un premier obstacle à l'examen.

Un second obstacle vient de ce que le conduit n'est pas rectiligne, mais sinueux. Il est formé de deux portions : une portion externe cartilagineuse, susceptible d'être mobilisée; une portion interne osseuse, fixe. Ces deux portions se rencontrent en formant un angle obtus, largement ouvert *en bas et en avant*, chez l'adulte (fig. 1).

Le conduit cartilagineux lui-même se coude à son entrée, de telle sorte que le conduit auditif, dans son ensemble, considéré sur une coupe horizontale, présente une disposition en zigzag.

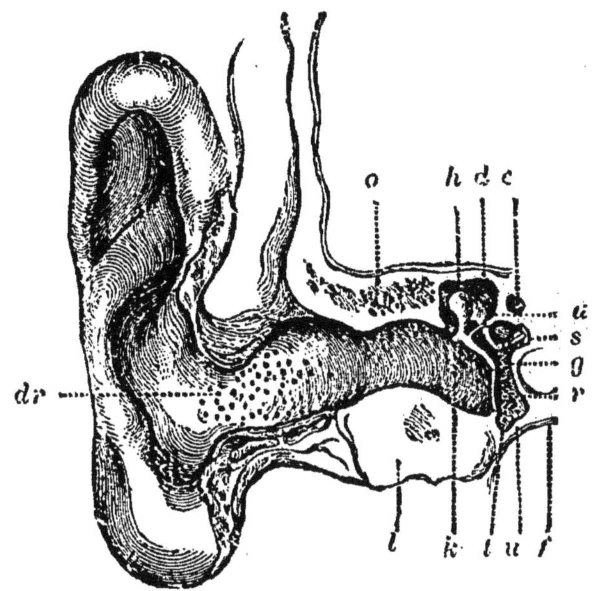

Fig. 1.

Section frontale du conduit auditif droit (d'après Politzer).

o, cellules creusées dans la paroi supérieure du conduit. — *d*, toit de la caisse. — *u*, plancher de la caisse. — *t*, caisse du tympan. — *r*, tympan. — *h*, tête du marteau. — *g*, manche du marteau. — *a*, enclume. — *s*, étrier. — *c*, canal de Fallope. — *f*, fosse jugulaire. — *dr*, embouchure des glandes cérumineuses du conduit.

Le conduit auditif commence en arrière du tragus par un infundibulum qui se dirige en avant ; puis il se porte en arrière (première coudure); puis, de nouveau, à l'endroit où commence le conduit osseux, il se porte en avant à la rencontre du tympan (deuxième coudure). La première coudure est commandée par la saillie du bord antérieur de la conque; la seconde est due en partie à la saillie en dos d'âne de la paroi antérieure osseuse.

D'une largeur variable suivant les âges et suivant les individus, le conduit présente, au niveau de la rencontre de ses parties osseuse et cartilagineuse, un rétrécissement normal appelé *isthme du conduit;* au delà, il s'évase un peu aux dépens de ses parois antérieure et inférieure, et se creuse, au-devant de la partie inférieure du tympan, d'une petite dépression, le *sinus prétympanique.*

I. — ÉCLAIRAGE DU CONDUIT

Cette question a été longuement étudiée dans la *Thérapeutique des maladies des fosses nasales.*

Il suffit de préciser en quelques mots ce qui a plus particulièrement trait à l'oreille.

A. — Sources lumineuses

Le meilleur éclairage du tympan est obtenu avec la *lumière naturelle*, qui n'en change pas la coloration ; on ne doit employer que la lumière diffuse, car la lumière solaire directe peut brûler la membrane. Veut-on cependant, dans une circonstance exceptionnelle, utiliser son pouvoir éclairant intense, on se rappelera qu'il faut toujours la réfléchir avec un miroir *plan.*

Les miroirs et photophores électriques, récemment construits, donnent un excellent éclairage. Malheureusement le praticien ne trouvera le plus souvent chez le malade qu'une lampe peu éclairante, dont il devra se contenter. Enfin, parfois pris au dépourvu, il devra improviser son éclairage avec une bougie : celle-ci sera tenue entre le médius et l'index gauches, et sa lumière sera à la fois directement projetée vers le malade et cachée au médecin par une cuiller faisant office de réflecteur, maintenue entre l'index et le pouce gauches. Ce dispositif temporaire rend de grands services pour permettre de jeter un coup d'œil sur l'oreille, précaution indispensable chez tout individu atteint d'angine, et surtout chez l'enfant qui délire (Gellé).

B.— Position du médecin et du malade

our un examen sommaire, médecin et malade peuvent rester debout. Néanmoins, il vaut mieux que le malade soit assis : si c'est un enfant, il sera placé sur les genoux d'une personne qui d'une main lui maintiendra les bras, en abaissant l'épaule, de l'autre lui fixera solidement la tête, dont un écart brusque pourrait amener des accidents.

Le médecin peut demeurer debout en face de son malade assis; dans cette position, l'inspection du tympan se fait plus perpendiculairement : et surtout les pansements et les bains sont plus faciles à pratiquer (Politzer). Cependant, il est préférable qu'il s'asseye aussi, sur un siège plus élevé que celui du patient.

Le malade doit donc avoir son oreille à un niveau plus bas que l'œil du médecin, sauf s'il s'agit d'un tout jeune enfant, chez qui l'inspection se fait plus aisément de bas en haut. Il incline un peu sa tête sur l'épaule opposée, en la tournant légèrement dans le même sens; il abaisse le plus possible son bras, pour effacer l'épaule, du côté examiné.

C. — Position de la lumière

Si, ce qui est le cas ordinaire, le médecin se sert de la lumière réfléchie par le miroir frontal (l'éclairage direct de l'oreille ne pouvant être fait que par les photophores et miroirs électriques), la source lumineuse doit être placée au niveau de l'oreille du malade et un peu en arrière, mais très rapprochée de la tête, de manière que les rayons, en la frôlant, arrivent le plus perpendiculairement possible sur le miroir frontal. Si la main qui tient le speculum fait ombre, on surélèvera un peu la lumière.

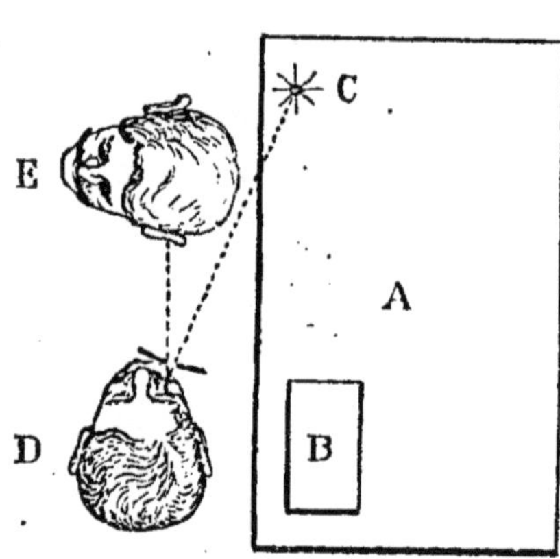

Fig. 2.
Dispositif de l'examen d'une oreille.

A, table. — B, instruments placés à la portée de la main droite du médecin. — C, source lumineuse. — D, médecin armé du miroir frontal. — E, malade tournant le dos à la table, et présentant son oreille gauche.

Le schéma suivant (fig. 2) indique le meilleur dispositif à prendre en l'espèce; il est supposé pour un examen de l'oreille gauche, le malade tournant le dos à la table. Pour examiner l'oreille droite, il suffit d'adopter une disposition inverse; ou encore, si le médecin désire conserver les instruments à portée de sa main droite, il fera asseoir le malade de manière à ce qu'il regarde la table.

D. — Maniement du miroir

La lumière est réfléchie vers l'oreille à l'aide du miroir concave perforé. On peut, à l'exemple des allemands, employer le petit miroir de Von Tröltsch (sept centimètres de diamètre), qui est peu embarrassant. Le miroir concave qui sert à éclairer le larynx (dix centimètres de diamètre), donne un éclairage plus intense ; il est préféré des auristes français.

Le miroir pourra être tenu de la main droite, si l'on se contente d'un examen rapide; mieux vaut le fixer au front par un des procédés déjà décrits : on a ainsi la liberté des deux mains.

Il faut recommander aux débutants, avant de commencer l'exploration, de bien projeter la lumière sur le tragus et dans la conque ; ceci constitue le premier temps de l'examen. En raison de l'exiguïté du tympan et de l'extrême petitesse des détails qu'on y observe, il y a intérêt à se rapprocher le plus possible de l'oreille examinée ; on ne ménagera que l'espace nécessaire pour manier les instruments qu'on introduit dans le conduit auditif.

II. — EXAMEN DU CONDUIT ET DU TYMPAN

Chez certaines personnes, dont le conduit auditif est très large et peu coudé, on peut, sans le secours d'aucun instrument, examiner l'ensemble de l'oreille externe et du tympan. Il suffit de faire bailler le méat en attirant d'une main le pavillon en haut et en arrière, ainsi qu'il sera dit plus loin, et en écartant le tragus à l'aide du pouce de l'autre main, qui fait glisser en avant la peau de la région pré-tragienne.

Le plus souvent, cet examen ne peut être fait qu'à l'aide du *speculum auris*. Dans tous les cas, *il faut toujours faire une exploration préalable du conduit sans speculum* : c'est ainsi que l'on découvrira certains eczémas de l'entrée du conduit, certains furoncles qu'on ne manquerait pas de méconnaitre en introduisant d'emblée le speculum.

A. — But du speculum

Le *speculum auris*, sauf dans quelques cas, n'a pas pour but d'élargir le conduit, comme le speculum du vagin, du nez, etc.; il a seulement pour office de *redresser ses courbures*, de façon à donner à la vue un chemin droit jusqu'au tympan. Voilà pourquoi tout le monde donne aujourd'hui la préférence au speculum plein, au speculum tubulaire.

B. — Choix du speculum

Tous les speculums peuvent être rapportés à quatre types.

a. Le **speculum bivalve** est le plus ancien de ces modèles : il fut employé pour la première fois en 1646 par Fabrice de Hilden. Il est presque abandonné de nos jours; il est inutile, puisqu'il s'agit de redresser, non pas de dilater le conduit; il est douloureux, par suite de la pression excentrique qu'il exerce sur le conduit ; il est dangereux dans la pratique infantile.

Il pourra cependant, dans quelques cas déterminés, rendre des services : ainsi, par exemple, quand, dans les cas d'atrésie aiguë du méat, il importe d'être immédiatement renseigné sur l'état du tympan et de la caisse. Le *speculum dilatateur de Mahu* est le mieux approprié à ce but : il est formé de quatre valves, pouvant prendre un mouvement d'écart en sens parallèle et progressif (fig. 3).

b. Le **speculum tubulaire** a la forme d'un petit entonnoir.

Il en existe un grand nombre de modèles; à la vérité, le meilleur est encore celui dont on a l'habitude de se servir. Cependant, pour les médecins qui n'ont point encore arrêté leur préférence, on peut donner quelques indications.

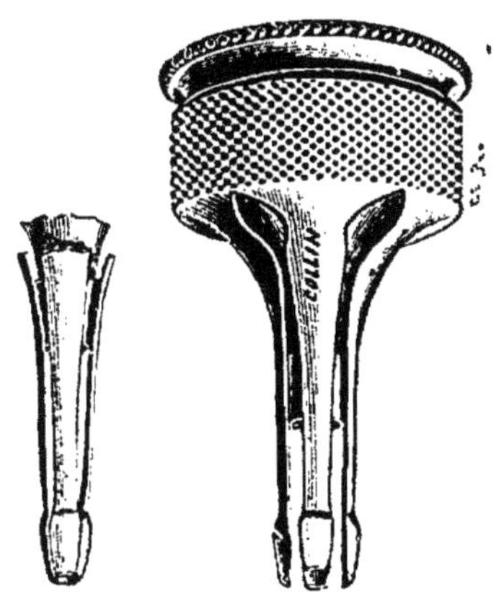

Fig. 3.
Speculum dilatateur de Mahu.

L'instrument est représenté à son maximum d'ouverture. — A gauche, le speculum est fermé, tel qu'il doit être introduit dans le conduit.

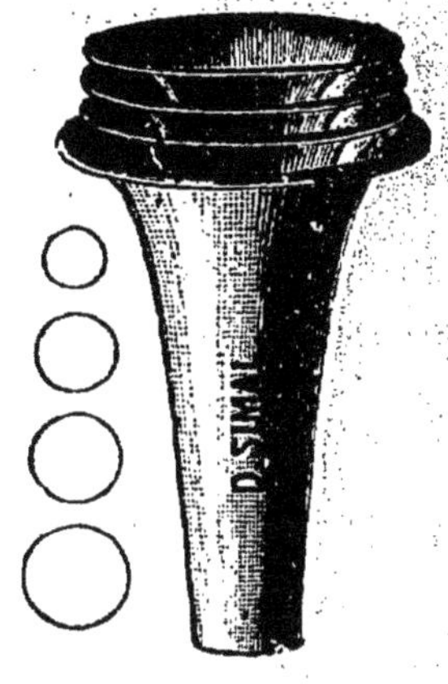

Fig. 4.
Speculum tubulaire de Politzer en métal.

Le speculum est représenté grandeur naturelle : à gauche, calibre des quatre speculums formant un jeu.

Les meilleurs speculums sont ceux de Toynbee ou de Politzer, qui se ressemblent beaucoup : cylindriques à leur extrémité auriculaire, ils se terminent en dehors par un large pavillon (fig. 4). Le speculum de de Wilde, simple cône tronqué, également employé, est moins maniable et laisse pénétrer moins de lumière.

L'extrémité interne du speculum peut être *ronde* ou *elliptique*. Théoriquement, la forme elliptique, conseillée par Gruber, est préférable, puisqu'elle semble mieux s'accommoder à la conformation du conduit. En pratique, le speculum ovale ne vaut pas le speculum rond, car il se prête mal aux mouvements de rotation à l'aide desquels on doit l'introduire.

Les speculums sont faits en métal (argent, aluminium, métal blanc) ou en caoutchouc durci : les speculums métalliques sont préférables comme étant plus faciles à stériliser.

Un jeu de quatre speculums de grandeur différente est nécessaire ; leur diamètre extérieur est respectivement de 2, 3, 5 et 7 millimètres ; leur longueur commune est de 3 centimètres.

c. Le **speculum grossissant** destiné à amplifier l'image tympanique est d'un emploi incommode et rend peu de services. *L'otoscope de Brunton*, speculum tubulaire auquel on a adapté une lentille convexe, et dans lequel une glace inclinée à 45° réfléchit sur le tympan la lumière qui lui arrive latéralement, est justement abandonné.

d. Le **speculum pneumatique**, dont le type est le *speculum de Siegle*, est au contraire d'une grande utilité; nous y reviendrons plus loin.

C. — Introduction du speculum

Il ne sera ici question que du speculum tubulaire, le seul d'usage courant.

Le médecin, après avoir d'abord bien projeté le faisceau lumineux réfléchi sur l'entrée de l'oreille, et fait, comme il a été dit, une exploration préalable de cette région, introduit le speculum d'une main tandis qu'il redresse le conduit de l'autre main. Pour cela, il saisit le pavillon de l'oreille droite, par exemple, entre l'annulaire et le petit doigt gauches placés dans le sillon rétro-auriculaire, et le médius appuyé sur sa face externe, et il le porte en haut et en arrière; dans ce mouvement, il entraîne la partie fibrocartilagineuse du conduit, redresse son inflexion normale, et ramène ainsi son axe sur le prolongement direct de l'axe de la portion osseuse. (Dans la première année de la vie, au contraire, il faut attirer le pavillon en bas et en avant; à cet âge, le conduit osseux manque et le conduit cartilagineux a une direction différente.)

Le speculum est alors saisi par son bord évasé entre le pouce et l'index droits, introduit entre le tragus et le bord de la conque, et enfoncé doucement, à l'aide de petits mouvements de rotation; on le pousse un peu en arrière, en suivant le bord supérieur du conduit, et on l'arrête dès qu'une certaine résistance indique qu'il a atteint le niveau de la portion osseuse. La main droite passe alors le pavillon du speculum au pouce et à l'index gauches demeurés libres et qui le maintiennent.

D. — Précautions

Il faut éviter de faire pénétrer le speculum plus profondément: ce qui est inutile, puisque la portion osseuse du conduit donne un libre accès à la vue, et douloureux, car la sensibilité des téguments devient de plus en plus vive à mesure qu'on s'approche du tympan.

Il faut manier le speculum avec la plus grande douceur chez le jeune enfant; à cause du très faible développement de la portion osseuse du conduit à cet âge, une introduction faite sans ménagements exposerait à la blessure du tympan.

Une dernière précaution est souvent négligée. Il

va sans dire que, pour faciliter cet examen, on introduira le plus large speculum qu'admettra l'oreille ; néanmoins, malgré cela, il sera encore nécessaire, pour explorer tous les points de la membrane et du conduit, de mouvoir le speculum en différents sens. Or si, comme on est naturellement porté à le faire, on se contente de faire basculer celui-ci en haut, en bas ou en avant, on fera mal au malade ; l'instrument doit rester fixe par rapport à la portion cartilagineuse du conduit; en même temps qu'on cherche à le déplacer, il faut donc entraîner celle-ci dans le même sens, par des tractions exercées sur le pavillon.

Enfin, chez certaines personnes, l'introduction du speculum provoque des quintes de toux ; elles sont dues à l'irritation des filets du rameau auriculaire que le pneumogastrique envoie à la partie profonde du conduit; il suffit, pour les faire cesser, de retirer un peu le speculum, de façon à ce qu'il ne touche pas le conduit osseux.

E. — Fautes habituelles

Les débutants commettent généralement deux fautes opposées.

Ou bien ils enfoncent trop le speculum et font mal au malade.

Ou bien ils ne l'introduisent pas assez profondément et n'exercent pas une traction assez forte sur le pavillon pour redresser le conduit. Ils n'aperçoivent alors que la partie postérieure du tympan, qu'ils prennent pour sa moitié antérieure ; la paroi postérieure du conduit osseux leur fait l'effet d'être le segment postérieur du tympan ; et ils interprètent l'arc postérieur du cadre tympanal comme étant le manche du marteau.

III. — DIFFICULTÉS DE L'EXAMEN

Elles résultent : *a*) d'*obstacles naturels*, dus à la conformation anormale des parties ; *b*) d'*obstacles accidentels*, résultant de l'obstruction partielle ou totale du conduit.

A. — Obstacles naturels

Les *poils* du conduit peuvent gêner par leur abondance. Généralement le speculum les refoule de côté. Si cela ne suffit pas, on pourra soit les couper, soit les coller contre la peau en les frottant avec un petit bâton de cire.

L'*affaissement* des parois du conduit membraneux, fréquent chez le vieillard, transforme le méat en une fente verticale très étroite. On peut se servir du speculum à valves pour dilater celle-ci ; toutefois le speculum tubulaire, bien manié, triomphe assez facilement de cet obstacle.

L'*étroitesse du conduit* est une difficulté plus sérieuse. Elle est de règle chez l'enfant, dont elle rend l'examen difficile. Elle est assez fréquente chez l'adulte, soit qu'il s'agisse d'une disposition congénitale, soit qu'elle résulte d'une atrésie pathologique. Elle commande alors l'emploi d'un petit speculum ; dans ce cas, pour bien examiner le tympan, il faut enfoncer l'instrument aussi loin que possible. L'abaissement forcé de la mâchoire inférieure, qui tire en avant la partie antérieure du conduit cartilagineux, agrandit un peu le champ visuel.

L'*excès de courbure du conduit* est également une condition très désavantageuse; là encore, l'emploi d'un speculum étroit s'impose. Chez certains sujets, la voussure de la paroi antérieure du conduit osseux est si accusée, que, même en tirant fortement sur le pavillon et dirigeant le pavillon du speculum très en arrière, on ne peut jamais parvenir à voir la moitié antérieure du tympan.

B. — Obstacles accidentels

Abstraction faite des affections de l'oreille externe, dont il sera parlé ultérieurement, un conduit, quoiqu'ayant une largeur et une incurvation convenables, peut cependant ne pas permettre l'examen du tympan, parce qu'il est obstrué en totalité ou en partie par du cérumen, des squames épidermiques, du pus ou un corps étranger.

Si le conduit est totalement rempli par du pus, par un bouchon cérumineux, etc., on le débarrassera par une *injection d'eau tiède*. Mais il faut être sobre de ce moyen, qui provoque de la rougeur du manche du marteau et du cadre tympanique, trouble légèrement la transparence de la membrane, et peut faire croire à des altérations pathologiques préexistantes.

S'il existe seulement quelques petits amas cérumineux, quelques squames épidermiques qui gênent la vue, on se contentera de les écarter avec un *stylet*, ou de les ramener avec un *crochet mousse;* on se servira le moins possible de la pince, qui fait aisément saigner la peau du conduit.

S'il se trouve sur le tympan ou dans le sinus prétympanique de petits amas de muco-pus, on les essuiera doucement avec une *tige porte-coton*.

Ces diverses manœuvres, si elles sont faites avec douceur et toujours sous le contrôle de la vue, altèrent moins l'image tympanique que les injections. Toutefois, il ne faut pas oublier que tout attouchement du conduit détermine une hypérémie réflexe de la membrane; de sorte que, pour voir le tympan tel qu'il est, mieux vaut s'abstenir le plus possible de tout nettoyage préalable. Si celui-ci est indispensable, on se rappellera que ces modifications artificielles de l'image tympanique sont très passagères : il suffit d'attendre quelques instants pour les voir disparaître.

IV. — ASPECT NORMAL DU CONDUIT AUDITIF ET DU TYMPAN

A travers le speculum, bien mis en place, le regard rencontre d'abord la peau du conduit auditif osseux, d'une coloration blanchâtre, mate, un peu rosée à mesure qu'elle devient plus profonde ; et, tranchant nettement sur elle, telle une cloison de baudruche placée en travers, le *tympan*.

Des six parois de l'oreille moyenne, la paroi externe tympanique seule est réellement accessible à notre vue, bien que la transparence de cette membrane permette parfois d'apprécier l'état des parties profondes, d'une façon toujours grossière. Mais l'inspection du tympan ne nous renseigne pas seulement de l'état de cette membrane elle-même ; de ses modifications de couleur, de forme, de mobilité, une longue expérience nous a appris à déduire l'état des régions inexplorables. On conçoit donc quelle importance a, en séméiologie auriculaire, l'examen de cette membrane ; on ne saurait trop recommander au praticien de se familiariser, par des explorations répétées, avec l'image d'un tympan sain chez des sujets d'âge différent.

Voici comment se présente le tympan normal.

Obliquité du tympan. — Le tympan n'est pas un diaphragme perpendiculaire au conduit auditif. Il le coupe obliquement, formant un angle obtus avec ses parois supérieure et postérieure, et un angle aigu, supplémentaire du premier, avec ses parois antérieure et inférieure.

Le tympan regarde donc non seulement en dehors mais encore en bas et en avant.

Il en résulte qu'il est toujours *vu en raccourci*, et paraît moins grand qu'il ne l'est réellement.

Cette inclinaison est sujette à de nombreuses variations : ces variations sont presque toujours d'ordre anatomique : car les altérations pathologiques modifient la courbure du tympan, mais non son inclinaison générale.

Cette inclinaison peut varier par rapport au plan sagittal, c'est-à-dire que le tympan regarde plus ou moins en avant.

Cette inclinaison peut aussi varier par rapport au plan horizontal, c'est-à-dire que le tympan regarde plus ou moins en bas. Cette dernière variation est le plus souvent réglée par l'âge du sujet : les classiques admettent qu'à la naissance le tympan regarde presque directement en bas et forme avec le plan horizontal un angle de 10° (fig. 5) ; peu à peu la membrane se redresse, et cet angle grandit jusqu'à atteindre chez l'adulte 45°. Ce redressement peut être incomplet : le tympan reste alors couché dans l'âge mûr, comme il était dans l'enfance.

Plus ces inclinaisons sont accentuées, plus le tympan se montre en raccourci, plus il paraît petit; par conséquent, plus il est difficile à voir. Il semble parfois continuer directement la paroi supérieure ou postérieure du conduit.

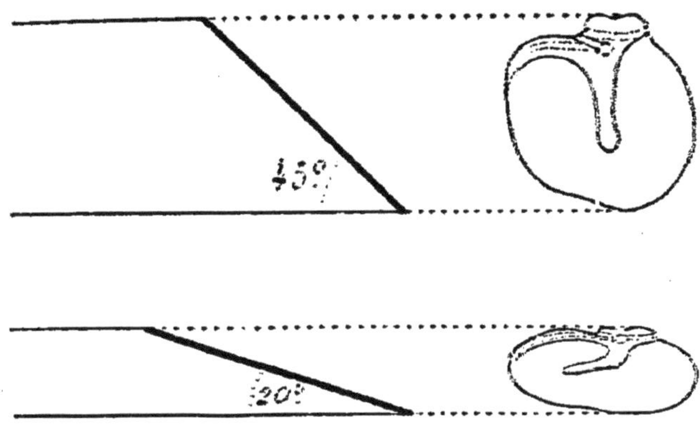

Fig. 3.

Schéma de l'obliquité du tympan aux différents âges.

En haut : tympan d'adulte incliné à 45° et se montrant dans le speculum avec l'aspect figuré à droite.

En bas : tympan d'enfant, de même grandeur que le tympan d'adulte, mais beaucoup plus incliné, de sorte que vu au speculum, il paraît en raccourci et semble plus petit.

Coloration du tympan. — La coloration générale du tympan varie :

1° Suivant la *lumière*. A la lumière naturelle, le tympan a une coloration gris-violacée; et à la lumière artificielle, gris jaunâtre.

2° Suivant l'*âge*. Chez l'enfant, le tympan est gris terne, opaque ; chez l'adulte, gris-jaunâtre, transparent ; chez le vieillard, de nouveau gris mat, opaque quoique plus blanchâtre que chez l'enfant.

3° Suivant sa *transparence*. En effet la coloration

du tympan est complexe et composée : *a*) de sa couleur naturelle ; *b*) de la couleur des rayons qui, après l'avoir traversée, sont réfléchis par la paroi interne de la caisse. Il en résulte que sa partie antérieure est plus sombre que sa partie postérieure ; et que celle-ci présente des taches claires et foncées dessinant les inégalités de la paroi interne qui se trouve derrière elle.

Configuration du tympan. — Le tympan est légèrement elliptique : son diamètre vertical est de 10 à 11 millimètres, son diamètre transversal, de 9 à 10 millimètres. A la naissance, il a acquis ses dimen-

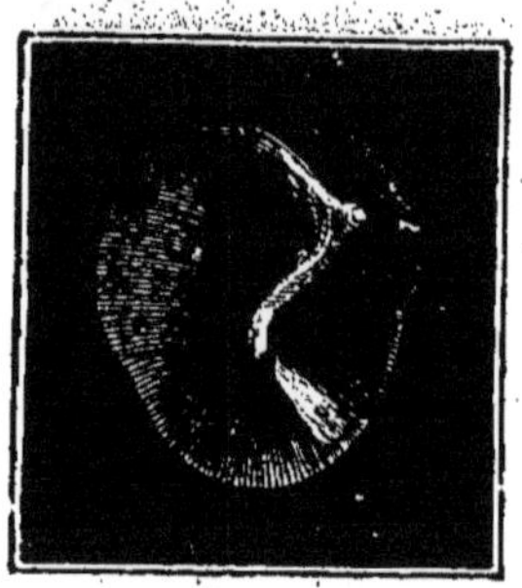

Fig. 6.
Tympan droit.

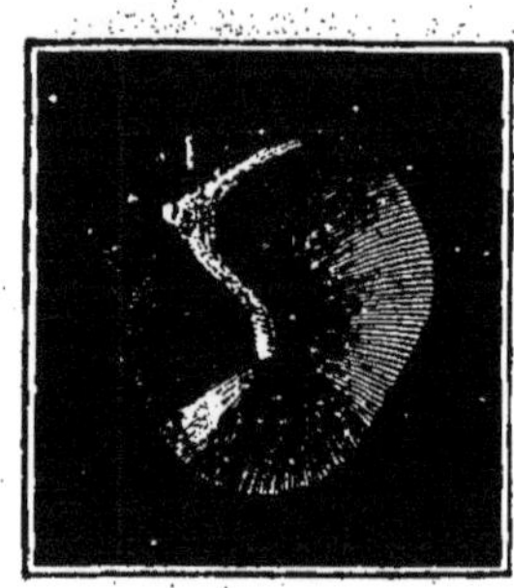

Fig. 7.
Tympan gauche.

(D'après Politzer.)

sions définitives ; mais il paraît plus petit chez l'enfant que chez l'adulte à cause de son horizontalité et surtout par suite de l'étroitesse du conduit (fig. 5).

Au voisinage de son pôle supérieur est un point blanc jaunâtre ressemblant à une pustule d'acné : c'est l'*apophyse externe du marteau* (fig. 6 et 7). Ce bouton doit être toujours pris comme point de repère dans l'examen de la membrane : car c'est, de toutes les parties du tympan, celle dont les altérations pathologiques modifient le moins la situation et l'aspect.

De ce point part une bande blanc jaunâtre qui se porte en bas et en arrière ; elle prend une couleur rosée si l'exploration a du être précédée d'un nettoyage du conduit. Cette bande est le bord externe du *manche du marteau*. Inférieurement elle se termine par un évasement en spatule ; en ce point des cellules cartilagineuses se groupent, formant une tache jaune qui marque le centre, l'*ombilic du tympan*.

De ce centre part une traînée lumineuse, qui se dirige en bas et en avant ; c'est le *triangle lumineux* du tympan. Normalement il forme un triangle allongé dont la pointe coïncide avec le centre de la membrane, et dont la base avoisine sa périphérie sans jamais l'atteindre. Il est dû à la réflexion de la lumière sur la partie du tympan qui se présente perpendiculairement à l'axe visuel (Politzer) ; on conçoit donc qu'il se modifie suivant que varie la forme de la membrane, et que précisément ses modifications puissent servir à diagnostiquer ces changements de forme.

Le manche du marteau et le triangle lumineux forment un angle généralement obtus, *ouvert en avant* : lorsqu'on examine une planche représentant un tympan, il suffit de donner à cet angle une orientation antérieure pour savoir s'il s'agit d'un tympan droit ou gauche.

Revenons maintenant à notre point de repère, l'apophyse externe du marteau. Deux lignes horizontales en partent. L'une, peu nette et courte, se porte en avant jusqu'à la périphérie du tympan ; c'est le *pli antérieur*. L'autre, le *pli postérieur*, plus longue et très visible, formant comme un ligament blanchâtre saillant, se porte en arrière jusqu'à la périphérie; ce pli est important à connaître.

Au-dessus de l'apophyse externe se trouve une petite surface mate, ayant le plus souvent une forme triangulaire dont le sommet inférieur correspond à cette apophyse; c'est la *membrane flaccide de Shrapnell*.

Enfin, à la périphérie du tympan est l'*anneau tendineux*, cercle blanchâtre plus ou moins apparent; il ressemble à l'arc sénile de la cornée.

Lorsque la membrane tympanique est bien transparente, elle permet de voir, outre ces différentes parties constituantes, *quelques détails de l'oreille moyenne* qui lui sont sous-jacents.

Au-dessus du pli postérieur, on peut rencontrer une surface grisâtre correspondant à la *poche postérieure* de Tröltsch.

Au-dessous du pli, se rencontre quelquefois une ligne blanche horizontale; c'est la *corde du tympan*.

Un peu plus bas, à une hauteur variable, en arrière du manche du marteau et parallèlement à lui, se voit une bande blanchâtre, formée par la *longue branche de l'enclume;* on voit plus rarement la branche *postéro-inférieure de l'étrier*, qui se traduit par une autre traînée blanchâtre, formant avec la première un angle ouvert en haut et en arrière.

Plus bas encore, un peu au-dessus et en arrière de l'ombilic, une tache jaunâtre est souvent visible, que les débutants prennent pour une opacité du tympan et qui est le *sourcil du promontoire*.

Au-dessous et en arrière de celui-ci est une tache

sombre : l'ombre portée par la *niche de la fenêtre ronde.*

Divisions du tympan. — Au point de vue pathologique, il importe de diviser la membrane tympanique en deux régions absolument distinctes :

1° Le *tympan proprement dit* ;

2° La *membrane de Shrapnell*, celle-ci ayant une séméiologie spéciale.

Le tympan proprement dit est schématiquement partagé en *quatre segments* (fig. 8) par deux lignes dont l'une, presque verticale, est formée par l'axe du manche du marteau et son prolongement, l'autre, par une perpendiculaire à la première passant par l'ombilic. A l'encontre de la précédente, cette division est purement artificielle ; elle facilite seulement l'étude. Le quart ou quadrant postéro-supérieur est la *région dangereuse du tympan*, car il correspond à l'étrier, à la fenêtre ovale, à la corde du tympan, etc. Les quadrants antéro-inférieur et postéro-inférieur, qui ne sont en rapport qu'avec le promontoire, peuvent au contraire être abordés sans crainte par les instruments.

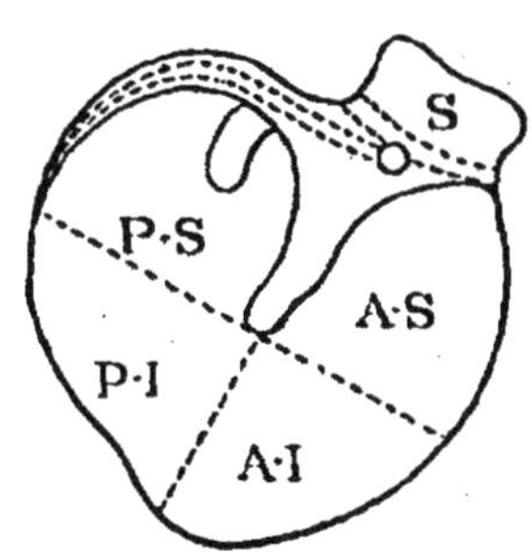

Fig. 8.
Divisions schématiques du tympan.

AS, quadrant antéro-supérieur. — AI, quadrant antéro-inférieur. — PI, quadrant postéro-inférieur. — PS, quadrant postéro-supérieur. — S, membrane de Shrapnell

Courbures du tympan. — La membrane de Shrapnell est plane. Le tympan, au contraire, a la forme d'un cône très évasé, dont le sommet, correspondant à l'ombilic, se porte en dedans.

Ce sommet peut être plus ou moins enfoncé ; les variations de cette concavité fournissent à la séméiologie auriculaire un de ses meilleurs signes. Nous avons deux points de repère principaux pour l'apprécier : *a*) la forme du triangle lumineux ; *b*) la grandeur de l'angle constitué par le triangle et le manche du marteau.

a. Le *triangle lumineux* est d'autant plus étroit et allongé que le tympan est plus concave ; et d'autant plus large et raccourci, qu'il est moins concave. Malheureusement, dans les oreilles saines, ce reflet est sujet à de telles variations individuelles (Duplay), que ses modifications perdent beaucoup de leur valeur séméiologique. Toutefois si, pendant l'épreuve de Siegle ou de Politzer, on voit ce triangle changer de forme, on en peut conclure que le tympan remue.

b. L'*angle* normal, dirigé en avant, que ce triangle forme avec le manche du marteau, est de 50°. Cet angle s'ouvre quand le tympan se redresse, se ferme quand il s'enfonce. Ce signe est beaucoup meilleur que le précédent, surtout si l'on porte son attention sur la branche supérieure de l'angle, le manche du marteau, dont le plus ou moins d'horizontalité mesure très bien le plus ou moins d'enfoncement du tympan.

Quand le tympan s'enfonce, le marteau bascule ; son extrémité ombilicale étant attirée en haut et en arrière, l'apophyse externe se porte en bas et en avant, et devient ainsi plus apparente ; de plus, celle-ci, en s'abaissant, tend le pli postérieur qui se montre plus saillant, et semble agrandir la membrane de Shrapnell.

V. — EMPLOI DU SPECULUM PNEUMATIQUE

Le speculum pneumatique, imaginé par Siegle, est un instrument qui a pour but d'apprécier le degré de mobilité du tympan, élément capital dans

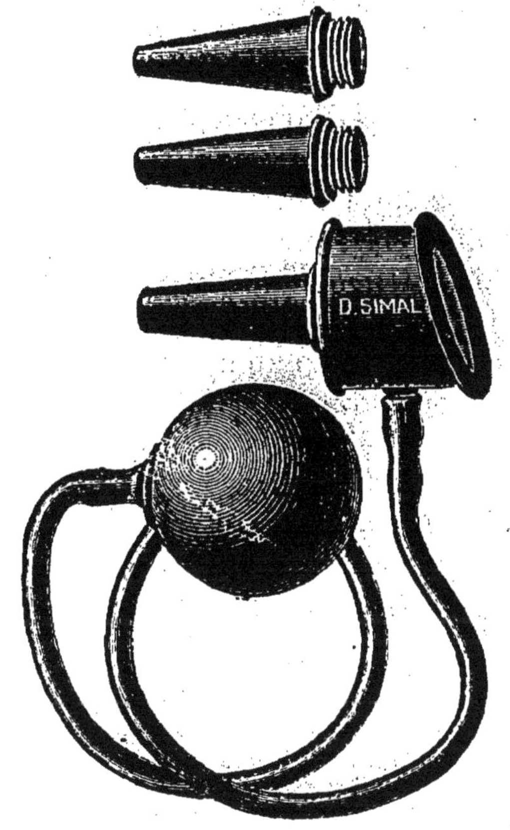

Fig. 9.
Speculum de Siegle.

la séméiologie auriculaire. Il est d'un *emploi indispensable;* tout examen de l'oreille avec le speculum tubulaire doit être complété par une exploration faite avec lui.

En effet, souvent la membrane tympanique ne montre chez les sourds aucune grosse lésion à l'examen direct ; la dureté de l'ouïe peut n'avoir pour cause que la rigidité et l'immobilisation du marteau : et cela ne sera reconnu qu'à l'aide du seul spéculum pneumatique.

Son principe est celui-ci : en raréfiant ou en condensant l'air dans le conduit, hermétiquement clos, il aspire ou refoule la membrane tympanique, et détermine chez celle-ci des déplacements dont l'amplitude mesure assez exactement son degré de mobilité et par suite de tension. En même temps, il permet à l'œil d'observer ces mouvements.

Il est constitué par une caisse à air cylindrique, en métal ou en caoutchouc durci. A une extrémité, celle-ci est fermée par une lame de verre ; à l'autre bout, elle offre une ouverture où l'on peut visser des tubes coniques de diamètre variable (fig. 9). Latéralement, elle porte un ajutage perforé, auquel on adapte un tube caoutchouc épais, terminé par un petit ballon de même matière.

A. — Technique

Le speculum de Siegle est introduit dans le conduit de la même façon que le speculum tubulaire, et l'oreille est éclairée de même. Pour que l'obturation du conduit soit parfaite, il l'y faut faire pénétrer avec une certaine force ; la disposition très conique de son extrémité interne permet de le faire sans léser le conduit osseux. Le speculum étant alors maintenu de la main gauche, le ballon de caoutchouc est saisi de la main droite qui lui imprime des mouvements alternatifs de compression et de décompression.

L'examen de la membrane au speculum de Siegle est assez délicat, et beaucoup de débutants le pratiquent mal. Or, comme il constitue un mode d'exploration des plus utiles, il est bon d'indiquer les principales conditions qui le facilitent.

Il faut que l'*obturation du conduit soit parfaite*, sans quoi, le vide se faisant mal, le tympan remue peu, alors même qu'il a sa mobilité normale. On rejettera donc les speculums faits d'une seule pièce; on n'acceptera que ceux auxquels peuvent s'adapter des embouts coniques de différente grosseur. Il est encore préférable de se servir d'un embout petit, qu'on doublera d'un fragment de tube de caoutchouc mou; ce dernier, plus souple, est mieux supporté par le conduit et épouse mieux sa forme.

La lame de verre, qui ferme le speculum, est *inclinée à 45°*, pour que la portion de lumière qui se réfléchit à sa surface sans la traverser, ne soit pas dirigée vers l'œil de l'observateur. Malgré cette disposition, il persiste encore des reflets fort gênants; ceux-ci seront d'autant plus atténués que la lame de verre sera plus profondément insérée dans le tube du spéculum.

Cette lame de verre, naturellement toujours maintenue très propre, doit être *chauffée* au-dessus d'une flamme immédiatement avant l'examen; sinon, pour peu qu'il reste de l'humidité dans le conduit, préalablement seringué, et surtout s'il existe une perforation du tympan, l'effet du vide amène la production de vapeur d'eau, qui vient se condenser sur le verre froid et masque la vue.

Le tube de caoutchouc qui relie le ballon au speculum, doit avoir des *parois épaisses;* trop minces, celles-ci s'aplatissent sous l'influence de la pression atmosphérique quand on fait le vide dans le ballon, et interceptent la communication entre celui-ci et le speculum.

Le ballon lui-même doit avoir des *parois résistantes*, puisque c'est leur seule élasticité qui fait l'aspiration ; au moment où l'on introduit le speculum, il ne doit être qu'à demi rempli, de façon à permettre à la pression d'osciller dans les deux sens.

Au début de l'examen, on n'appuiera sur le ballon qu'avec une *grande douceur*, car une mobilisation brutale du tympan peut être très douloureuse ; on n'agira plus énergiquement que si les premières pressions, bien supportées, ne réussissent pas à faire mouvoir la membrane.

Enfin, malgré toutes les précautions indiquées, même en faisant varier la position du speculum par des tâtonnements successifs, on n'arrivera jamais à se débarrasser complètement du reflet lumineux ; l'image tympanique sera ainsi beaucoup moins nettement observée qu'avec le speculum tubulaire. Il faut donc toujours commencer par examiner le tympan à l'aide de speculum ordinaire ; l'examen au speculum de Siegle ne doit venir qu'ensuite, comme *complément* de cette exploration première.

Il arrive parfois que, le speculum étant placé de façon à bien éclairer le tympan, celui-ci disparaît tout à coup sous l'influence d'une aspiration un peu forte ; c'est qu'il y a dans ce cas du relâchement des parois molles du conduit qui, sous l'effet de cette aspiration, viennent au contact ; on fait reparaître le tympan en rendant la pression positive. Quand cet incident se produit, il suffit d'enfoncer un peu plus profondément le speculum de façon à dépasser la partie relâchée du conduit.

A. — Aspect du tympan

1° **A l'état normal.** — Comme on l'a vu plus haut, la mobilité normale du tympan, c'est-à-dire la propriété qu'il a de diminuer ou d'exagérer sa concavité pour se porter en dehors ou en dedans, se reconnaîtra aux modifications du triangle lumineux et mieux encore aux déplacements du manche du marteau. Tous les segments de la membrane n'ont pas du reste une même mobilité; les oscillations les plus étendues ont lieu dans le quart postéro-supérieur.

2° **A l'état pathologique.**— Le speculum de Siegle nous montrera : *a*) Une *diminution de cette mobilité;* tantôt le tympan entier est immobile, tantôt le manche du marteau seul ne bouge pas. Cette dernière condition, toujours grave, réclame un examen très attentif; en effet, il n'est pas rare qu'elle s'accompagne d'un excès de mobilité de la membrane; il faut alors une analyse très minutieuse pour dissocier ces phénomènes. *b*) Une *exagération de cette mobilité*, indiquant un relâchement du tympan, toujours prédominant et souvent localisé au quart postéro-supérieur. Elle se traduira par l'apparition et la disparition alternatives de taches lumineuses irrégulièrement distribuées.

Le speculum de Siegle nous rendra encore le plus grand service en nous permettant de distinguer les perforations du tympan de ses cicatrices, en nous révélant l'existence d'adhérences entre la membrane et les différentes parties de l'oreille moyenne, etc. Nous verrons plus loin qu'il peut encore être très avantageusement employé pour faire de l'aspiration dans le conduit.

AÉRATION DE L'OREILLE MOYENNE

L'*aération de l'oreille moyenne* consiste à faire pénétrer de l'air dans cette cavité par la trompe. Divers procédés sont employés dans ce but. C'est la manœuvre fondamentale de toute la thérapeutique otologique ; à Deleau revient l'honneur de l'avoir démontré.

C'est également un précieux moyen de diagnostic. L'oreille moyenne étant, dans sa plus grande partie, inaccessible à nos regards, son *auscultation* est un des meilleurs procédés que l'on utilise pour apprécier ses altérations. Or, cette auscultation se fait presque toujours pendant que l'on pratique l'aération de l'oreille ; d'où encore l'importance de celle-ci.

Nécessité de l'aération de l'oreille. Aération active. Aération passive. — Pour bien comprendre le rôle que joue en thérapeutique l'aération de l'oreille, il faut se rappeler que le tympan ne peut vibrer librement qu'à condition qu'une même pression s'exerce sur ses deux faces. Cette pression est, dans les circonstances ordinaires, la pression atmosphérique. Celle-ci a, par le conduit auditif, libre accès vers la face externe de la membrane tympanique ; elle aborde sa face interne par une voie détournée, le nez ou la bouche, le pharynx et la trompe d'Eustache.

Le jeu normal de la trompe est donc la condition essentielle du jeu normal de l'oreille ; vient-il à être troublé, l'aération artificielle de l'oreille moyenne le rétablit ou le supplée, et pare ainsi aux troubles auditifs qui en résultent.

En effet, l'air contenu dans la caisse du tympan ne tarde pas à être résorbé par la muqueuse ; si cette cavité demeurait close, bien vite s'y produirait le vide. L'apport d'un air nouveau doit donc s'y faire sans cesse. En un mot, la caisse demande à être ventilée ; son tuyau de ventilation, c'est la trompe.

Si la trompe était béante comme la trachée, cette ventilation serait continue. Or, il en résulterait des troubles sérieux dans le fonctionnement de l'oreille. La pathologie nous en donne des preuves : les sujets dont la trompe, atrophiée ou relâchée, demeure toujours ouverte, ont du vertige quand ils se mouchent fort et sont tourmentés par la résonnance de leur propre voix (autophonie). Aussi, à l'état de repos, la trompe est-elle close dans ses deux tiers inférieurs par l'accolement de ses parois ; elle n'est qu'un conduit virtuel, comme l'œsophage ; elle ne s'ouvre que par intervalles. Son tiers supérieur, formé d'un canal osseux, est, au contraire, toujours béant.

La ventilation de l'oreille moyenne est donc *intermittente ;* elle n'a lieu que quand s'écartent, se décollent les parois tubaires. Ce décollement peut s'opérer de deux façons ; il peut être actif ou passif : 1° il est *actif*, quand il est produit par la contraction des muscles chargés d'ouvrir la trompe ; et c'est là le mode habituel d'*aération physiologique* de la caisse ; 2° il est *passif*, quand l'occlusion tubaire est simplement forcée par une colonne d'air qui y pénètre sous une pression plus forte que sa résistance ; et tel est le mode ordinaire d'*aération thérapeutique* de la caisse.

AÉRATION PHYSIOLOGIQUE OU ACTIVE

Dans les circonstances ordinaires, l'aération physiologique de la caisse se produit donc d'une façon active par la contraction des muscles dilatateurs de la trompe, contemporaine de l'acte de la *déglutition :* très rares sont les sujets chez qui, à l'état sain, cet échange gazeux peut avoir lieu pendant la respiration. En effet, les muscles qui se rendent du pourtour du pavillon tubaire au voile du palais sont à deux fins : en même temps qu'ils tendent et soulèvent le voile pour l'accommoder à la déglutition, ils dilatent la trompe; d'où résultent la simultanéité et la connexité de ces deux actes physiologiques. Sans entrer dans des détails anatomiques qui ne peuvent trouver place ici, nous rappellerons que ce sont principalement les muscles péristaphylins externes qui sont chargés de cette double fonction.

Voici quel est le mécanisme de la ventilation tubaire pendant l'acte de la déglutition ; il est important à connaître à cause des conséquences thérapeutiques qui en découlent. Pendant le second temps de la déglutition, la contraction des muscles du voile (et un peu aussi celle des muscles du pharynx) ouvre la trompe; il se produit ainsi un petit bruit sec, *bruit de décollement tubaire.* A ce moment, la pression baisse un peu dans la caisse, par suite de la raréfaction de l'air dans le pharynx, et le tympan s'enfonce légèrement «comme cela a lieu pour la soupape d'un soufflet» (Gellé). Mais, sollicité par son élasticité, le tympan reprend sa position première ; et, comme la voie tubaire est momentanément libre, en se portant en dehors, il aspire l'air contenu dans le nasopharynx ; ce retour du tympan s'accompagne aussi d'un petit bruit sec, *bruit de claquement tympanique*. Alors la trompe se referme ; la ventilation de la caisse est faite.

Il importe, quand on entreprend le traitement d'une otopathie, de s'assurer de l'état de cette ventilation : en examinant l'oreille avec le speculum, on doit constater ces légères oscillations en dedans puis en dehors de la membrane, d'après les variations du triangle lumineux. Mieux encore, en l'auscultant avec l'otoscope, on doit entendre le claquement de retour du tympan, qui, le plus souvent, se confond avec le bruit de décollement tubaire. Ces constatations sont de haute importance ; on ne peut affirmer l'intégrité d'une oreille que si elles donnent des résultats positifs.

La ventilation physiologique et active de l'oreille moyenne pendant la déglutition réclame quatre conditions.

1° *L'intégrité de la perméabilité de la trompe.* — Toute sténose tubaire, quelle qu'en soit la cause, empêche l'aération de la caisse. Cette condition est capitale.

2° *L'intégrité du tympan.* — Toute perte d'élasticité de la membrane, par ankylose, rigidité ou ramollissement, entrave l'aération de la caisse. Et à plus forte raison si, comme cela se présente si souvent, la sténose tubaire s'associe à ces altérations tympaniques.

3° *L'intégrité des muscles du voile du palais.* — S'il

y a paralysie de ces muscles ou si encore une perte de substance, une malformation du voile leur enlève le point d'appui nécessaire à leur action sur la trompe, l'aération de la caisse devient impossible.

4° *L'intégrité du nez et du naso-pharynx.* — Cette dernière condition nous fait comprendre le rôle capital que jouent les lésions nasales dans la pathogénie des affections de l'oreille. Si l'on répète l'**expérience de Toynbee**, c'est-à-dire si l'on exécute un mouvement de déglutition en fermant la bouche et en pinçant les narines, l'enfoncement initial du tympan est très exagéré; de plus, il persiste; la membrane ne reprend plus sa position première, et par suite l'air, n'étant pas aspiré par elle, ne pénètre pas dans la caisse. Pourquoi cela, puisque cependant l'élasticité du tympan demeure intacte, et que la lumière de la trompe est béante? Parce que le vide relatif produit dans le naso-pharynx par la déglutition persiste, attendu que l'oblitération momentanée du nez ne permet pas à l'air extérieur de venir le combler; et ce vide naso-pharyngien, agissant à travers la trompe libre sur la membrane tympanique, maintient celle-ci enfoncée. Qu'on lève l'obstacle nasal et qu'on fasse une nouvelle déglutition à l'air libre, la pression normale se rétablit dans le naso-pharynx : le tympan reprend alors sa position première et la caisse se remplit d'air de nouveau.

Or, supposons une lésion obstruant d'une façon permanente la cavité naso-pharyngienne : les nécessités de la déglutition entretiendront en permanence dans l'oreille la non-aération telle que la produit momentanément l'expérience de Toynbee; et ainsi seront provoqués des troubles auditifs, sans aucune lésion matérielle de l'oreille ni de la trompe. De pareils faits se rencontrent surtout en clinique infantile : c'est le mécanisme habituel de la surdité chez les enfants porteurs de végétations adénoïdes.

AÉRATION THÉRAPEUTIQUE OU PASSIVE

L'aération passive de la caisse, presque exclusivement employée pour le diagnostic et la thérapeutique des affections de l'oreille moyenne, se pratique par le mécanisme de l'**insufflation.** C'est elle qu'il faut surtout étudier.

Il y a deux méthodes principales pour insuffler de l'air dans la caisse du tympan :

A. L'*insufflation sans cathéter;*

B. L'*insufflation avec cathéter.*

Ces deux méthodes ne peuvent pas être indifféremment employées : chacune d'elles a ses indications précises.

Auscultation de l'oreille. — Quelle que soit la méthode qu'on choisisse, on doit toujours pratiquer l'aucultation de l'oreille pendant l'insufflation, que celle-ci soit faite dans un but de diagnostic ou de traitement. Seule, l'auscultation permet de reconnaître si l'air pénètre ou non dans la caisse, attendu que les renseignements fournis par les sensations subjectives du malade ont fort peu de valeur; seule, elle nous permet d'apprécier dans quelles conditions il y pénètre et de juger les modifications produites par le traitement. Cette règle ne souffre pas d'exception.

L'auscultation de l'oreille se pratique à l'aide d'un tube appelé **otoscope** (fig. 10). C'est un tuyau de caoutchouc, ayant environ cinq millimètres de diamètre intérieur, et terminé à ses extrémités par deux embouts olivaires, de couleur différente, dont l'un, en ivoire, est toujours introduit dans l'oreille du médecin, tandis que l'autre, en verre ou en ébonite, se place dans le conduit auditif du patient.

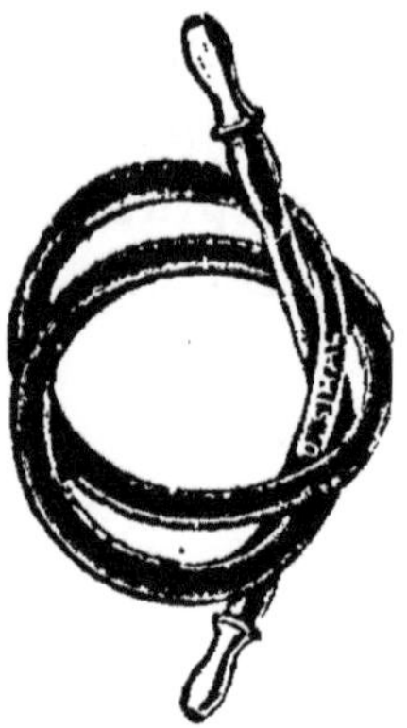

Fig. 10.
Tube otoscope.

Le tuyau doit avoir au maximum soixante-quinze centimètres de longueur; trop long, il frôle les vêtements, ce qui produit des bruits adventices gênant l'auscultation. Il doit être très léger; trop lourd, il tend à être entraîné hors de l'oreille par son poids. L'extrémité destinée au malade peut être munie d'embouts de différents diamètres, ce qui permet de mieux les adapter au calibre de l'oreille et en facilite la désinfection. Il y a avantage à entourer les embouts d'un fragment de tube de caoutchouc mou; ils adhèrent ainsi mieux au conduit et causent une sensation moins désagréable.

Il est très important que l'embout soit solidement fixé dans l'oreille du malade; pour cela *on l'introduit comme un speculum*, à l'aide de mouvements de rotation, tandis que de la main gauche on tire le pavillon en haut et en arrière. Il ne faut jamais accepter la proposition du malade qui souvent offre de maintenir lui-même le tube dans son oreille : 1° parce qu'il écrase le tube ou le dirige mal, ce qui rend l'auscultation impossible; 2° parce que souvent, impressionné au moment de la douche d'air, il lâche tout.

A. — INSUFFLATION SANS CATHÉTER

L'aération de l'oreille moyenne sans cathéter peut être faite à l'aide de deux procédés :

1° Le *procédé de Valsalva ;*

2° Le *procédé de Politzer.*

I. — *PROCÉDÉ DE VALSALVA*

Ce procédé est pratiqué par le malade lui-même. Il consiste, après une inspiration profonde, à faire une expiration forcée, la bouche étant fermée et le nez pincé avec les doigts.

A. — Inspection et auscultation

Dans les conditions normales, l'air pénètre ainsi dans la caisse du tympan ; le médecin s'en assure : *a*) avec le speculum ; *b*) avec l'otoscope.

a. En *auscultant l'oreille* pendant le Valsalva, on entend un claquement sourd et bref, que le malade perçoit également, et que Politzer compare au bruit qui résulte de l'écartement brusque des lèvres, légèrement serrées, par un courant d'air chassé de la bouche. Il est produit par le brusque déplacement en dehors de la membrane tympanique.

b. En *examinant le tympan* pendant le Valsalva, on voit la membrane qui se porte en dehors ; le triangle lumineux devient plus court et plus large : il peut même disparaître. Si l'épreuve se prolonge, le manche du marteau rougit.

B. — MÉCANISME DE L'AÉRATION

Par ce procédé, l'aération de l'oreille moyenne est passive ; elle résulte de l'augmentation de la tension de l'air qui est contenu dans le pharynx nasal, et qui subit la pression expiratoire sans pouvoir s'échapper ni par la bouche ni par le nez. Avec le Valsalva, il suffit d'une pression de 20 à 60 millimètres de mercure pour que, la trompe et l'oreille étant saines, l'air pénètre dans la caisse (Hartmann) ; or la pression expiratoire suffit bien à cela, puisqu'elle est chez l'homme de 100 à 130, chez la femme de 70 à 110 millimètres (Waldenburg).

Le procédé de Valsalva ne réussit pas dans deux conditions :

1° Si, l'oreille étant normale, la *pression expiratoire est insuffisante* : ainsi chez les enfants et les vieillards, chez les personnes débilitées, etc. ;

2° Si, l'expiration étant normale, la *résistance de l'oreille à la pénétration de l'air est accrue.* Cet obstacle est dû en partie à l'oblitération de la trompe, en partie à la résistance opposée par le tympan. En effet, quand cette dernière manque, comme dans le cas de perforation de la membrane, le procédé de Valsalva réussit plus facilement.

REMARQUE. — Cette épreuve porte parfois le nom de procédé de Valsalva *positif*, par opposition à l'expérience de Toynbee, dont il a été parlé plus haut, qu'on a aussi improprement dénommée procédé de Valsalva *négatif*.

II. — *PROCÉDÉ DE POLITZER*

Ce procédé est pratiqué par le médecin.

Il a été découvert par Politzer en 1863 : c'est une précieuse acquisition de la thérapeutique auriculaire, qui a permis de substituer, dans beaucoup de cas, au cathétérisme de la trompe une manœuvre infiniment moins pénible pour le malade.

Il repose sur ce principe que, pendant l'acte de la déglutition, l'air comprimé du dehors dans l'espace naso-pharyngien, momentanément clos de tous côtés, doit pénétrer par la trompe dans l'oreille moyenne.

A. — Préparatifs

Pour exécuter une douche de Politzer — un Politzer, en langage courant — il faut préparer :

1° Une **poire en caoutchouc**, ayant environ le volume du poing, mais que le médecin, suivant sa taille, choisira plus ou moins grosse de façon à pouvoir la bien saisir à pleine main : la poire n° 10 est de l'usage le plus courant (fig. 11). Il y a quelque avantage à employer une poire munie d'une soupape, permettant la rentrée de l'air extérieur au moment de la décompression; toutefois, cela n'est pas indispensable.

La petite extrémité de la poire est reliée à un *embout nasal* par un tube en caoutchouc de quelques centimètres de longueur ; ce tube a pour but d'amortir l'ébranlement produit par la compression de la poire et d'éviter ainsi le choc de l'embout contre la muqueuse nasale qu'il pourrait faire saigner. L'embout nasal a la forme d'une olive qui doit obstruer hermétiquement la narine. Il est donc nécessaire de se munir de plusieurs embouts de grosseur différente, dont le calibre puisse s'adapter aux variétés individuelles des narines; de plus, la désinfection des embouts est ainsi rendue plus pratique, chacun d'eux devant être stérilisé une fois qu'il a servi. Aux olives ordinaires, faites de buffle ou de caoutchouc durci, et percées d'un canal central, généralement trop étroit, on préférera des ampoules de verre creuses, qu'il est facile de désinfecter à l'eau bouillante. A ces divers appareils nous substituons maintenant le *tube de Gellé* formé d'une seule pièce de caoutchouc mou, et dont le contact est bien plus doux au nez (fig. 12).

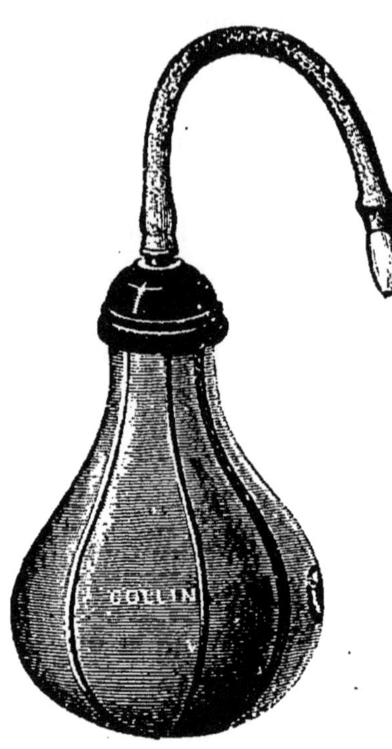

Fig. 11.
Poire de Politzer.

On a conseillé d'interposer entre la poire et l'embout nasal une *capsule à désinfection*, formée d'une sphère métallique remplie d'ouate, à travers laquelle l'air chassé par la poire passe et se stérilise. C'est là une complication inutile : en effet, les micro-organismes qui peuvent pénétrer dans la caisse du tympan sous l'influence du Politzer et produire ainsi des accidents, ne sont pas tant ceux que l'air atmosphérique renferme en très petit nombre que ceux qui existent en abondance dans les sécrétions nasales que cet air chasse devant lui dans la trompe. D'ailleurs, l'interposition d'une capsule à désinfection est un obstacle qui ralentit le passage du courant et diminue l'efficacité de la douche d'air.

2° Un **tube otoscope** ;

3° Un **verre d'eau** qui, bien entendu, aura été filtrée ou bouillie.

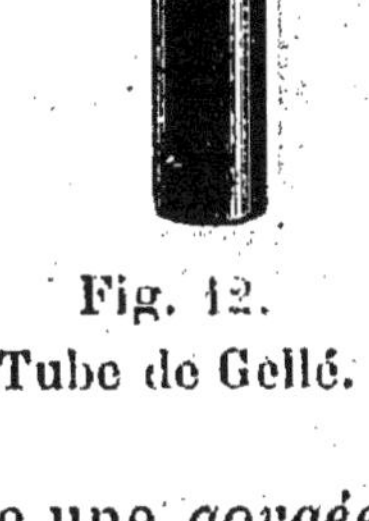

Fig. 12.
Tube de Gellé.

Le malade doit être *assis*, position qui prévient sa chute, au cas ou la douche d'air lui donnerait du vertige ; il aura la *tête appuyée* en arrière contre un mur ou un dossier de fauteuil. Le médecin se place debout devant lui, à sa droite.

Avant tout, on a dû faire un *examen rapide du nez* dans le but de s'assurer : 1° qu'il n'y a pas d'*atrésie* d'une des fosses nasales, qui puisse s'opposer au passage de l'air ; 2° qu'il n'y a pas dans ces cavités de *sécrétions muco-purulentes*, qu'il faudrait avoir soin de balayer par un lavage ou simplement en faisant moucher le malade, pour ne pas courir les risque de les projeter dans l'oreille moyenne.

Cela fait, on fait prendre au malade une *gorgée d'eau* qu'il doit garder dans la bouche et n'avaler lentement qu'à un signal qu'on lui donnera. Il faut bien exactement lui préciser ce qu'il aura à faire ; car généralement le patient, inquiet et ému de ce qui va se passer, avale à contre-temps.

L'embout olivaire de la poire, choisi de la grosseur appropriée, est introduit dans la *narine gauche* (ou, seulement dans le cas où celle-ci est atrésiée, dans la narine droite, ce qui est moins commode) et y entre à frottement de manière à l'obstruer complètement. On oriente l'axe de l'embout le plus *horizontalement* possible ; car, dirigé verticalement, le courant d'air irait se briser contre la voûte du nez et perdrait sa force. La main gauche se porte alors sur le nez, ferme avec le pouce la narine droite en appuyant l'aile du nez contre la cloison, et maintient avec l'index et le médius l'olive dans la narine gauche. La main droite saisit ensuite la poire *latéralement*, les quatre doigts d'un côté, le pouce de l'autre; la pratique, parfois recommandée, de maintenir son col entre les doigts et de comprimer sa base avec le pouce est défectueuse : on perd ainsi beaucoup de force (380 millimètres de mercure dans le premier cas, 260 millimètres dans le second, selon Hartmann). Le tube de caoutchouc, intermédiaire à la poire et à son embout, ne doit pas être tendu.

Les débutants feront bien attention à ces recommandations qui leur éviteront deux fautes habituelles : d'attirer l'embout hors de la narine au moment de la douche, ou de plier le tube à sa sortie de la poire, ce qui ferme le passage de l'air.

Tels sont les préparatifs de l'insufflation ; résumons l'ordre invariable dans lequel ils doivent se succéder :

1° Après explication préalable, installation du malade sur une chaise, la tête appuyée ;

2° Prise d'une gorgée d'eau, gardée dans la bouche ;

3° Mise en place du tube-otoscope et introduction dans la narine de l'embout de la poire à air.

B. — Manœuvre

Il suffit alors, pour pratiquer l'insufflation, de comprimer la poire d'un coup sec et vigoureux, au *moment précis* où le malade avale la gorgée d'eau. Ce synchronisme, indispensable à la réussite de l'expérience, est difficile à obtenir. Le malade est généralement prévenu qu'il doit déglutir au moment où on lui commande : « *Avalez!* » ; mais, pour qu'il ne soit pas surpris à l'improviste par cet ordre, mieux est de lui donner un avertissement préalable ; il faut lui commander par exemple « *un, deux, trois* » ; à *un* il se prépare à avaler, à *trois*, il avale. De toutes façons, il faut laisser *s'écouler une demi-seconde* entre l'instant où le commandement définitif est donné et celui où la poire est comprimée : c'est le temps qui physiologiquement s'écoule entre le commencement de la déglutition et le moment où le voile du palais se relève. Certains sujets n'arrivent jamais à avaler au commandement ; chez eux il faut regarder attentivement le larynx et donner la douche d'air à ce moment de la déglutition où cet organe achève son mouvement ascensionnel : c'est le point de repère de beaucoup le plus sûr. En tout cas, on ne doit pas tarder à pratiquer l'insufflation, attendu que les malades qui respirent mal par le nez ont grand peine à conserver longtemps une gorgée d'eau dans la bouche.

Même parfaitement exécutée, une seule douche

d'air ne suffit pas ordinairement à aérer l'oreille moyenne. Il faut au moins pratiquer deux insufflations de suite; la première fois, l'air épuise sa force à décoller les parois de la trompe; la seconde fois, il parvient dans la caisse. En cas d'obstacle, il peut être nécessaire de donner cinq ou six douches successives. Il faut alors avoir bien soin, dès que l'insufflation est faite, de retirer l'embout du nez, avant de desserrer la main qui comprime le ballon ; celui-ci *doit se regonfler à l'air libre* ; sans cela, il raréfierait de nouveau l'air comprimé dans les fosses nasales, et en aspirerait les mucosités ; il deviendrait ainsi un agent d'infection pour les autres malades. Cette précaution classique est inutile si l'on dispose d'une poire à soupape : mais il faut souvent s'assurer que celle-ci fonctionne bien.

C. — Fautes habituelles

Quand il n'y a pas simultanéité entre l'insufflation et le deuxième temps de la déglutition, l'air ne pénètre pas dans l'oreille moyenne ; et, changeant de route, il incommode diversement le malade.

Si l'insufflation a lieu trop tôt, l'air comprimé, contournant le voile encore flasque, pénètre dans la bouche et chasse au dehors l'eau qui s'y trouve ; il peut aussi en projeter dans les voies aériennes, ce qui occasionne une toux violente.

Si l'insufflation a lieu trop tard, après que le voile a repris sa place de repos, l'air comprimé pénètre dans l'œsophage et arrive dans l'estomac, dont la brusque distension détermine une douleur épigastrique. Cet inconvénient se montre surtout chez les enfants. Il suffit, en ce cas, de faire boire une gorgée d'eau : l'air est chassé de l'estomac par un renvoi et la douleur disparaît.

D. — Mécanisme de l'aération

Le mécanisme de l'aération de l'oreille moyenne par le procédé de Politzer découle nettement des expériences manométriques qui ont rationnellement conduit son auteur à sa découverte. Au moment du second temps de la déglutition, la contraction du voile du palais ferme en arrière le naso-pharynx. Si, à cet instant précis, l'air est insufflé par une narine, sans pouvoir s'échapper par l'autre, il se condense dans la cavité naso-pharyngienne et acquiert une tension suffisante pour décoller les parois de la trompe et pénétrer dans l'oreille. Or, par un double effet simultané, l'effort de déglutition, en même temps qu'il ferme l'espace naso-pharyngien, ouvre la trompe; du même coup il favorise l'augmentation de la pression et diminue la résistance de l'obstacle ; de sorte que, facilitée par deux séries d'actes qui s'entr'aident, l'aération de l'oreille réussit au mieux, étant à la fois passive par la compression de la poire et active par l'effort de la déglutition. La gorgée d'eau avalée n'a d'autre but que de faciliter cet effort.

E. — Variations de pression

La tension de l'air produite dans les fosses nasales par le Politzer dépend de deux conditions : 1° de la force de résistance du voile du palais; 2° de l'énergie avec laquelle on comprime la poire.

Il en résulte deux séries de moyens pour faire

varier la pression de la douche d'air, qui doit être puissante dans les affections chroniques, faible au contraire dans les inflammations aiguës de la caisse ; on obtient ce résultat :

1° Soit *en s'adressant à l'une des méthodes modifiées* décrites plus loin, dans lesquelles le voile se relève avec moins d'énergie ;

2° Soit, plus simplement, *en variant le degré de compression* de la poire. Veut-on un courant d'air faible ? on serre la poire avec un, deux ou trois doigts seulement ; ou encore, on insuffle de l'air avec la bouche à travers un tube de caoutchouc, long de trente centimètres, et terminé par un embout fixé dans une narine, comme il a été dit : toutefois, ce dernier procédé doit être réservé pour les jeunes enfants, car il répugne aux adultes. Veut-on au contraire un courant d'air énergique ? on comprime la poire par une contraction rapide et forte de toute la main. Certains auristes emploient alors une *pompe à compression* où l'air peut être condensé sous une tension d'une atmosphère et plus. Cet appareil ne convient pas aux praticiens ; il est encombrant et peut même être dangereux, car il expose à la rupture du tympan, qui, dans le cas de structure normale de la membrane, se produit sous une tension de trois à quatre atmosphères. Un tel accident n'est au contraire pas à craindre si l'on fait le Politzer avec la poire, qui ne donne jamais de pression supérieure à une demi-atmosphère.

F. — Modifications du procédé de Politzer

Un grand nombre de modifications ont été proposées au procédé classique de Politzer ; elles le simplifient, le facilitent : mais aucune ne vaut la méthode primitive.

1° *Chez l'enfant*, le mouvement de déglutition est difficile à obtenir ; heureusement, il n'est pas nécessaire à cause de la brièveté et de la largeur de la trompe à cet âge, ce qui diminue les résistances. Il suffit de presser la poire. Le voile du palais, sollicité par le courant d'air qui glisse sur sa face supérieure, subit une contraction réflexe, qui réussit à fermer en bas la cavité naso-pharyngienne. Ce procédé réussit d'autant mieux que l'enfant crie davantage pendant la douche d'air.

2° *Chez l'adulte*, on peut supprimer le verre d'eau, en disant au malade *d'avaler à vide*, ce qui est difficile, les sourds ayant généralement peu de salive. On a surtout cherché à provoquer la contraction du voile par un procédé autre que la déglutition.

a. Le *procédé de Lucae* utilise le relèvement du voile produit par la *phonation*. Il consiste à prononcer la voyelle A pendant qu'on insuffle de l'air avec la poire. L'occlusion du naso-pharynx est mieux assurée si, à l'exemple de Gruber, on fait émettre les sons AK ou OUK. A la suite de l'insufflation ainsi faite, le malade crache parfois d'abondantes mucosités qui ont été chassées du nez dans l'arrière-bouche ; aussi ce procédé est-il parfois dénommé *douche nasale sèche*.

b. Le *procédé de Lévi*, très simple, consiste à faire gonfler les joues, la bouche étant close, comme si on voulait souffler fortement. Cette manœuvre est très vite comprise et facilement exécutée par les malades, même par les enfants. De plus, le relèvement du voile ainsi obtenu persiste un certain temps, ce qui permet de faire, sans désemparer, plusieurs insufflations successives.

Toutes ces modifications au procédé classique de Politzer, quelque commodes qu'elles soient, lui sont inférieures pour deux raisons : 1° parce qu'aucune n'amène une contraction du voile aussi énergique que l'acte de la déglutition, ce qui ne permet pas à l'air de se condenser sous une pression aussi forte ; 2° et surtout parce que la dilatation active de la trompe, réalisée pendant la déglutition, se produit à peine dans le procédé de Lucae et pas du tout dans celui de Lévi. Aussi, la plupart du temps, le procédé de Politzer réussit-il à aérer l'oreille, là où les autres échouent ; c'est donc toujours au procédé classique du verre d'eau qu'il faut s'en tenir : les autres procédés ne sont que des pis-aller quand celui-là est inapplicable.

G. — Moyen de limiter l'aération a une oreille

Le procédé de Politzer produit l'*aération simultanée des deux oreilles ;* mais celle-ci n'est jamais parallèle des deux côtés, la résistance des deux trompes n'étant pas égale à l'état normal, et, à plus forte raison, dans les circonstances pathologiques. Y a-t-il perforation d'un tympan, la résistance est tellement diminuée de ce côté que l'autre oreille se laisse à peine pénétrer.

Si l'on veut que l'effet de l'insufflation se localise à une seule oreille, ce qui n'est qu'imparfaitement réalisable, on créera dans l'oreille normale une résistance artificielle en faisant *fermer hermétiquement avec le doigt le conduit auditif* (Politzer); l'air, ainsi condensé dans le conduit, s'oppose au déplacement du tympan en dehors et, conséquemment, au libre accès de l'insufflation. Il y aura de même avantage à *pencher la tête,* de manière à ce que l'oreille, sur laquelle on veut agir, regarde en haut (Gruber).

II. — Inspection et auscultation

L'inspection du tympan et l'auscultation de l'oreille permettent seules de s'assurer que l'air a pénétré dans la caisse. On ne peut aucunement se fier aux sensations subjectives du patient : car, d'une part, dans certaines otites chroniques, il y a une telle anesthésie de la muqueuse de la caisse que le malade ne sent pas pénétrer l'air; et, d'autre part, quelques personnes sont persuadées qu'elles entendent l'air entrer dans la caisse et déplacer le tympan, alors qu'en la réalité elles ne perçoivent qu'un bruit de décollement tubaire plus ou moins fort.

L'*examen au speculum* fait percevoir un bombement en dehors de la membrane tympanique, très variable suivant les cas, mais toujours beaucoup plus marqué qu'avec le procédé de Valsalva.

L'*auscultation avec l'otoscope* fait également, comme dans le Valsalva, entendre le claquement du tympan qui se déplace. Ce claquement est précédé d'un court bruit de souffle tubaire; celui-ci se perçoit seul dans le cas où la trompe est libre et le tympan adhérent au fond de la caisse. Le claquement tympanique est plus facile à entendre chez les enfants.

Cette auscultation présente de grandes difficultés pour les débutants ; car ce claquement auriculaire, d'une durée presque instantanée, est masqué par un *bruit de gargouillement* qui se passe dans la gorge quand, à la fin d'un Politzer bien fait, l'air force la résistance du voile du palais. L'habitude seule permet, à la longue, de faire abstraction de ces bruits adventices pharyngiens; il est vrai que, d'après Politzer, ce bruit de gargouillement peut déjà être considéré comme un signe indiquant que l'air a probablement pénétré dans la caisse du tympan. En revanche, le bruit de perforation tympanique s'entend aussi nettement avec le Politzer qu'avec toute autre méthode.

I. — Manomètre auriculaire

On peut encore vérifier l'entrée de l'air insufflé dans la caisse à l'aide du petit *manomètre auriculaire* de Politzer qui est introduit hermétiquement dans le méat. Si l'air pénètre dans l'oreille, à chaque déplacement en dehors du tympan l'index manométrique, formé d'une goutte de liquide coloré, subit un mouvement d'ascension. Y a-t-il perforation tympanique, la goutte est violemment projetée hors du tube. Ce petit instrument est, du reste, rarement utilisé.

B. — INSUFFLATION AVEC LE CATHÉTER. CATHÉTÉRISME DE LA TROMPE D'EUSTACHE

Le cathétérisme de la trompe d'Eustache est le moyen le plus parfait d'exploration et de traitement de l'oreille moyenne. Il consiste à introduire le bec d'un cathéter creux dans le pavillon de la trompe.

Ce procédé a été découvert en 1724 par Guyot,

maître de poste à Versailles, qui parvint à se guérir de sa surdité en faisant des injections de liquide dans ses trompes, à l'aide d'un tube d'étain recourbé qu'il y introduisait par la bouche. Archibald Cleland proposa, en 1741, d'introduire le cathéter par le nez. Deleau, en 1838, eut le premier l'idée de se servir du cathéter pour faire pénétrer de l'air dans l'oreille moyenne.

A. — Notions anatomiques

L'orifice inférieur ou *pavillon de la trompe*, occupe les parties latérales du pharynx nasal, sur le prolongement de la ligne d'insertion du cornet inférieur et à quelques millimètres en arrière de celui-ci (point de repère pour le cathétérisme).

Les deux orifices pharyngiens de la trompe sont situés dans le plan vertical transversal qui rase le bord postérieur de la cloison du nez (point de repère pour le cathétérisme).

Cependant, il est impossible de préciser, par des chiffres exacts, les distances qui séparent ces orifices des organes voisins ; car ces distances sont éminemment sujettes à varier : *a*) suivant les individus ; *b*) chez un même individu, selon le degré de tuméfaction de la muqueuse naso-pharyngienne.

L'orifice inférieur de la trompe est limité en avant par un bord effacé ; il présente, au contraire, à sa partie postérieure, une lèvre saillante, en forme de bourrelet arrondi et résistant : c'est le *pli salpingo-pharyngien* (point de repère pour le cathétérisme). Ce bourrelet est peu marqué chez l'enfant.

En arrière, le pavillon tubaire est séparé de la paroi pharyngienne postérieure par la *fossette de*

Rosenmüller. Cette dépression, à peine accusée dans l'enfance, se creuse davantage à mesure que l'individu avance en âge. A la suite d'inflammations chroniques, surtout chez le vieillard, elle présente des formations réticulaires, brides muqueuses qui arrêtent facilement le bec du cathéter (cause d'erreur pour le cathétérisme).

L'axe de la trompe forme un angle de 40° avec le plan horizontal. Les deux trompes convergent en bas et en avant.

B. — Instruments nécessaires

Les instruments nécessaires pour pratiquer le cathétérisme de la trompe sont : 1° un cathéter ; 2° une poire à air ; 3° un otoscope.

1° Le **cathéter de la trompe** a subi, de la part de presque tous les auristes, un grand nombre de modifications de détail. Toutefois, ses dispositions générales ont peu varié.

La *forme du cathéter* est celle d'un tube cylindrique ; l'une de ses extrémités présente une courbure plus ou moins accentuée, l'autre offre un évasement ou pavillon, destiné à admettre l'extrémité de la poire à air (fig. 13).

La *longueur du cathéter* doit varier entre 12 et 14 centimètres au plus. Les cathéters plus longs présentent un sérieux inconvénient : lorsqu'ils sont en place, leur pavillon dépasse l'orifice des narines de plusieurs centimètres, et forme ainsi un long bras de levier dont les mouvements inévitables se transmettent, accrus dans leur force, à l'extrémité du cathéter fixée dans la trompe ; la muqueuse peut en être aisément éraillée.

Le *calibre du cathéter* doit varier, à cause de la fréquence des malformations des fosses nasales. Dans la pratique, trois grosseurs différentes suffisent à presque tous les besoins. Leur diamètre extérieur doit être respectivement de $1\frac{1}{2}$, $2\frac{1}{2}$ et $3\frac{1}{2}$ millimètres, l'épaisseur de leur paroi variant de 1/4 à 1/3 de millimètre. Les gros cathéters aèrent mieux l'oreille et sont préférables quand les fosses nasales sont libres; les petits cathéters doivent être réservés au cas d'obstacle au passage du nez.

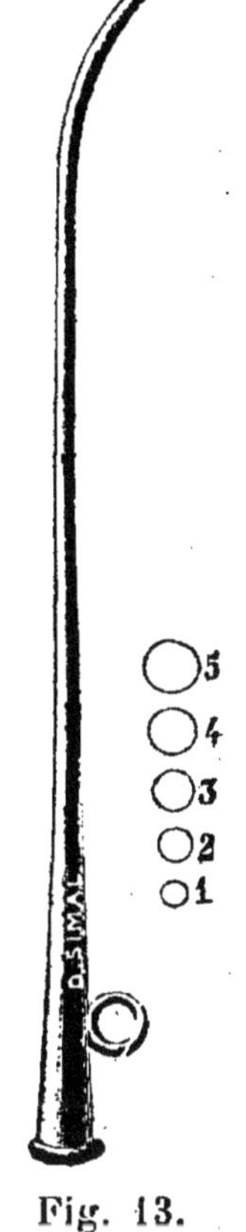

Fig. 13. Cathéter de la trompe.

La *courbure du cathéter* a une grande importance pour la réussite de l'opération. Une courbure de 145°, sur une étendue de 2 à $2\frac{1}{2}$ centimètres à partir du bec, est la meilleure disposition. Les cathéters plus recourbés franchissent difficilement le nez et se manœuvrent mal; ils doivent être réservés aux cas où l'on veut injecter du liquide dans l'oreille moyenne.

Le *bec du cathéter* ne doit pas présenter de renflement, qui pourrait gêner son introduction. Il doit être bien mousse; avant chaque cathétérisme, il importe de s'assurer qu'il ne présente pas d'aspérité qui pourrait blesser la muqueuse.

Le *pavillon du cathéter* doit admettre bien exactement, et à frottement doux, l'extrémité de la poire à air. S'il y a frottement dur, l'effort nécessité pour adapter et retirer plusieurs fois de suite la poire du pavillon, fait inutilement souffrir le malade. Il faut donc se procurer les cathéters et la poire chez un même fabricant, et vérifier avant tout l'exactitude de leur coaptation. Le pavillon porte un *anneau*, placé du côté de la courbure du cathéter ; c'est un point de repère pour reconnaître la direction prise par le bec de l'instrument après son introduction.

Les *cathéters mous*, fort en honneur dans la première moitié de ce siècle, ont été délaissés, car ils ne transmettent pas à la main de l'opérateur une sensation tactile suffisante pour la guider.

Les *cathéters rigides* sont seuls employés. On les fait : *a*) en *métal* (argent, maillechort, etc.) ; *b*) en *caoutchouc durci*.

Les cathéters en caoutchouc durci sont incontestablement préférables. Certes ils sont moins faciles à désinfecter que les cathéters métalliques ; ils sont plus fragiles ; enfin, étant élastiques, ils rendent la constatation des points de repère moins nette pour les débutants. Mais, d'autre part, leurs avantages sont très grands ; ainsi : *a*) ils ne donnent pas au malade l'impression désagréable de froid que lui causent les cathéters métalliques ; *b*) ils sont très doux à la muqueuse et ne la blessent pas, même si on les manœuvre d'une main dure ; *c*) grâce à leur élasticité, ils suivent presque d'eux-mêmes les sinuosités des fosses nasales ; *d*) légèrement chauffés au-dessus d'une flamme, ils deviennent malléables, et gardent ensuite, en se refroidissant, toutes les formes qu'on leur a données ; *e*) enfin, ils sont inattaquables par les solutions acides, iodées, etc., au contact desquelles les cathéters métalliques s'altèrent rapidement.

On adoptera donc les cathéters en caoutchouc durci et on en aura à sa disposition un certain nombre, de calibre et de courbure variés. On les conservera dans un bocal rempli d'une solution antiseptique, dont on ne les sortira qu'au moment de s'en servir (fig. 17).

2° La **poire à air** sera semblable à celle qui sert pour le procédé de Politzer, sauf qu'il ne doit y avoir ni embout nasal, ni tube de caoutchouc intermédiaire; le bec de la poire est un embout conique qui entre directement, à frottement doux, dans le pavillon du cathéter.

Plusieurs auristes tendent à lui substituer le *double ballon de Richardson*, semblable, en plus grand, à celui qui actionne les thermocautères; ils lui trouvent l'avantage de donner un courant d'air prolongé. Mais cet appareil est encombrant et produit une insufflation beaucoup moins énergique que la poire ordinaire, ce qui est une infériorité. Veut-on disposer au contraire d'une pression plus forte, on peut se servir d'un *soufflet mû par le pied* ou même d'une *pompe à compression*; ce dernier instrument est d'un maniement dangereux.

3° **L'otoscope** sera celui qui a été déjà décrit.

C. — Préparatifs

Le malade doit être assis, comme pour le Politzer, la *tête appuyée* en arrière. On prévient ainsi sa chute, attendu qu'il peut arriver qu'un premier cathétérisme provoque une syncope ou une attaque de nerfs.

Le malade doit maintenir sa tête bien droite; s'il relève le menton, le plancher des fosses nasales devient ainsi oblique, et le cathéter va presque sûrement faire fausse route dans le méat moyen.

Le malade doit respirer par le nez : car, pendant la respiration buccale, le voile du palais se soulève davantage et perçoit au contact du cathéter une impression plus désagréable. Le médecin s'assurera de la régularité du jeu respiratoire ; certaines personnes arrêtent leur respiration pendant le cathétérisme : or, cette apnée momentanée peut être dangereuse s'il y a des lésions du cœur ou des poumons.

Le malade doit avoir les yeux ouverts ; beaucoup de personnes nerveuses ou pusillanimes ont tendance à fermer les yeux ; cette occlusion forcée détermine une contraction synergique des muscles du voile, qui rend le cathétérisme difficile.

Plus nécessairement encore ici que pour le Politzer, il faut faire un **examen préalable du nez** dans le but de rechercher : 1° s'il y a des *anomalies de conformation* des fosses nasales ou des lésions obstructives qui obligent à modifier la technique du cathétérisme ; 2° s'il y a des *ulcérations*, qui le plus souvent le contre-indiquent. Le malade doit également débarrasser son nez de toutes les mucosités qui s'y trouvent, soit en se mouchant, soit par un lavage. Si la muqueuse nasale est très sèche, le contact du cathéter lui est pénible ; on pourra humecter celle-ci légèrement, ou, ce qui est plus simple encore, tremper le cathéter dans l'eau.

Le médecin se tient *debout*, en face et un peu à droite de son malade ; il a lui-même à sa droite une table où se trouvent les instruments, à portée de sa main. Si cependant il est très grand, il est plus commode qu'il soit assis. Il choisit le cathéter qu'il croit le plus approprié à son malade soit d'après l'examen du nez, soit d'après l'expérience des cathétérismes précédents. Il retire, seulement au dernier moment, ce cathéter du bain antiseptique où il doit être conservé, et y insuffle de l'air autant pour le vider du liquide qu'il contient que pour s'assurer qu'il n'est pas obstrué (car il n'est pas rare que les débutants diagnostiquent une sténose serrée de la trompe, alors que c'est simplement le cathéter qui est bouché par quelque corps étranger). Cela fait, le médecin ayant à tenir simultanément trois instruments, cathéter, poire, otoscope, les dispose de la façon suivante, pour simplifier autant que possible ses mouvements. D'abord, il introduit l'otoscope dans l'oreille du malade et dans la sienne. Puis il prend la poire à air et la place sous son aisselle gauche, le bec dirigé en arrière ; il sera très commode d'aller l'y chercher au moment voulu. Enfin, de la main droite, il saisit le cathéter près de son pavillon, en le tenant *comme une plume à écrire*, l'anneau dirigé en bas.

Alors, la main gauche, demeurée libre, se porte sur le nez du malade : son pouce relève le lobule, ce qui rend les orifices narinaux plus apparents et plus larges ; les autres doigts s'appuient sur la racine et le dos du nez, et maintiennent ainsi la tête dont ils empêchent les échappées.

Tout est alors préparé pour le cathétérisme.

D. — MANŒUVRE

Une règle absolue, qu'aucun cas n'autorise à enfreindre, régit tout cathétérisme : c'est de procéder avec *la plus grande douceur*, avec *la plus grande patience*. Il faut conduire et non pas pousser le cathéter. Un cathétérisme brutal fait souffrir le malade qui souvent refusera de s'y soumettre ultérieurement; il éveille des réflexes vélo-palatins qui rendent la pénétration dans la trompe presque impossible; enfin il peut blesser la muqueuse et être cause d'accidents graves. Donc, il faut s'attacher à acquérir la plus grande légèreté de main possible; de toutes les qualités d'un auriste, c'est celle que le patient apprécie ou critique le mieux.

Le cathétérisme est un acte continu non susceptible d'être divisé en plusieurs temps. Toutefois, pour la clarté de la description, nous le décomposerons schématiquement, en cinq mouvements : 1° introduction du cathéter; 2° rotation du cathéter; 3° fixation du cathéter; 4° insufflation d'air; 5° retrait du cathéter.

1° Introduction du cathéter. — Le médecin présente le bec du cathéter à l'entrée de la narine en tenant la tige de l'instrument inclinée à 45°. Puis, après l'y avoir enfoncée de deux à trois centimètres, il relève peu à peu le pavillon, de façon que la tige prenne la *direction horizontale* qu'elle doit dès lors garder. Dans ce mouvement, on contourne la saillie formée par l'épine nasale antérieure et inférieure. Le bec du cathéter, ayant alors pris contact avec le plancher de la fosse nasale, *ne doit plus le quitter;* il doit cheminer doucement d'avant en arrière par un mouvement de progression simple, sans rotation, restant dans l'espace sis entre la cloison et le cornet inférieur. Au moment où il atteint la face supérieure du voile du palais, le cathéter peut rencontrer de la part de celui-ci une légère résistance : un mouvement de déglutition la fait céder. Il continue et vient enfin buter contre la paroi postérieure du pharynx, dure et peu sensible. Là, il s'arrête ; son bec regarde actuellement en bas ; pour l'amener à l'orifice tubaire, un mouvement de rotation est nécessaire.

2° Rotation du cathéter. — De nombreuses méthodes ont été recommandées pour effectuer ce temps délicat du cathétérisme. Trois seulement sont à retenir.

A. **Méthode de Frank** (appelée aussi procédé de Giampietro-Löwenberg). — *Point de repère : Bord*

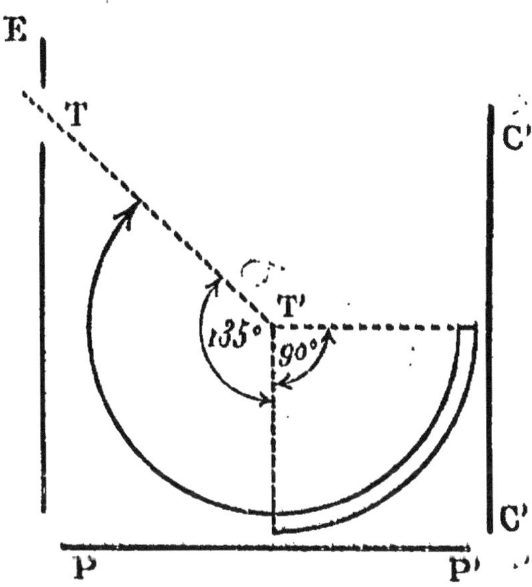

Fig. 14.
Schéma du cathétérisme de la trompe par la méthode de Frank.

PP', face supérieure du voile. — CC', cloison. — E, paroi externe. — T, orifice de la trompe d'Eustache.
La ligne courbe indique la marche décrite par le bec du cathéter et ses angles successifs de rotation.

postérieur de la cloison du nez. Dès que le cathéter est arrêté par la paroi postérieure du pharynx, on lui imprime une rotation d'un quart de cercle (90°) dans la direction de l'oreille *qu'on ne veut pas cathétériser*. Puis on le ramène doucement à soi, jusqu'à ce qu'on sente une résistance, due à ce que la courbure du cathéter, maintenant située dans le plan horizontal, accroche le bord postérieur de la cloison. Enfin on imprime au cathéter une nouvelle rotation d'un demi-cercle plus un huitième (225°) dans la direction de l'oreille qu'on veut cathétériser : son bec entre alors dans le pavillon de la trompe (fig. 14).

Quelques *précautions* assurent la réussite de ce procédé : 1° pour faciliter la rencontre du bec avec le bord de la cloison, il faut *porter en dehors* le pavillon du cathéter, autant qu'on le peut sans faire mal au patient ; 2° pour bien accrocher la cloison, il faut ramener à soi l'instrument *avec une grande douceur* : si on tire trop fort, le bec, un instant arrêté par la cloison, dérape et revient dans les fosses nasales ; 3° pour exécuter correctement la grande rotation finale, il faut au contraire maintenir le cathéter *avec une certaine fermeté*, sinon son bec peut être dévié de sa route par une contraction du voile du palais et manque ainsi l'entrée de la trompe.

B. **Méthode de Kuh** (appelée aussi procédé de Kramer-Ménière). — *Point de repère : Bourrelet postérieur de la trompe.* Dès que le cathéter est arrêté par la face postérieure du pharynx, on lui imprime une rotation d'un demi-quart de cercle (45°) dans la direction de l'oreille *qu'on veut cathétériser :* le bec se place ainsi dans la fossette de Rosenmüller. Puis on le ramène doucement à soi ; dans ce mouvement, on perçoit une sensation de ressaut, due à ce que le bec du cathéter passe par-dessus le bourrelet saillant qui limite en arrière l'orifice tubaire, et retombe dans la dépression du pavillon. Enfin, on imprime au cathéter une nouvelle rotation d'un quart de cercle (90°) toujours dans le même sens; son bec pénètre alors dans la trompe (fig. 15).

Quelques *précautions* assurent la réussite de ce procédé : 1° pour mieux obtenir le contact du

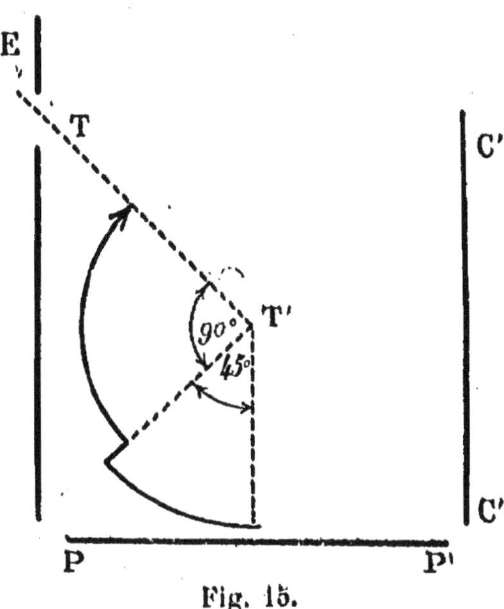

Fig. 15.

Schéma du cathétérisme de la trompe par la méthode de Kuh.

PP', face supérieure du voile du palais. — CC', cloison. — E, paroi externe. — T, orifice de la trompe d'Eustache.

La ligne courbe indique la marche décrite par le bec du cathéter et ses angles successifs de rotation.

cathéter avec son point de repère, le bord postérieur de l'orifice tubaire, il faut *porter en dedans* le pavillon du cathéter, autant qu'on le peut sans faire mal au patient; 2° pour bien percevoir le ressaut indicateur, il faut ramener à soi l'instrument avec une *grande douceur*; sinon, comme ce bourrelet est souvent peu saillant, on peut ne pas le sentir et perdre son orientation.

C. **Méthode de Triquet.** — *Point de repère : Cornet inférieur.* Ce procédé diffère beaucoup des précédents en ce que la rotation du cathéter commence à se faire dans la fosse nasale. Immédiatement après que l'on a fait franchir au bec du cathéter l'épine nasale antérieure et inférieure et que l'on a ramené

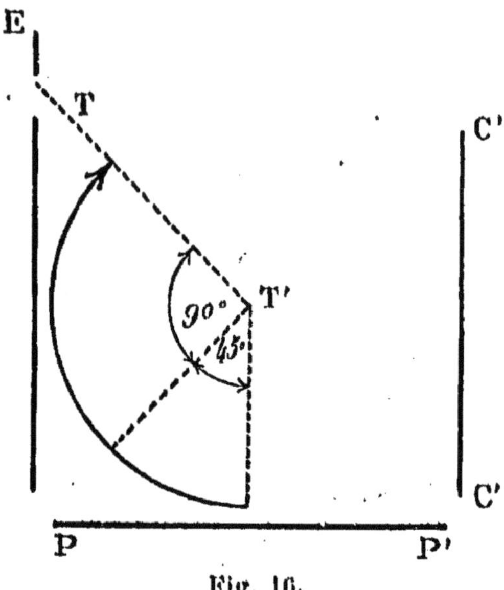

Fig. 16.
Schéma du cathétérisme de la trompe par la méthode de Triquet.

PP', plancher de la fosse nasale. — CC', cloison. — E, paroi externe. — T, orifice de la trompe.

La ligne courbe indique la marche suivie par le bec du cathéter et ses angles successifs de rotation.

sa tige dans le plan horizontal, on imprime à l'instrument une rotation d'un demi-quart de cercle (45°) dans la direction de l'oreille *que l'on veut cathétériser;* le bec se place alors sous le cornet inférieur, dans l'angle formé par le plancher et la paroi externe de la fosse nasale. Puis on le fait glisser d'avant en arrière dans cette rainure naturelle, jusqu'à ce que l'on sente ce point d'appui manquer, ce qui indique qu'on a atteint l'extrémité postérieure du cornet. Alors, on imprime au cathéter une nouvelle rotation d'un quart de cercle (90°), toujours dans le même sens, en l'enfonçant encore de quelques millimètres; et, après quelques tâtonnements, le bec pénètre dans la trompe (fig. 16).

Une *précaution* assure la réussite de ce procédé. On doit, autant que possible, *porter en dedans* le pavillon du cathéter pour mieux maintenir le contact de son bec avec la paroi externe de la fosse nasale.

Comparaison de ces méthodes. — Pourquoi tant de méthodes de cathétérisme? Parce qu'une seule méthode, en admettant qu'elle fût parfaite, ce qui n'est pas, ne saurait convenir à tous les cas à cause de l'infinie variété des malformations du nez et du naso-pharynx.

Les débutants doivent d'abord s'habituer à la *méthode de Frank :* 1° parce qu'elle est la plus facile à exécuter, à cause de la netteté et de la constance du point de repère ; 2° parce que, même inhabilement pratiquée, elle est peu pénible pour le malade, le bec du cathéter évitant les régions sensibles du naso-pharynx.

Ils s'exerceront ensuite à la *méthode de Kuh*, qui exige un toucher plus délicat et une légèreté de main plus grande ; car son point de repère est moins net, et elle impressionne plus désagréablement le malade que la précédente; mais, par contre, elle mène plus vite au but.

Ces deux méthodes suffisent dans la plupart des cas; l'une souvent réussit là où l'autre échoue et réciproquement.

La *méthode de Triquet* doit être réservée aux

auristes rompus aux difficultés de la technique. Pratiquée par une main habile, elle est fort peu pénible puisqu'elle épargne au malade la recherche, toujours désagréable, du point de repère du nasopharynx.

Au surplus, tout auriste qui a acquis une grande habitude du cathétérisme, finit par se faire une méthode personnelle, qu'il modifie opportunément suivant les circonstances. Sa plus grande préoccupation doit être d'éviter au malade toute douleur.

Mensurations de repère. — Si l'on pouvait exactement déterminer la distance qui sépare l'entrée de la trompe de l'orifice antérieur de la fosse nasale correspondante, il suffirait de repérer cette distance sur un cathéter, pour pouvoir arriver directement au pavillon tubaire sans tâtonnements. Ce problème a tenté beaucoup d'auristes : il n'a pas reçu de solution satisfaisante. Cette distance a été trouvée égale à celle qui s'étend du bord libre des incisives supérieures à la racine de la luette (Itard) ou encore à celle qui sépare l'apophyse zygomatique du plan frontal passant par l'épine nasale antérieure et inférieure (Gellé). Ces distances sont faciles à mesurer et à repérer : mais, n'étant pas d'une précision absolue, elles ne mettent pas à l'abri des tâtonnements.

Par contre, voici un mode de repérage individuel qui rend de grands services. Chez un sujet dont l'orifice de la trompe est difficile à trouver, on fait un premier cathétérisme, en tâtonnant au besoin ; une fois le bec du cathéter bien placé, on marque sur la tige un trait correspondant au point exact où elle affleure l'orifice du nez. Dans les cathétérismes ultérieurs, il suffit d'enfoncer l'instrument jusqu'à ce point de repère pour atteindre sûrement et du premier coup le pavillon tubaire (Löwenberg).

3° Fixation du cathéter. — Avant de fixer le cathéter, il importe de s'assurer si son bec est bien placé dans la trompe ou s'il se trouve dans la fossette de Rosenmüller, erreur des plus communes.

On peut admettre que *le cathéter est en bonne position* : 1° si l'anneau indicateur que porte son pavillon est dirigé vers l'angle externe de l'œil du côté correspondant ; 2° si l'instrument semble maintenu et ne se laisse que difficilement mouvoir d'avant en arrière ; 3° enfin s'il ne gêne le malade ni pour avaler ni pour parler.

On supposera au contraire que *le cathéter a fait fausse route* dans la fossette de Rosenmüller : 1° si le cathéter ne garde pas la position qu'on lui donne et si l'anneau de son pavillon tend à se diriger en bas ; 2° si le malade fait des efforts répétés de toux ou de vomituritions. Enfin, on verra plus loin que l'inspection du tympan et l'auscultation sont encore les meilleurs moyens de savoir si le bec du cathéter a pénétré ou non dans le pavillon tubaire.

Une fois placé, *le cathéter doit être maintenu bien fixe* dans sa position. Sinon : *a*) son bec produit des chatouillements qui éveillent des réflexes intenses ; *b*) ou encore il détermine des éraillures de la muqueuse, pouvant devenir le point de départ d'un emphysème sous-muqueux ; *c*) ou même il peut, au moment de l'insufflation, se déplacer et quitter la trompe. Divers instruments ont été imaginés pour maintenir le cathéter : tous sont encombrants et inutiles, quand il s'agit de donner la simple douche d'air. La main gauche du médecin doit suffire à effectuer cette fixation ; pour cela, tandis que le quatrième et cinquième doigts gardent sur la racine du nez la position qu'ils occupent depuis le début du cathétérisme, le pouce, l'index et le médius descendent saisir le pavillon du cathéter et le maintiennent solidement, mais en prenant bien soin de n'exercer sur lui aucune traction qui puisse le déplacer.

4° Insufflation de l'air. — La main droite, devenue libre, va alors prendre la poire de caoutchouc, que, pour plus de commodité, le médecin a préalablement placée sous son aisselle gauche. Elle la prend latéralement, absolument comme pour pratiquer le procédé de Politzer, le pouce d'un côté, les quatre doigts de l'autre (pouce à gauche, doigts à droite, si le médecin est debout ; pouce en bas, doigts en haut, s'il est assis). L'embout conique de la poire est introduit dans le pavillon du cathéter, bien doucement et dans la direction exacte de son axe ; car le moindre mouvement de bascule imprimée au pavillon du cathéter se transmet, très amplifié, à son bec et cause au patient une sensation fort pénible.

Au moment où l'on comprime la poire, on a une inévitable tendance à repousser le cathéther plus avant dans le nez ; c'est là une deuxième cause de déplacement qu'on évitera, en ayant soin, à l'aide d'un léger mouvement compensateur de la main gauche, de ramener un peu le cathéter à soi à ce moment. Enfin, quand on retire la poire, si son embout est entré à frottement dur dans le cathéter, celui-ci tend a être ramené avec elle : c'est une troisième cause de déplacement de cet instrument, la plus pénible de toutes pour le malade. Il faut donc, pendant l'insufflation, *maintenir très solidement le cathéter de la main gauche.*

L'aération de l'oreille réclame environ *cinq ou six coups de poire.* La première compression doit être faite très doucement, à l'effet de s'assurer qu'on n'a pas fait fausse route : car une vigoureuse insufflation, faite d'emblée avec un cathéter mal placé, pourrait amener des accidents sérieux. Alors, de deux choses l'une :

a. Ou l'*air pénètre dans la caisse* : dans ce cas, on peut faire les insufflations suivantes avec plus d'énergie, à condition que le malade n'ait pas de vertige.

b. Ou l'*air ne penètre pas dans la caisse* : il ne faut pas se hâter de diagnostiquer une obstruction tubaire. Cet insuccès peut tenir : α) *A la mauvaise situation du cathéter.* On cherche à la rectifier en imprimant à l'instrument : 1° de petits mouvements de rotation ; 2° puis de légers déplacements dans le sens antéro-postérieur ; 3° puis enfin des mouvements de latéralité du pavillon. En même temps le malade fait quelques déglutitions qui dilatent la trompe et facilitent sa découverte. Si, malgré toutes ces tentatives, l'air ne pénètre pas du tout dans la caisse, il faut retirer le cathéter et recommencer le cathétérisme par une autre méthode. β) *A la présence d'un bouchon de mucus* que le cathéter a refoulé dans la trompe. Cela se reconnaît à ce que la première insufflation ayant passé, les suivantes ne passent plus ; Löwenberg conseille alors de déboucher la trompe en pratiquant une aspiration par le cathéter à l'aide du ballon introduit préalablement comprimé.

Si l'on se sert de la poire classique, *il faut après*

chaque insufflation retirer du cathéter l'embout de la poire pour la laisser se regonfler à l'air libre, puis l'y adapter à nouveau. Pratiquées par un praticien peu exercé, ces manœuvres successives impressionnent désagréablement le malade : elles sont évitées par l'emploi de la poire à soupape. Elles sont également évitées à l'aide du double ballon de Richardson ; celui-ci a l'avantage de s'adapter au pavillon du cathéter par un embout monté sur tube de caoutchouc souple qui évite les chocs. Le médecin saisit de la main droite le ballon extrême, qui se trouve suspendu par un crochet à une boutonnière de son vêtement, et il le comprime une douzaine de fois de suite; il envoie ainsi dans l'oreille moyenne un courant d'air continu qui dure 8 à 10 secondes, mais qui possède beaucoup moins de force que l'insufflation faite avec la poire.

5° **Retrait du cathéter.** — Pour retirer le cathéter, il faut lui faire parcourir à rebours les étapes qu'il a franchies en entrant : 1° rotation de haut en bas, d'un quart et demi de cercle qui ramène le bec au niveau du plancher de la fosse nasale ; 2° retrait lent, la tige de l'instrument étant maintenue horizontale ; 3° enfin abaissement du pavillon pour faire franchir au bec l'épine nasale antérieure et inférieure, de telle manière que le cathéter soit presque vertical au moment où il quitte le nez. Il faut déployer ici une grande légèreté de main, et se laisser en quelque sorte guider par le cathéter, qui parfois peut décrire en sortant une rotation complète autour de son axe.

Remarque. — Après tout cathétérisme, on doit introduire un *bouchon d'ouate dans le conduit auditif* et l'y laisser quelques heures. Cette précaution avantageuse préserve contre le refroidissement l'oreille un peu irritée par le cathéter et prévient la possibilité d'otites suppurées (Kiesselbach).

E. — Variations de pression

La pression de l'air insufflé par le cathéter ne doit pas dépasser 1/3 à 2/5e d'atmosphère, sauf dans les cas exceptionnels où l'on est autorisé à se servir de la pompe à compression. Le plus souvent, elle doit être très inférieure à ce maximum. Avec la poire à air, rien n'est plus simple que de graduer à volonté cette pression, comme on l'a vu à propos du Politzer. Avec le double ballon, une pression faible sera obtenue par le jeu du ballon extrême; une pression forte, par une compression brusque du ballon intermédiaire faisant office de réservoir d'air. D'une façon générale, il faut envoyer l'air dans l'oreille moyenne sous une tension d'autant plus faible que la trompe est plus libre; une tension trop forte cause des maux de tête, du vertige et expose aux accidents graves étudiés plus loin.

F. — Fautes habituelles

Les débutants, en pratiquant le cathétérisme de la trompe, commettent des fautes, qui non seulement compromettent la réussite de cette opération, mais peuvent même donner naissance à des accidents. Ces fautes sont très nombreuses, et quelques-unes ont déjà été signalées. Voici quelles sont les plus souvent commises.

1° Pendant l'introduction du cathéter. — Le bec du cathéter perd contact avec le plancher des fosses nasales et *pénètre dans le méat moyen* ; il en résulte pour le malade une vive souffrance, car cette région est une des plus sensibles des fosses nasales, et pour le médecin l'impossibilité d'effectuer la rotation du cathéter qui s'y trouve immobilisé. Cette faute a lieu quand on ne maintient pas le cathéter rigoureusement horizontal pendant son introduction, ou encore, alors même que le cathéter est horizontalement introduit, si le malade tient sa tête penchée en arrière.

2° Pendant la rotation du cathéter. — *a*. Le bec du cathéter (méthode de Franck) *manque le bord postérieur de la cloison* et revient dans le nez. Cette faute a lieu quand on ramène trop brusquement le cathéter, qui accroche bien un instant la cloison mais dérape ensuite.

b. Le bec du cathéter (méthode de Kuh) *reste dans la fossette de Rosenmüller*. Cette faute, des plus fréquentes, a lieu quand on ne ramène pas suffisamment à soi le cathéter.

c. Le bec du cathéter manque la trompe et est ramené jusqu'à l'orifice postérieur de la fosse nasale correspondante *où il se trouve arrêté par la saillie de la queue du cornet inférieur*. Cette faute a lieu : soit quand on ne reconnaît pas avec le bec du cathéter le bourrelet postérieur de la trompe, parce qu'on a négligé de lui faire faire sa première rotation en dehors d'un demi-quart de cercle ; soit quand, ayant reconnu ce point de repère, on fait la seconde rotation, non pas immédiatement, mais après avoir un peu ramené l'instrument à soi. L'emploi d'un cathéter à courbure trop faible facilite cette faute.

d) Le bec du cathéter est bien entré dans le pavillon tubaire, *mais son orifice ne correspond pas a l'axe de la trompe.* Cette faute a lieu quand la seconde rotation (méthode de Franck et de Kuin) a été insuffisante, ou trop exagérée, le bec pouvant sortir par en haut du pavillon tubaire.

3° Pendant la fixation et l'insufflation. — *a.* Une faute, très souvent commise au début, est l'*insuffisance de fixation du cathéter*; on verra plus loin qu'elle peut être une cause d'emphysème, et parfois de mort.

b. Une autre faute, qu'évitent peu de débutants, est le *non-retrait de la poire à air* après chaque insufflation, d'où résulte qu'au lieu d'envoyer de l'air comprimé dans l'oreille moyenne, on y fait le vide, et qu'on aspire à l'intérieur de la poire des matières septiques, qui très probablement seront insufflées dans l'oreille des malades suivants.

4° Pendant le retrait du cathéter. — Très souvent en voulant retirer le cathéter, on *éprouve une résistance assez grande*; si l'on force pour surmonter cet obstacle, on blesse le malade. Cette faute, qui peut avoir des inconvénients sérieux, a lieu quand on veut ramener directement le cathéter sans lui imprimer une rotation de retour en sens inverse de celle de l'entrée.

G. — Difficultés du cathétérisme

1° Hyperesthésie de la muqueuse nasale. — Elle est due soit à des lésions inflammatoires, soit à l'excessive irritabilité du malade, et peut rendre impossible le cathétérisme par l'éveil de reflexes intenses ou la production d'accidents nerveux graves.

Cet obstacle sera très aisément levé par la *cocaïnisation préalable de la fosse nasale.* Celle-ci est faite de préférence en y pulvérisant une solution de chlorhydrate de cocaïne très faible, à 1/50e ou même à 1/100e, à l'aide du pulvérisateur de Reuter. On peut encore placer à l'entrée de la fosse nasale un tampon d'ouate imprégnée de cette solution : on l'introduit en comprimant sur lui l'aile du nez tandis que le malade penche la tête en arrière et regarde en haut et du côté opposé; cette *position oblique* de la tête place l'orifice tubaire dans une position déclive et permet à la solution de cocaïne d'y arriver facilement (Politzer).

2° Obstruction d'une fosse nasale. — C'est l'obstacle contre lequel auront le plus souvent à lutter l'habileté et la patience de l'auriste. Elle peut être due à une *atrésie congénitale,* à une *oblitération osseuse des choanes*, ou encore à l'existence de *cicatrices* ou de *tumeurs* obstruant le nez. Dans ces cas, il faut lever chirurgicalement l'obstacle.

Le plus souvent, elle est produite par une *déviation convexe* ou un *éperon de la cloison*, lésion qui se montre presque exclusivement chez l'adulte, et de préférence du côté gauche ; ou encore elle résulte d'une *hypertrophie considérable du cornet inférieur.*

Bien des procédés ont été imaginés pour tourner ces obstacles. Dans tous les cas, plus on rencontre de résistance, plus il faut mettre de douceur et de patience dans son cathétérisme; il ne sert de rien d'essayer de forcer le passage ; on n'y réussit pas, puisqu'il s'agit d'un obstacle le plus souvent osseux : en revanche, on fait souffrir le patient et on produit des lésions nasales. En tout cas, il sera bon de faciliter par une cocaïnisation légère les tentatives qui vont suivre.

Plus le diamètre du cathéter est petit et moins sa courbure est accentuée, plus on a de chance de franchir l'obstacle.

a. Le moyen à employer tout d'abord consiste, dès qu'on arrive au contact de l'obstacle, à *imprimer au cathéter une rotation en haut et en dehors*, si l'obstacle vient de la cloison, *en haut et en dedans*, s'il vient du cornet inférieur ; et on continue cette rotation jusqu'à ce que le cathéter franchisse de lui-même l'obstacle sans pression ; il n'est pas rare qu'il fasse un tour complet sur lui-même.

b. Si l'on échoue, il faut alors pratiquer la *rhinoscopie antérieure* et introduire le cathéter sous le contrôle de la vue. On emploie de préférence le speculum nasal de Vacher.

c. Quand le cathétérisme doit être souvent répété, il y aura avantage à rétablir la perméabilité du nez par une *opération préliminaire*.

d. Si le passage est infranchissable par les procédés indiqués plus haut et si le malade se refuse à une opération nasale, il faut tenter de cathétériser la trompe soit par la *narine opposée*, soit par la *bouche*.

Le cathétérisme par la narine opposée a été imaginé par Deleau. Il se pratique avec un cathéter très coudé, et dont l'extrémité courbe a au moins deux centimètres et demi de long. On introduit le cathéter, suivant le procédé ordinaire, jusqu'à la rencontre de la paroi pharyngienne postérieure, puis on lui fait décrire une rotation de 90° qui dirige horizontalement son bec vers l'oreille malade. On porte alors son pavillon le plus en dehors possible, ce qui amène son bec dans la fossette de Rosenmüller ; il ne reste plus qu'à ramener un peu l'instrument à soi pour lui faire franchir le bourrelet postérieur, et à lui imprimer une nouvelle rotation en haut d'un quart de cercle qui le fait pénétrer dans la trompe.

Le cathétérisme par la bouche n'est d'aucune utilité pour le praticien ; très pénible pour le malade, il éveille des réflexes nauséeux violents qui rendent son exécution difficile et incertaine. Il n'est recommandable que chez les individus atteints de fente congénitale du voile du palais ; chez ces malades, rien de plus facile que de faire pénétrer par la bouche le cathéther jusque dans la trompe, très accessible aux regards ; en ce cas, d'ailleurs, les malformations du nez rendent le cathétérisme nasal difficile.

3° Contractions réflexes du voile du palais. — Elles peuvent s'opposer à la rotation du cathéter au point de rendre le cathétérisme irréalisable. Veut-on essayer de les vaincre, en pratiquant la rotation de force, on ne fera que les exaspérer, et on provoquera parfois de tels efforts de vomissement qu'il faudra au plus vite retirer le cathéter.

En pareil cas, il faut tout d'abord laisser le cathéter immobile, pendant qu'on essaiera de calmer cet orage en rassurant le malade, en le faisant respirer lentement par le nez, en lui faisant faire quelques déglutitions ; le plus souvent, ces réflexes cessent dès que le bec du cathéter a pénétré dans la trompe. Une cocaïnisation préalable rend de réels services.

4° Lésions organiques du pharynx nasal. — Ce sont des obstacles de moindre résistance.

Les fossettes de Rosenmüller sont assez souvent sillonnées de *brides muqueuses* où s'embarrasse le bec du cathéter.

L'*atrophie du bourrelet postérieur de la trompe* n'est pas rare ; elle résulte de l'atrophie sénile, d'inflammations chroniques, d'ulcérations cicatrisées, etc. Dans ce cas, comme dans le précédent, les points de repère latéraux manquant, il faut cathétériser par la méthode de Frank.

Il peut y avoir encore obstruction du pharynx nasal par des *végétations adénoïdes*, par un *polype fibreux*, ou simplement même par *gonflement inflammatoire aigu de la muqueuse*. Le toucher rhino-pharyngien et la rhinoscopie postérieure renseigneront alors sur la conduite à tenir.

5° Résistance du malade. — Voici une des difficultés les plus grandes qu'on ait à vaincre. Le plus souvent, il s'agit d'adultes nerveux, de femmes surtout, qui ont une terreur invincible d' « être sondées », terreur le plus souvent instinctive et irraisonnée, rarement due à un cathétérisme antérieur brutalement exécuté. Le médecin mettra alors en œuvre toute sa persuasion ; le plus souvent, ce sera en pure perte, et il devra se rabattre sur le procédé de Politzer.

La *résistance des jeunes enfants* est tellement insurmontable, qu'on a conseillé de les chloroformer. Cette pratique doit être rejetée, car le Politzer suffit presque toujours, dans le jeune âge, à aérer l'oreille ; d'ailleurs, le cathétérisme devant être souvent répété, on n'est pas autorisé à faire courir toutes les fois au petit malade les risques d'une chloroformisation. Les enfants dociles se laissent assez bien cathétériser à partir de sept ans.

II. — Accidents du cathétérisme

Des accidents, parfois très graves, peuvent survenir au cours du cathétérisme. Presque toujours ils arrivent quand on a commis une faute de technique ou négligé une des précautions indiquées. A beaucoup de praticiens, qui s'imaginent que rien n'est plus simple et plus inoffensif que de cathétériser la trompe, il faut rappeler qu'*un cathétérisme mal fait peut entraîner la mort subite.*

1° Épistaxis.— Un cathétérisme brutalement pratiqué fait presque toujours saigner le nez ; mais l'épistaxis n'est abondante que quand il existe des ulcérations des fosses nasales. Cet accident n'a pas de gravité. Un examen rhinoscopique est alors nécessaire pour en indiquer la cause et les moyens de l'éviter à l'avenir.

2° Accidents réflexes. Syncope.—Le *larmoiement*, l'*éternuement*, parfois le *vomissement* sont des phénomènes réflexes plutôt gênants que sérieux.

La *syncope*, au contraire, est l'accident le plus effrayant qui puisse compliquer un cathétérisme ; plusieurs fois, elle a été mortelle.

Elle tend à se produire surtout : *a*) si le malade reste *debout* pendant le cathétérisme ; *b*) si le cathéter est introduit *avec force* et blesse la muqueuse. Toutefois, il faut savoir que la syncope peut même résulter d'un cathétérisme bien fait et n'ayant déterminé aucune douleur. La physiologie, en effet, a démontré qu'une irritation mécanique, même légère, de la muqueuse nasale suffit à provoquer le ralentissement et l'arrêt du cœur.

Quand on cathétérise un individu pour la première fois, il faut toujours penser à la possibilité d'une syncope. On ne laissera donc jamais son malade debout; on tiendra les yeux attachés sur son visage pendant toute la durée du cathétérisme, et, s'il commence à pâlir, on se hâtera de retirer l'instrument. Le meilleur moyen de prévenir ce réflexe cardiaque est la *cocaïnisation préalable du nez*. Naturellement, chez un sujet qu'on aura déjà cathétérisé sans incidents, on pourra ultérieurement se relâcher de ces précautions; toutefois, chez les pusillanimes ou les nerveux, mieux vaut à chaque séance pratiquer une cocaïnisation légère des fosses nasales.

3° Rupture du tympan. — Accident très rare, ne survenant guère que quand on fait usage de la pompe à compression. Il est douloureux, mais généralement peu grave. On peut, si on le craint, le prévenir en disant au malade de boucher le conduit auditif externe avec le doigt.

4° Emphysème. — L'emphysème résulte de l'insufflation de l'air avec la poire dans le tissu cellulaire sous-muqueux et sous-cutané, à travers une solution de continuité de la muqueuse. Cette solution de continuité peut préexister ou non; *a*) *elle préexiste* : ainsi des *ulcérations* peuvent se trouver à l'entrée de la trompe; dans ce cas, heureusement rare, l'emphysème peut même résulter d'un cathétérisme correctement exécuté; *b*) *elle est produite* *au moment même :* c'est ce qui ordinairement a lieu. L'érosion est due le plus souvent aux fautes de technique suivantes : 1° on a employé un cathéter abîmé dont le bec présente des aspérités qui éraillent la muqueuse; 2° on n'a pas fixé suffisamment le cathéter avec la main gauche, de sorte qu'à chaque coup de poire il heurte la muqueuse tubaire ; 3° on a engagé le bec au niveau de la fossette de Rosenmüller, où il déchire quelques brides ; 4° on s'est servi de la pompe à compression, sans précaution.

L'emphysème ainsi produit est **sous-muqueux** ou **sous-cutané.** Ces deux types se combinent souvent.

Objectivement : *a*) l'*emphysème sous-muqueux* : α, *dans sa forme légère*, se limite au voile du palais qui montre de grosses bulles d'un blanc jaunâtre, et à la paroi postérieure du pharynx qui bombe en avant ; β, dans *sa forme grave*, envahit le vestibule du larynx, qu'il obstrue totalement ; *b*) l'*emphysème sous-cutané* commence au niveau de la région parotidienne, et de là s'étend en haut, vers la face, en envahissant surtout les paupières, et fuse en bas, vers le cou et le thorax, en donnant lieu à du gonflement et à de la crépitation caractéristiques.

Subjectivement : *a*) l'*emphysème sous-muqueux* s'annonce immédiatement par une douleur de gorge très vive, par de la gêne de la déglutition et de la respiration ; parfois il y a de l'aphonie et de la suffocation ; dans quelques cas, la mort a été immédiate ; *b*) l'*emphysème sous-cutané*, beaucoup moins à craindre, ne donne lieu qu'à une tension pénible des téguments et à une occlusion passagère des yeux.

En général, tous ces accidents commencent à se

dissiper au bout de quelques heures ; cependant, il faut au moins trois jours pour que la résorption de l'air infiltré soit complète.

Le traitement de l'emphysème doit être mis en œuvre sans perdre un instant. 1° *Au moment de l'accident*, si le malade, pendant qu'on fait l'insufflation, accuse tout à coup une vive douleur ou se met à étouffer, on retire immédiatement le cathéter; puis on introduit dans la bouche l'index que l'on porte à l'entrée du larynx, et l'on tâche de déchirer à l'aide de l'ongle la muqueuse pharyngienne et épiglottique. Si l'on a sous la main un bistouri, une paire de ciseaux, on fait immédiatement quelques ouvertures dans la muqueuse du voile du palais et de la paroi pharyngienne. 2° *Après l'accident*, on conseillera l'ingestion de fragments de glace, des gargarismes glacés et des applications de compresses imbibées d'eau froide autour du cou. On se gardera bien, en cas d'emphysème sous-cutané, de masser le cou ou la face, ce qui pourrait refouler l'air vers la muqueuse et déterminer des accidents graves ; on sera seulement autorisé à masser les paupières pour permettre au patient de voir. Bien entendu, on ne recommencera pas le cathétérisme avant au moins quinze jours ; on recommandera aussi au malade d'éviter de se moucher et d'éternuer, car il pourrait accroître son emphysème par auto-insufflation.

5° **Infections. Syphilis.** — Un cathéter malpropre peut porter au niveau de la trompe diverses infections septiques, tuberculeuse, syphilitique, etc. L'inoculation de la syphilis est surtout à craindre; plus d'une fois elle a malheureusement été ainsi réalisée; le chancre du pavillon de la trompe a acquis une triste renommée sous le nom de *chancre des auristes*.

La désinfection des cathéters s'impose donc après tout cathétérisme. Il est préférable que chaque malade ait son cathéter spécial; cette précaution a, de plus, l'avantage d'assurer sa sécurité morale. Si cela n'est pas réalisable, on commencera par nettoyer le cathéter, immédiatement après qu'il aura servi, en y poussant quelques vigoureuses insufflations qui le débarrasseront du mucus qui s'y est accumulé. Politzer recommande de nettoyer surtout le bec de l'instrument en y introduisant une mèche d'ouate; on peut aussi se servir d'un écouvillon. Puis le cathéter sera stérilisé; s'il est en métal, il suffira de le faire bouillir cinq minutes dans la solution de carbonate de soude à 5 p. 100; s'il est en caoutchouc durci, on le laissera quelques heures dans une solution antiseptique forte (sublimé à 1 p. 1000, phénosalyl à 1 p. 100, etc.), puis on le rincera dans l'eau bouillie. Il est préférable de le conserver, jusqu'au moment de s'en servir, dans une solution antiseptique faible (fig. 17).

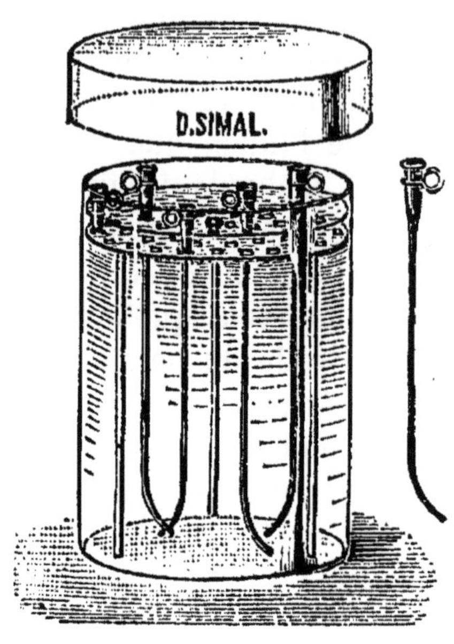

Fig. 17.
Bocal pour conserver aseptiquement les cathéters.

I. — Inspection et auscultation

Deux questions se posent à propos de tout cathétérisme. Le cathéter est-il en bonne position ? L'air pénètre-t-il dans l'oreille moyenne ? Ce n'est que par l'inspection du tympan et l'auscultation de l'oreille qu'on y peut répondre.

En effet, pas plus ici que dans le procédé de Politzer, on ne peut se fier aux sensations subjectives du patient. Car certaines personnes, dont la sensibilité locale est émoussée, ne sentent pas l'air pénétrer dans leur oreille alors qu'il y entre réellement; inversement, d'autres croient percevoir cette pénétration alors que, par suite d'une mauvaise direction du cathéter, l'insufflation est faite dans la fossette de Rosenmüller ou en un autre point du pharynx nasal.

L'**examen avec le speculum** fait constater une voussure en dehors du tympan, se traduisant par un raccourcissement du triangle lumineux et souvent par l'apparition d'une tache brillante irrégulière dans le quart postéro-supérieur de la membrane. On peut, dans ce cas, affirmer que l'air insufflé a pénétré dans la caisse. La réciproque n'est pas vraie : l'absence de déplacement de la membrane ne permet pas de conclure au défaut de pénétration de l'air ; car celle-ci peut avoir lieu sans que le tympan se déplace, s'il est maintenu immobilisé par des adhérences.

L'**auscultation avec l'otoscope** fait entendre un *bruit de souffle*, qui, en cas d'intégrité de l'oreille, est large, sec, prolongé, comparable au bruit que fait une expiration rapide, la bouche étant à demi close et la langue rapprochée de la voûte palatine (Politzer), ou encore à un murmure vésiculaire pulmonaire très rude. Ce souffle s'entend pendant toute la durée de l'insufflation. Il paraît très rapproché, presque comme s'il se produisait dans l'oreille du médecin. Généralement, il est précédé d'un *bruit de choc*, dû au claquement du tympan qui se déplace.

Dans les conditions normales, ce bruit de souffle varie : 1° suivant la pression de l'air insufflé ; 2° suivant le diamètre du cathéter, grave et fort avec un cathéter large, aigu et doux avec un cathéter étroit ; 3° suivant la direction du bec du cathéter, dont le moindre déplacement, au cours de l'insufflation, suffit à le modifier.

L'absence complète du bruit de souffle indique ordinairement que l'air ne pénètre pas dans la caisse du tympan, ce qui tient soit à des lésions de la trompe ou de l'oreille moyenne, soit à ce que le cathéter est mal placé ; une grande habitude du cathétérisme permettra seule de discerner sûrement ces deux conditions, pourtant si différentes. Il arrive parfois aux débutants de ne rien entendre parce que l'embout de l'otoscope est bouché par du cérumen, ou parce que le patient aplatit le tube de caoutchouc en voulant le maintenir lui-même dans son oreille ; ils en concluent alors, à tort, à l'absence de pénétration de l'air dans l'oreille.

Réciproquement, l'existence du bruit de souffle indique que l'air pénètre dans la caisse du tympan : mais *deux erreurs d'interprétation* peuvent être commises à ce propos. 1° Ce bruit de souffle peut être entendu quand l'air, insufflé dans le pavillon tubaire, est arrêté au niveau de l'isthme de la trompe et revient dans le pharynx sans l'avoir pu dépasser :

mais, dans ce cas, le souffle est faible et paraît très éloigné. 2° Ce bruit de souffle peut être entendu quand le bec du cathéter est mal placé, surtout s'il se trouve dans la fossette de Rosenmüller ; il est alors produit par le frottement de l'air contre la paroi pharyngienne : mais, dans ce cas, le souffle est rude et se perçoit aussi nettement avec que sans otoscope. D'ailleurs, une manœuvre simple permet de s'assurer si ce bruit de souffle est intra ou extra-tubaire. Il suffit d'oblitérer par pincement le tube de l'otoscope ; si le souffle s'éteint, c'est qu'il se produit dans l'oreille ; s'il ne se modifie pas, c'est qu'il naît dans le pharynx nasal.

EMPLOI THÉRAPEUTIQUE DE LA DOUCHE D'AIR

CHOIX DES PROCÉDÉS

L'aération de l'oreille moyenne par la douche d'air rend d'immenses services au médecin, au triple point de vue du diagnostic, du pronostic et du traitement.

1° *Au point de vue du diagnostic*, elle nous renseigne sur le degré de perméabilité de la trompe, sur la présence d'exsudats dans la caisse, etc.

2° *Au point de vue du pronostic*, elle nous donne de précieux renseignements ; car la curabilité des lésions de l'oreille est proportionnelle au degré et à la durée de l'accroissement de l'audition qu'elle réalise.

3° *Au point de vue thérapeutique* enfin, qui seul nous intéresse ici, elle vient en aide ou supplée à l'aération physiologique de la caisse, que l'on sait être la condition essentielle du bon fonctionnement de l'oreille.

Le *mécanisme* de l'action thérapeutique de la douche d'air est complexe. 1° Elle écarte mécaniquement les parois de la trompe, chasse les exsudats qui l'obstruent et diminue l'hyperhémie de la muqueuse en exerçant sur elle une sorte de massage. 2° En pénétrant dans la caisse, elle y rétablit la pression normale et repousse en dehors le tympan qui était enfoncé ; il est vrai qu'en agissant de même sur la platine de l'étrier et sur la membrane de la fenêtre ronde, elle amène dans le labyrinthe un excès de pression ; mais celui-ci est heureusement compensé par le jeu des aqueducs. 3° Elle diminue l'hyperhémie de la muqueuse en comprimant ses vaisseaux. 4° Enfin elle chasse les exsudats de la caisse : si le tympan est perforé, elle les pousse vers le conduit auditif ; s'il est intact, elle les ramène vers le pharynx, pourvu que le patient ait soin d'incliner la tête en avant et en bas du côté opposé à l'oreille malade, ce qui permet aux sécrétions de s'accumuler au niveau de l'orifice supérieur de la trompe.

Pour réaliser ces effets, on dispose de trois procédés : le procédé de Valsalva, le procédé de Politzer, le cathétérisme.

Quelles sont les indications de chacun d'eux?

Le procédé de Valsalva, utilisable pour le diagnostic, *doit être absolument rejeté* en tant que méthode thérapeutique et cela pour deux raisons : 1° parce que l'air expiré est poussé dans la trompe sous une pression trop faible pour produire un effet utile ; 2° parce que l'effort qu'il nécessite amène une stase sanguine dans toutes les veines de la tête, d'où résultent : a) *un danger pour l'oreille*, dont cette stase accroit l'hyperhémie et tend à entretenir l'inflammation ; b) *un danger pour la vie*, car, chez les gens ayant des lésions latentes des vaisseaux cérébraux, la répétition du Valsalva peut provoquer l'apoplexie.

Restent le procédé de Politzer et le cathétérisme. D'une façon générale le cathétérisme est supérieur, aère mieux l'oreille et doit être employé de préférence ; le Politzer est plutôt un procédé de suppléance quand le cathétérisme est irréalisable. Néanmoins, chacun possède ses indications propres.

Le cathétérisme est indiqué :

1° *Si l'on ne veut soigner qu'une oreille.* Le Politzer, en effet, ventile simultanément les deux oreilles, ce qui peut entraîner de graves inconvénients : ainsi, y a-t-il otite suppurée unilatérale, il pourrait projeter dans l'oreille saine le pus qui, par la trompe, descend du côté malade dans le pharynx nasal ; y a-t-il otite catarrhale chronique, il produit à la longue le relâchement du tympan sain, d'autant mieux que l'air a plus de tendance à se porter de ce côté où souvent la trompe intacte lui offre un accès facile. On a vu, il est vrai, plus haut, les moyens de limiter l'effet du Politzer à l'oreille malade : mais ceux-ci ne réussissent qu'imparfaitement.

2° *S'il existe un rétrécissement de la trompe* et surtout si l'obstruction tubaire est due à l'accollement des lèvres du pavillon, que le bec du cathéter écarte en s'y insinuant.

3° *S'il y a une lésion du voile du palais*, fissure congénitale, perforation, paralysie, qui rende impossible l'exécution du Politzer ;

4° *Quand on veut ausculter l'oreille moyenne.*

Le Politzer est indiqué :

1° *Chez les jeunes enfants* qui opposent, en général, au cathétérisme une résistance insurmontable.

2° *Chez les personnes nerveuses, pusillanimes*, qu'effraie la vue du cathéter.

3° *Chez les affaiblis, les convalescents, les vieillards*, chez qui le cathétérisme est mal supporté et peut causer des accidents réflexes sérieux (syncope, etc.).

4° *Quand il existe des lésions nasales ou naso-pharyngiennes*, inflammation aiguë, ulcérations, que le frottement du cathéter pourrait aggraver.

5° *Quand la sténose nasale* est telle que le passage du cathéter est impossible.

En dehors de ces cas précis, les deux procédés peuvent indifféremment être mis en œuvre. Généralement, le cathétérisme réussit là où le Politzer échoue ; mais inversement, le Politzer peut améliorer l'audition après que le cathétérisme a été essayé sans succès : car il envoie dans l'oreille une plus grande masse d'air, et produit sur la membrane tympanique un choc plus brusque. L'air insufflé a en effet plus de force avec le cathétérisme, plus de vitesse avec le Politzer.

La grande qualité du procédé de Politzer est son innocuité, sa facilité d'exécution ; il en résulte qu'il peut être pratiqué sans danger : a) *par tout médecin*, même tout à fait ignorant de la technique otologique, tandis que le cathétérisme n'est applicable que par une petite minorité ; b) *par le malade lui-même*, qui peut ainsi contribuer à sa guérison, en l'absence de tout secours médical. C'est donc un immense service qu'a rendu Politzer en mettant ainsi à la portée de tous le moyen le plus efficace que nous possédions encore de combattre la surdité.

NETTOYAGE DE L'OREILLE

Il existe deux méthodes de nettoyage de l'oreille, qui souvent se complètent en s'associant :

1° Le *lavage* ;

2° Le *nettoyage à sec*.

I. — LAVAGE

Les procédés de lavage diffèrent quelque peu selon qu'ils s'adressent : *a*) au *conduit*; *b*) à la *caisse*.

A. — *LAVAGE DU CONDUIT*

1° Appareils. — Pour faire une irrigation dans le conduit il faut : *a*) un *appareil à injection*; *b*) un *vase* qui renferme le liquide à injecter ; *c*) un *bassin* qui recueille à sa sortie de l'oreille le liquide injecté.

a. Les divers **appareils injecteurs** connus : seringue ordinaire, seringue anglaise ou énéma, poire en caoutchouc, irrigateur Eguisier, bock, etc., peuvent être utilisés à la condition qu'ils puissent aisément être tenus propres et, mieux encore, stérilisés.

A cet égard, le meilleur instrument est la SERINGUE EN VERRE (fig. 18) à piston d'amiante ou de caoutchouc, qui supporte aisément un séjour de cinq minutes dans l'eau bouillante, temps nécessaire à sa stérilisation. Comme la seringue à hydrocèle, elle est munie à sa base de deux anneaux ou de deux ailettes sur lesquels l'index et le médius prennent un point d'appui pendant que le pouce agit sur la tige du piston.

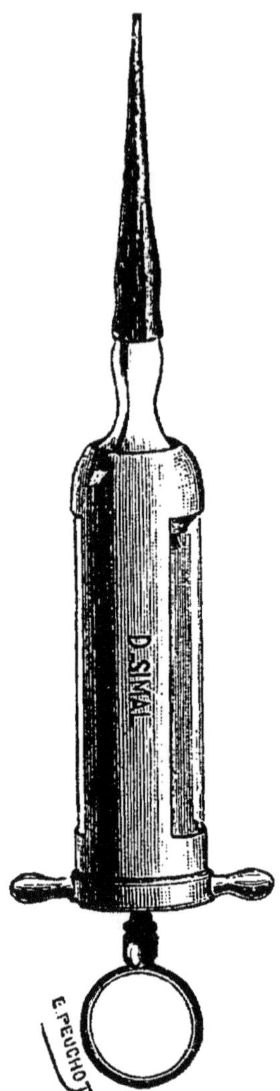

Fig. 18.
Seringue à oreilles stérilisable, munie d'un embout de caoutchouc souple.

Sa contenance doit être de 60 à 100 centimètres cubes : plus petite, elle obligerait l'opérateur à la remplir à intervalles trop rapprochés ; plus grande, elle ne serait pas maniable. A cet égard, mieux vaut choisir une seringue courte et large qu'une seringue longue et mince, car, l'instrument devant être tenu d'une seule main, sa manœuvre sera d'autant plus difficile que l'écart entre le pouce et les autres doigts sera plus considérable, c'est-à-dire que la tige du piston sera plus longue.

La *forme de l'extrémité* de l'instrument n'est pas indifférente. On trouve dans le commerce deux variétés d'embouts : les uns *renflés* ou olivaires, les autres plus ou moins *effilés* et pointus. Chacune de ces variétés d'embouts a ses avantages et ses inconvénients :

1° Avec un *embout renflé*, on n'a pas à craindre de blesser le conduit ; mais il est à peu près impossible de le laver convenablement : car si l'olive est maintenue au contact du méat, elle obstrue celui-ci et empêche la sortie du liquide injecté; si elle est placée à distance, le liquide pénètre rarement jusqu'au fond du conduit, région où les sécrétions stagnent le plus volontiers. Les embouts olivaires doivent donc être rejetés, car ils rendent le lavage à peu près illusoire.

2° Avec un *embout effilé* (fig. 18), l'extrémité de la seringue peut être introduite à plusieurs millimètres de profondeur dans le conduit de façon à assurer la pénétration du jet de liquide; mais si l'opérateur est inexpérimenté ou le sujet indocile, les parois du conduit, d'une part, la membrane tympanique elle-même, de l'autre, sont exposées à des traumatismes plus ou moins graves. Il est facile, il est vrai, de parer à ces inconvénients. Pour écarter tout danger de blessure du conduit, il suffit de garnir l'extrémité de la seringue d'un tube de caoutchouc d'un à deux centimètres de longueur; un morceau de drain peut suffire à cet usage, mais il est plus commode de se servir d'un *embout en caoutchouc souple* fabriqué dans ce but, et qu'on adapte à l'extrémité de verre de la seringue.

Dans tous les cas, l'orifice terminal de la seringue doit présenter un diamètre d'au moins un millimètre et demi; un orifice plus petit donnerait un jet insuffisant.

L'*embout doit être mobile.* Il est bon d'en posséder plusieurs pour la même seringue : car si l'on a quelques malades à soigner à la suite, on évite ainsi la perte de temps nécessitée par la stérilisation de l'ajutage après le traitement de chacun d'eux ; il suffit, en effet, de changer l'embout qui seul a été souillé. Mais si cette condition est suffisante, elle est en même temps nécessaire ; la stérilisation préalable de la seringue et du liquide d'injection ne donneront qu'une fausse sécurité, si l'extrémité de l'instrument se charge de porter les microbes d'une oreille à l'autre.

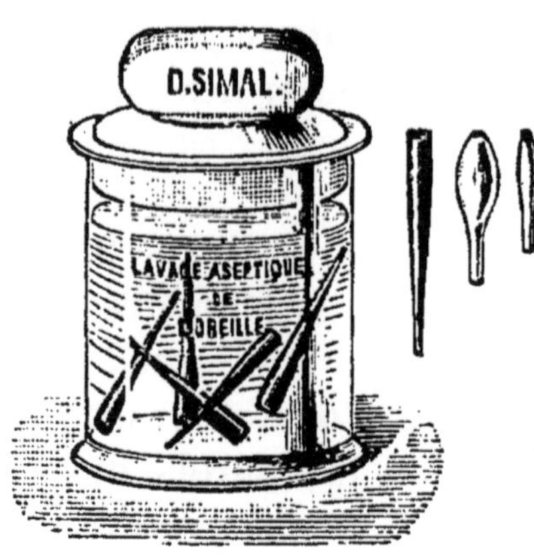

Fig. 19.
Bocal pour la conservation antiseptique des embouts.

Les embouts doivent être, après désinfection, conservés dans une solution antiseptique (fig. 19): le phénosalyl à $\frac{1}{100}$ convient à cet effet. La seringue elle-même doit être conservée dans de l'eau naphtolée saturée : cette immersion a l'avantage d'assurer l'étanchéité du piston d'amiante.

Ces considérations sur les embouts s'appliquent aux autres instruments à injection.

L'ÉNÉMA présente sur la seringue à piston, outre l'inconvénient d'une stérilisation difficile, le désavantage d'exiger pour sa manœuvre le secours des deux mains.

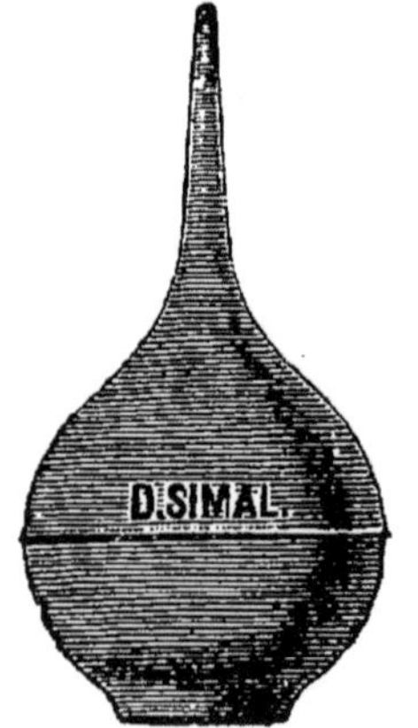

Fig. 20.
Poire de caoutchouc pour laver le conduit.

Les POIRES EN CAOUTCHOUC ont un défaut : avec elles, pas de précision dans la direction du jet, leur extrémité se déplaçant au moment où on les comprime. Elles ont cependant cet avantage d'être d'un prix minime qui les rend très utiles dans la thérapeutique des indigents (fig. 20).

Le BOCK, ou laveur, consistant en un réservoir cylindrique, d'une contenance de un à deux litres, et muni d'un tube de caoutchouc terminé par un embout en verre, est l'instrument le plus commode pour les malades qui doivent faire eux-mêmes leurs lavages.

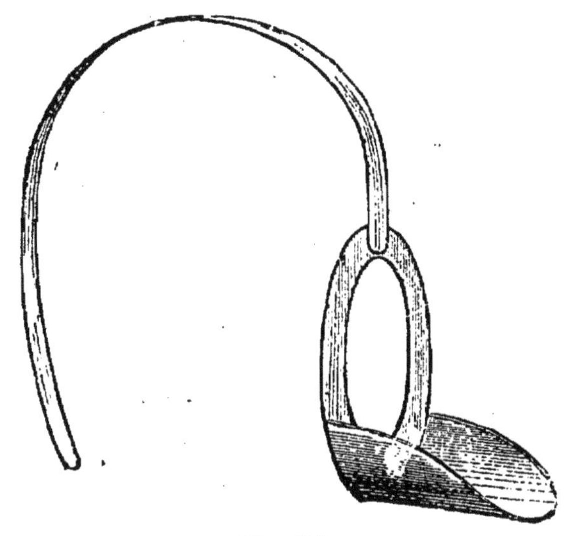

Fig. 21.
Gouttière pour lavage de l'oreille.

b. Le **vase** qui renferme le liquide à injecter, doit présenter une ouverture assez large pour qu'on y puise facilement son contenu; il doit être propre et facile à nettoyer. Si l'on se sert d'eau bouillie, le mieux est de la laisser dans le récipient où on l'a fait bouillir.

c. Le **bassin** destiné à recueillir le liquide injecté peut être de forme quelconque; mais il est préférable de se servir d'un *plateau réniforme* qu'on place au-dessous de l'oreille et dont l'échancrure s'adapte à la convexité du cou. La matière dont est faite le plateau importe peu : ébonite, carton durci, tôle émaillée, verre, cuivre. La couleur noire des plateaux en ébonite ou en carton durci offre l'avantage de faire mieux ressortir la teinte blanche du pus.

Des appareils spéciaux ont été imaginés pour éviter toute effusion de liquide et conduire celui-ci directement du méat au bassin récepteur. Tels sont les irrigateurs à double courant (Duplay), les gouttières auriculaires, les entonnoirs en caoutchouc qui s'adaptent au pavillon par leur partie évasée et dont l'extrémité rétrécie se continue par un tube plus ou moins long jusqu'au vase destiné à recevoir le liquide. La *gouttière auriculaire* (fig. 21) rend de grands services dans la clientèle de cabinet, en mettant sûrement les vêtements à l'abri de toute éclaboussure.

2° Liquide à injecter. — *a.* **Nature.** — Le liquide est aseptique ou antiseptique. En général, un liquide aseptique, tel que l'eau bouillie, suffit à tous les besoins. L'eau doit être portée à l'ébullition pendant vingt minutes, et, de préférence, à deux reprises successives. Il ne faut pas se dissimuler que les diverses solutions antiseptiques préconisées : eau boriquée, phéniquée, salicylée, etc., n'ont pas de vertus spéciales, du moment que l'on cherche simplement à nettoyer l'oreille; le liquide de lavage a une action purement mécanique, celle d'expulser le contenu du conduit. Son action désinfectante, quelle que soit sa composition, est à peu près nulle, puisqu'il ne doit pas séjourner dans l'oreille et qu'une fois celle-ci nettoyée, on a soin, ainsi que nous le dirons, d'enlever toute trace du liquide injecté. On peut même craindre que l'addition à l'eau de lavage de substances antiseptiques, en particulier d'acide phénique, d'alcool, de sublimé, ne provoque la coagulation sur places des sécrétions à enlever et ne s'oppose ainsi à leur sortie.

Il serait plus logique d'ajouter à l'eau une certaine quantité de sel marin ou de sulfate de soude (9 p. 1 000 environ) de façon à créer une sorte de sérum artificiel, qui dissolve les sécrétions albumineuses déjà coagulées et détachent celles qui adhèrent aux parois du conduit. Cette addition de sel serait d'ailleurs utile à un autre point de vue : elle empêcherait l'altération de la muqueuse au contact de l'eau pure et sa destruction par osmose.

b. **Température.** — Elle doit être à peu près celle du corps, c'est-à-dire osciller de 37° à 39° ; plus élevée ou plus basse, elle détermine une impression désagréable : l'injection trop chaude est douloureuse, l'injection trop froide provoque du vertige.

c. **Quantité.** — Elle ne peut être fixée à l'avance ; elle dépend de l'abondance et de la nature des produits à expulser. Les sécrétions adhérentes sont seulement ramollies par les premières portions du liquide injecté et ne se détachent qu'au moment où un demi-litre, un litre même de liquide est déjà passé dans l'oreille. En général, il faut continuer l'irrigation tant qu'elle ramène des sécrétions.

3° Technique. — *a*. **Position du malade.** — Le malade est assis ou couché ; dans aucun cas il ne doit rester debout pendant l'injection, car la station verticale favorise l'apparition de divers accidents. L'oreille à laver est tournée du côté du jour ou éclairée artificiellement. Une serviette pliée en plusieurs doubles est placée sur l'épaule du malade;

on en insinue le bord entre son cou et son vêtement. Il tient lui-même un plateau réniforme au-dessous de son oreille, à moins qu'on ne préfère confier celui-ci à un aide; une pression convenable doit assurer un contact intime entre le bord du plateau et les téguments, afin de fermer tout interstice par lequel le liquide pourrait couler dans le cou.

b. **Position du médecin.** — Le médecin se tient debout devant l'oreille à laver. La technique varie selon qu'il se sert d'une seringue, d'un énéma ou d'un bock, instruments les plus souvent employés.

1° *Seringue.*— Le récipient qui renferme le liquide à injecter est placé à sa portée ; la seringue est remplie et purgée d'air.

De la *main gauche,* le médecin redresse le conduit de façon à assurer la pénétration du liquide jusqu'au tympan; à cet effet, il attire le pavillon en haut, en arrière et en dehors s'il s'agit d'un adulte, simplement en arrière et en dehors s'il s'agit d'un enfant; il le maintient dans cette position pendant toute la durée de l'injection.

De la *main droite*, il saisit la seringue remplie dont il présente l'extrémité libre à l'entrée du conduit ; il a soin de pousser le jet parallèlement à la direction de celui-ci et autant que possible en suivant l'une de ses parois; après avoir atteint le fond de l'oreille, le liquide revient en suivant la paroi opposée et s'échappe au dehors entraînant avec lui les produits à expulser.

La seringue étant vidée, le médecin quitte sa position et remplit de nouveau l'instrument, en ayant toujours soin de le purger d'air, sans quoi l'injection s'accompagne d'un bruit de gargouillement très gênant pour le malade. Il fait une nouvelle injection; puis il remplit et vide ainsi la seringue à plusieurs reprises jusqu'à ce que le liquide sorte absolument limpide de l'oreille.

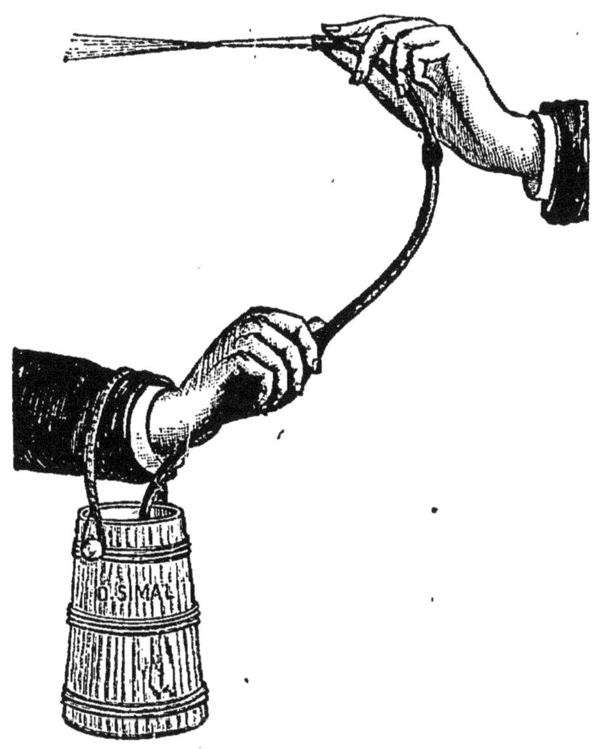

Fig. 22.
Technique du lavage du conduit avec l'énéma.

2° *Enéma*. — Ici le réservoir qui renferme le liquide à injecter doit être tenu par un aide au voisinage de l'oreille malade, puisque l'une des extrémités de l'instrument doit constamment plonger dans le liquide. Si l'opérateur est privé d'aide, il lui est commode de se munir d'une boîte à lait en porcelaine, c'est-à-dire facilement stérilisable, dont il passe l'anse sur son poignet gauche auquel la boîte reste suspendue ; la main correspondante demeure libre pour saisir la boule de l'instrument dont l'extrémité aspirante plonge dans le liquide; la main droite dirige l'embout auriculaire (fig.22). Les deux mains étant occupés, le conduit ne peut être redressé.

La *force* du jet doit toujours être modérée au début ; on ne l'augmente ensuite que progressivement et seulement s'il est nécessaire, c'est-à-dire si les produits à expulser tardent à se détacher.

3° *Bock*. — Lorsque le malade se sert d'un bock laveur, il suffit en général que le réservoir soit placé à 50 centimètres au-dessus de la tête ; une pression plus forte risquerait d'être mal supportée.

4° Soins consécutifs. Séchage. — Une fois le lavage achevé, *le conduit doit être séché*. Il y a à cela plusieurs raisons : *a*) la présence de liquide dans l'oreille provoque soit de la surdité par obstruction du conduit, soit une sensation pénible de pesanteur ou des bruits subjectifs; *b*) son séjour y amène au bout de peu de temps le ramollissement par imbibition des parois du conduit et rend celles-ci plus vulnérables et plus accessibles à l'action des agents infectieux ; *c*) enfin le liquide peut servir à ces derniers de milieu de culture.

Ce séchage s'opère en deux temps : 1° dans un *premier temps*, on chasse du conduit la plus grande quantité du liquide qui y reste, en faisant incliner la tête du malade et en essuyant le méat avec la serviette qui est placée sur son épaule ; 2° dans un *second temps*, on opère la dessication des parois du conduit encore humides à l'aide d'un porte-coton, selon les règles indiquées pour le nettoyage à sec.

B. — *LAVAGE DE LA CAISSE*

La caisse est accessible au lavage *par le conduit* et *par la trompe*. Une condition est nécessaire à la réalisation de ce lavage : c'est que la membrane du tympan présente une perforation qui permette dans le premier cas l'entrée du liquide, dans le second sa sortie.

I. — Lavage par le conduit

1° Avec la seringue ordinaire. — S'il existe une large perforation tympanique, et mieux encore si la membrane est complètement détruite, le liquide, injecté dans le conduit par le procédé décrit ci-dessus, pénètre dans la caisse et en effectue le lavage ; mais ce lavage n'est que superficiel et le plus souvent incomplet, le courant d'eau allant rarement baigner les parties supérieures de la caisse, les plus anfractueuses et les plus difficilement accessibles.

2° Avec la canule de Hartmann. — Lorsque la perforation de la membrane est trop étroite pour que le liquide injecté dans le conduit pénètre aisément dans la caisse, et surtout lorsqu'il est nécessaire de faire un lavage soigneux des régions supérieures de l'oreille, quand il s'agit de débarrasser l'attique ou l'aditus de secrétions concrètes ou de produits cholestéatomateux, il faut porter le liquide directement dans la caisse à l'aide d'une canule spéciale, dite canule tympanique ou **canule de Hartmann**.

A. Cette canule consiste en un tube de deux ou trois millimètres d'épaisseur, de huit à neuf centimètres de longueur, recourbé en sens inverse à ses deux extrémités (fig. 23). L'extrémité destinée à être introduite dans la caisse est coudée par en haut à angle droit sur une étendue de 1 millimètre seulement; l'autre extrémité est courbée à angle obtus par en bas sur une étendue de 2 centimètres, et se termine par un renflement auquel on adapte un tube de caout-

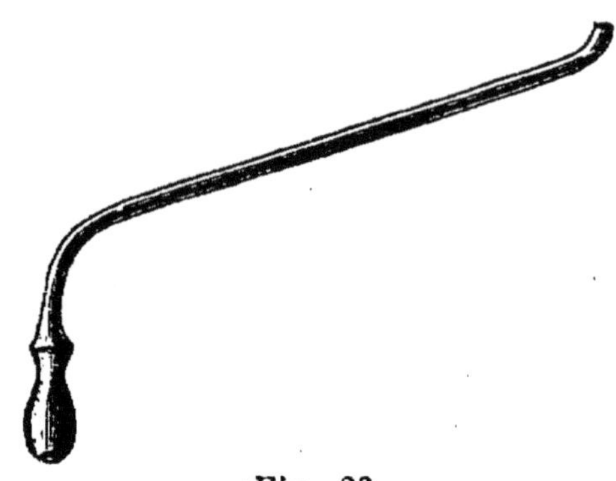

Fig. 23.
Canule de Hartmann pour laver l'attique.

chouc de 20 à 30 centimètres de longueur qui sera fixé d'autre part à l'ajutage d'un injecteur. Il importe que le tube de caoutchouc soit aussi mince et aussi léger que possible, afin de ne pas gêner le maniement de la canule.

B. L'introduction de l'instrument exige une grande légèreté de main et une certaine expérience de la pratique otologique; elle ne peut se faire à l'aveugle, sous peine de blesser les parois du conduit et, ce qui est beaucoup plus grave, les organes ou les parois de la caisse. Le danger de ces blessures est d'autant plus grand que les restes de la membrane et les parois de la caisse sont plus sensibles ; or si, chez quelques malades, la sensibilité de ces organes est réduite au minimum, au point que l'on peut y promener l'extrémité d'un stylet sans provoquer une réaction douloureuse, chez la plupart elle est exquise, et le moindre contact avec l'extrémité de la canule détermine l'explosion d'une vive douleur : de là, des mouvements involontaires plus ou moins violents et brusques qui exposent le malade à se blesser lui-même contre le bec de l'instrument. Dans les cas où cette sensibilité est très vive, il convient, avant d'introduire la canule, d'instiller dans l'oreille et d'y laisser séjourner pendant 8 à 10 minutes quelques gouttes d'une solution de chlorhydrate de cocaïne au dixième.

C. La pénétration de la canule se fait sous le contrôle de la vue avec le secours du speculum et du miroir frontal. On peut décomposer la manœuvre en trois temps.

1er *temps*. — La canule, tenue entre le pouce et l'index de la main droite, est introduite, le coude tympanique tourné en haut, jusqu'au voisinage de la membrane.

2e *temps*. — On lui fait franchir la perforation et on la fait pénétrer dans la caisse.

3e *temps*. — On dirige son orifice tympanique vers la région de la caisse qu'il s'agit d'irriguer ; en général c'est la paroi supérieure ou postéro-supérieure. Dans le premier cas, la canule se trouve d'emblée en bonne position, car le jet qui s'en échappera se dirigera directement vers le toit de la caisse ; on peut cependant donner plus de précision et plus d'efficacité à ce jet en abaissant la main droite de façon à faire exécuter à la canule un léger mouvement de bascule qui relève son extrémité tympanique. Lorsque la perforation est élevée, en particulier lorsqu'il s'agit d'une perforation de la membrane de

Shrapnell, la partie recourbée de l'instrument pénètre ainsi derrière le mur de la logette et vient s'ouvrir en plein *attique* : c'est cette situation qu'il faut s'efforcer de donner à la sonde (fig. 24).

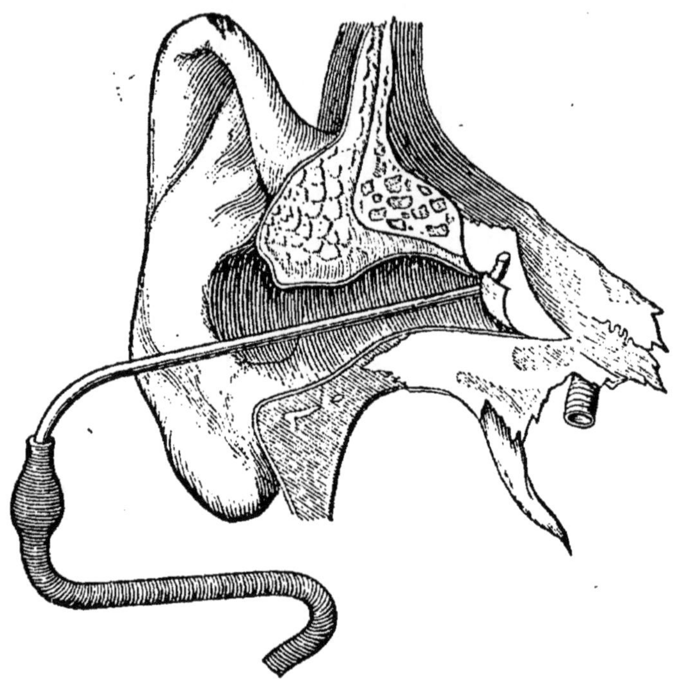

Fig. 24.
La canule de Hartmann en place (d'après Hartmann).

Pour irriguer la région postéro-supérieure de la caisse et l'*aditus ad antrum*, il convient de faire exécuter à la canule un mouvement de rotation d'un cinquième de cercle sur elle-même, mouvement qui porte l'extrémité proximale de la sonde en bas et en avant et l'extrémité distale en haut et en arrière. Lorsque l'aditus est suffisamment large, on peut arriver à faire pénétrer le liquide dans l'*antre* lui-même et à en ramener des sécrétions ou des amas cholestéatomateux.

D. La canule étant convenablement placée, il reste à pousser l'injection. Deux cas se présentent :

1° *On dispose d'un aide.* Aucune difficulté ; sans que l'opérateur ait à déplacer ses mains, dont l'une fixe le speculum et l'autre la canule, l'aide adapte le tube de caoutchouc à une seringue préalablement remplie et pousse le piston avec une force modérée.

2° *On opère seul.* La nécessité de n'imprimer à la canule aucun mouvement pendant l'injection, sous peine de provoquer une vive douleur et un mouvement intempestif du malade, rend l'opération très délicate ; il est bon que la tête du patient ait un point d'appui, afin d'éviter toute oscillation involontaire.

La main droite ne quitte pas la canule qu'elle maintient en place ; elle-même prend un point d'appui sur la joue du malade par l'intermédiaire des deux ou trois derniers doigts, de façon à suivre les mouvements dont pourrait être animée la tête du sujet.

La main gauche, par contre, abandonnant à lui-même le speculum, engagé dans le conduit, recouvre sa liberté et saisit la seringue préalablement remplie et placée à portée. Cette seringue a du être reliée à la canule, avant l'introduction de celle-ci, par un tube en caoutchouc de longueur suffisante. Les mouvements de la main gauche ne doivent en aucun cas se transmettre à la droite, qui reste fixe et immobile. S'il est nécessaire de remplir de nouveau la seringue, il faut retirer la canule afin de rendre leur liberté aux deux mains ; on la remet en place une fois la seringue remplie.

E. Il est possible d'éviter ces manœuvres répétées en se servant, comme appareil injecteur, d'un flacon de 300 à 400 grammes muni de deux tubulures : à l'une d'elles on adapte le tube en caoutchouc qu'on fait plonger jusqu'au fond et qu'on fixe d'autre part à la canule, l'autre est reliée à une double soufflerie en caoutchouc. L'appareil fonctionne à la facon d'un pulvérisateur ; le médecin le place dans sa poche de côté; il fait ainsi passer tout le contenu du flacon par la caisse sans avoir à déplacer la canule.

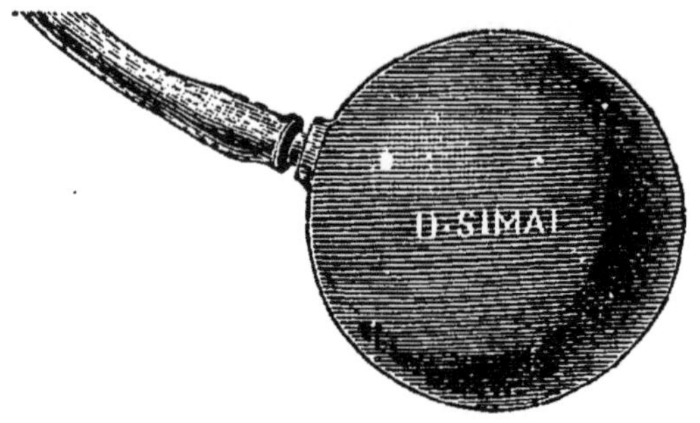

Fig. 25.
Boule de caoutchouc pour laver l'attique.

Toutefois, bien que classiques, ces procédés sont compliqués. En voici un, peu connu, qui simplifie considérablement cette technique. On se sert d'une boule de caoutchouc de la grosseur d'une mandarine (fig. 25), à laquelle s'adapte un tube de caouchouc de trente à quarante centimètres de long.

Cette poire étant remplie, on adapte l'extrémité du tube à la canule; puis, on saisit d'une part la canule entre le pouce et l'index de la main droite; d'autre part on prend la poire entre la paume de cette main, l'annulaire et le petit doigt, en ayant soin de la maintenir doucement sans la comprimer. Cela étant : 1° la main gauche met et maintient le speculum; 2° les premiers doigts de la main droite introduisent et placent la canule; 3° enfin les derniers doigts de cette main, comprimant alors seulement la boule de caoutchouc, poussent l'injection. On peut faire passer ainsi 60 grammes de liquide à la suite dans l'attique, ce qui est suffisant dans les conditions ordinaires.

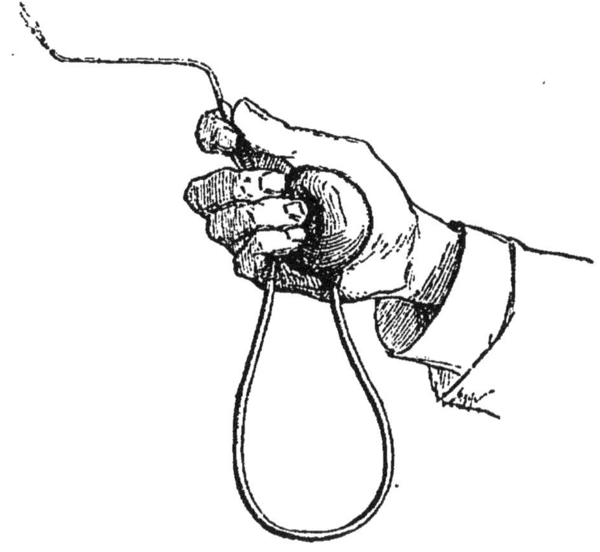

Fig. 26.
Manière de laver l'attique avec une seule main.

Ce procédé, très simple, permet au médecin de *laver l'attique sans aide et d'une seule main :* ce qui lui laisse la liberté de sa main gauche pour tenir le speculum (fig. 26).

Quelle que soit la méthode employée, le liquide est reçu au sortir de l'oreille dans un bassin tenu au-dessous du pavillon par le malade lui-même ou par un aide.

F. Une fois le lavage terminé, on retire la canule en lui faisant suivre exactement le même chemin que lors de son introduction. Le lavage doit être suivi d'un séchage soigneux (voy. p. 113).

II. — Lavage par la trompe

Cette méthode a pour but de faire passer dans l'oreille moyenne un courant de liquide, qui, pénétrant dans celle-ci par l'orifice interne de la trompe d'Eustache, situé sur un point assez élevé de la paroi antérieure de la caisse, en sorte par une perforation de la membrane, après avoir irrigué l'attique et toute la cavité tympanique.

Deux conditions sont nécessaires, indispensables, pour que ce lavage puisse être fait avec profit et sans inconvénient : 1° la trompe doit être *très perméable;* 2° le liquide injecté dans la caisse doit pouvoir aisément sortir par le conduit : il faut pour cela que la membrane présente une *perforation de dimensions suffisantes* et largement ouverte. Si la perforation est trop petite, il faut d'abord l'agrandir; si elle est obstruée par des productions polypeuses, il convient d'enlever celles-ci.

1° Instruments nécessaires. — Préparez :

1° Un litre environ d'eau alcaline stérilisée à 35°;

2° Un cathéter du plus gros calibre possible, c'est-à-dire aussi large que le comporte le diamètre de la fosse nasale dans lequel il va être introduit, et à bec très coudé de façon à pouvoir être enfoncé très loin dans le pavillon tubaire ;

3° Une poire de Politzer ;

4° Un otoscope ;

5° Une seringue stérilisable dont l'embout devra s'adapter parfaitement au pavillon du cathéter ;

6° Deux bassins réniformes, l'un petit, l'autre plus grand ;

7° Une alèze.

2° Technique. — Le malade est assis sur une chaise. Commencez par cocaïner la fosse nasale correspondant à l'oreille atteinte : à cet effet, placez sur le cornet inférieur et laissez-y à demeure pendant cinq minutes un tampon de coton imbibé d'une solution de cocaïne à 1/20e ; faites pencher la tête en arrière et de côté pour que l'excès de solution vienne baigner le pavillon tubaire et y pénètre au besoin par capillarité. Garnissez le malade avec l'alèze et faites-lui tenir le grand bassin sous son menton, le petit sous son oreille.

Ces préparatifs faits, procédez au lavage qui comprend trois temps.

Premier temps. — *Introduction du cathéter dans l'orifice pharyngien de la trompe.* — C'est un simple cathétérisme. Il faut introduire la sonde à fond dans la trompe ; on facilite cette pénétration en faisant faire à plusieurs reprises l'expérience de Toynbee. On s'assure que la sonde est convenablement placée en donnant une douche d'air, l'otoscope à l'oreille ; dès que l'auscultation est concluante, on retire l'otoscope.

Deuxième temps. — *Adaptation de la seringue au cathéter.* — Le cathéter étant fixé par la main gauche, on saisit de la main droite la seringue préparée et remplie à l'avance, et on engage son extrémité effilée dans le pavillon de la sonde. Pour mieux assurer l'étanchéité de ce raccord, on peut munir l'embout de la seringue d'un morceau de tube de caoutchouc.

Troisième temps. — *Injection.* — Il ne faut pousser le piston de la seringue ni trop mollement ni trop énergiquement : l'usage apprend la pression qu'il est nécessaire de donner au liquide pour que celui-ci passe dans la caisse sans retomber en trop grande abondance dans le pharynx.

Quoi qu'on fasse, en effet, une certaine quantité de liquide reflue toujours entre le bec de la sonde et les parois de l'orifice tubaire qui ne saurait être obstrué hermétiquement par le cathéter ; le reflux est cependant d'autant moindre que la sonde est plus profondément introduite dans la trompe. Le liquide s'écoule par le nez ou tombe dans le pharynx, et, dans certains cas, est aspiré dans le larynx. De là un accès de toux ou de suffocation qui oblige à interrompre le lavage. Pour éviter cet incident, recommandez au malade de ne pas respirer pendant la durée de l'injection ; afin de faciliter cette suspension momentanée de la respiration, conseillez-lui de faire une inspiration profonde immédiatement avant l'injection, et de n'expirer qu'une fois celle-ci achevée. Cette précaution est inutile chez certains malades qui savent, pendant l'injection, maintenir leur voile fortement relevé, tout en respirant tranquillement par la bouche : le liquide qui reflue dans le pharynx nasal s'écoule alors en totalité par les narines et est recueilli dans le bassin que le malade tient à cet effet sous son menton.

De toutes façons, il est bon de s'interrompre très souvent pour permettre au malade de cracher et de respirer; on doit, d'ailleurs, chercher à établir un véritable *synchronisme* entre les poussées d'injection et les mouvements respiratoires.

La quantité de liquide qui s'écoule par le conduit

est relativement minime : dans la majorité des cas, il ne sort que quelques gouttes ou tout au plus un mince filet d'eau.

C. — *ACCIDENTS DU LAVAGE*

Quelle que soit la voie par laquelle le liquide est injecté dans l'oreille, le malade est susceptible d'éprouver pendant et parfois encore après le lavage une série de troubles qui peuvent obliger à suspendre l'opération. Ce sont :

1° Des *accidents réflexes* dans le domaine du *pneumogastrique*, tels que de la toux, des nausées, des vomissements, une sensation de défaillance pouvant aller jusqu'à la syncope, qui s'expliquent par la propagation aux autres branches du pneumogastrique de l'excitation du rameau auriculaire de ce nerf.

2° Des *vertiges* avec ou sans nausées. Si le malade est debout, le vertige peut entraîner la chute à terre. Ces accidents vertigineux sont attribuables soit à une élévation de la pression intralabyrinthique due à l'enfoncement des fenêtres ovale ou ronde déprimées par le choc du liquide, soit plus simplement à l'excitation des nerfs sensibles du conduit et de la caisse, excitation transmise par voie réflexe aux centres encéphaliques de l'équilibre.

3° Des *bruits subjectifs*, bourdonnements, sifflements, tintements avec ou sans diminution de l'ouïe.

4° Des *troubles oculaires*, sensitifs ou moteurs, en particulier du nystagmus, reconnaissant une pathogénie analogue à celle du vertige.

5° Des *phénomènes convulsifs*, très rares, et qu'on peut rapprocher des crises d'épilepsie réflexe.

6° Le *passage du liquide dans la gorge* ou son reflux par le nez, indice certain d'une perforation tympanale, quand l'injection est faite par le conduit.

7° Un *écoulement de sang* par le conduit, sans que celui-ci ait été blessé : ce n'est le plus souvent qu'un suintement sanguin. Il trahit l'existence de granulations ou de polypes, dont les vaisseaux, superficiels et fragiles, se rompent sous le choc du jet liquide.

La plupart de ces troubles, mécaniques ou nerveux, sont passagers et cessent dès qu'on suspend l'injection. Parmi les accidents nerveux, cependant, il en est qui peuvent survivre à leur cause première : tels sont les bruits subjectifs, les vertiges, les troubles oculaires que l'on a vus, dans quelques cas, persister pendant plusieurs semaines après l'injection.

Peut-on éviter ces accidents ? Oui, mais seulement dans une certaine mesure. Leur prophylaxie se déduit de leur pathogénie ; or, à cet égard, on peut les diviser en deux grands groupes : les uns relèvent de conditions particulières présentées par le *malade*, sur lesquelles nous n'avons pas d'action ; les autres sont imputables uniquement à l'*opérateur*.

1° Causes inhérentes au malade. — Elles sont de deux ordres. Ce sont :

1° La *susceptibilité individuelle*, qui fait que, toutes les autres conditions étant égales, tel malade éprouve à chaque injection des vertiges, des bourdonnements, des lipothymies, alors que tel autre en reste constamment indemne. La névropathie joue ici fréquemment un rôle.

2° Les *caractères des lésions auriculaires*, en particulier leur siège et les dimensions de la perforation.

a. C'est un fait d'observation que les lésions de l'attique favorisent la production de *vertiges* ou de *bourdonnements* au cours des injections. Les lésions destructives de la paroi interne de la caisse, qui établissent une communication entre elle et le labyrinthe, ont le même privilège. L'existence de ces lésions n'est d'ailleurs pas une contre-indication aux lavages ; elle doit seulement rendre prudent dans l'administration des injections.

b. Une vaste destruction de la membrane avec béance de l'orifice tympanique de la trompe permet le *passage du liquide de la caisse dans le pharynx nasal*, même sans que ce liquide soit soumis à aucune pression : c'est ce qui arrive parfois avec les solutions médicamenteuses instillées dans l'oreille moyenne ; une injection rend ce passage encore plus aisé. On pourra atténuer, sinon supprimer, cet inconvénient en faisant pencher fortement la tête du côté lavé pendant l'irrigation.

2° Causes inhérentes à l'opérateur. — Elles se résument dans l'emploi d'une pression trop élevée, ou d'un liquide trop chaud ou trop froid.

1° L'*excès de pression*, est nuisible, surtout lorsqu'il est brusque ; de là la nécessité de tâter la susceptibilité du sujet en commençant par une pression modérée, qu'on élève ensuite lentement et progressivement pour revenir à une pression plus douce dès que le malade accuse quelque trouble. D'ailleurs, à part quelques cas spéciaux (corps étrangers, cérumen dur, etc.), il est rarement nécessaire de déployer une grande force ; en général, il est plus utile de diriger le jet exactement dans l'axe du conduit préalablement redressé, ce qu'on obtient difficilement des opérateurs inexpérimentés, que de pousser le piston de la seringue avec énergie. Lorsqu'il existe des concrétions adhérentes, que ne détache pas le courant liquide, ce n'est pas en augmentant outre mesure la force du jet qu'il faut chercher à les mobiliser : il faut aller les détacher avec l'extrémité d'un stylet garni de coton ; elles sont alors aisément entraînées par une nouvelle irrigation.

2° Le *degré* de *température* du liquide exerce, chez certains malades tout au moins, une influence déterminante capitale sur les troubles nerveux qu'ils accusent : ces troubles résulteraient de la transmission aux centres supérieurs de l'excitation thermique des rameaux nerveux du conduit ou de la caisse. Cette hypothèse est d'autant plus soutenable que ces mêmes sujets, qui ne supportent pas une injection trop chaude ou trop froide, sont parfois à même de tolérer sans aucun inconvénient une injection de température convenable faite sous une pression exagérée. De là la nécessité de se servir d'un liquide ayant à peu près la température du corps.

Lorsque, en dépit des précautions prises, le malade accuse au cours du lavage du vertige ou des bourdonnements, il faut l'engager à fermer les yeux et suspendre un instant l'injection ; une fois celle-ci achevée, faites-le rester assis pendant deux ou trois minutes encore et défendez-lui de se lever brusquement. Un moyen simple et efficace de faire immédiatement cesser le vertige provoqué par une injection consiste à pratiquer une *raréfaction d'air dans le conduit*. Rien de plus simple comme technique.

Prenez une poire de Politzer sans soupape; videz-là ; adaptez son embout terminal hermétiquement au méat ; et laissez la poire se regonfler lentement.

Si, malgré la plus grande prudence, les accidents se reproduisent à chaque lavage, substituez à l'ajutage ordinaire de la seringue un *embout à perforations latérales* multiples, par lesquelles le liquide rayonne en divers sens, de façon que le jet soit fractionné et ne vienne pas frapper directement la membrane ou le promontoire ; ou bien encore, essayez de faire un lavage à l'aide d'un *pulvérisateur* à soufflerie en caoutchouc. Si ces moyens sont insuffisants, subtituez leur un nettoyage à sec.

II. — NETTOYAGE A SEC

1° Avec la poire à air. — Ce procédé n'est applicable qu'aux cas particuliers où l'on veut débarrasser le conduit d'une poudre qu'on y a précédemment insufflée et qui est restée sèche. On introduit l'embout effilé d'une poire de Politzer à l'entrée du conduit et l'on comprime brusquement la poire : l'air pénètre jusqu'au fond du conduit, comme le ferait un jet liquide, et ramène avec lui une partie de la poudre ; on recommence l'insufflation à plusieurs reprises.

Lorsque la poudre, après avoir été humectée par des sécrétions, s'est de nouveau desséchée sur place, il en résulte souvent la formation d'un bouchon compact due à l'agrégation de ses particules : il faut alors, avant de faire l'insufflation, fragmenter le bouchon avec l'extrémité d'un stylet.

2° Avec le porte-coton. — Le porte-coton se prépare en enroulant un flocon d'ouate hydrophile à l'extrémité d'un stylet à oreille non boutonné.

A. **Stérilisation du tampon.** — Il y a deux façons d'obtenir l'asepsie du tampon ainsi préparé.

a. Le premier procédé consiste à le stériliser en utilisant les propriétés ignifuges de l'*acide borique*. On plonge son extrémité dans de l'alcool à 90° saturé d'acide borique ; on l'en retire et on l'enflamme ; dès que la flamme, d'abord incolore, prend une teinte verte, on l'éteint. Le tampon est stérilisé ; il est à peine chaud et a conservé sa teinte blanche et ses propriétés hydrophiles ; mais il durcit et devient peu absorbant.

b. Dans un second procédé, on prépare à l'avance un certain nombre de stylets garnis d'ouate et on les place dans un flacon à large ouverture, fermant à l'émeri, qu'on introduit débouché dans un *autoclave*. Après stérilisation, on bouche le flacon et on le met en réserve ; on y puise ensuite les porte-coton au fur et à mesure des besoins. Pour la préparation de ces porte-ouate, il est économique de se servir, au lieu de stylets, de simples tiges métalliques droites. On trouve dans le commerce des *boîtes à porte-coton* métalliques, faites sur le principe des porte-cigares. Elles sont d'un usage très commode et supportent la stérilisation à l'étuve sèche à 150°.

B. **Forme du tampon.** — La forme qu'il convient de donner au tampon de coton varie suivant qu'il s'agit de nettoyer des parties facilement accessibles à la vue et au toucher, telles que le conduit ou la paroi labyrinthique mise à nu par une vaste destruction de la membrane, ou bien des recessus de la caisse, des trajets fistuleux, etc.

a. Dans le premier cas, on donne au coton enroulé la forme conique d'un *pinceau droit;* le mode de préparation est le même que celui des porte-coton destinés au nettoyage des fosses nasales (voy. *Thérapeut. des mal. des fosses nasales*, t. I, p. 181).

b. Dans le second cas, le coton doit former au bout du stylet un *rouleau cylindrique* uniformément serré dont on replie l'extrémité à angle droit, sur une longueur de 2 à 5 millimètres, après en avoir légèrement dégagé le stylet qu'on attire à soi. Si le coton a été convenablement serré sur la tige métallique, sa partie ainsi libérée et coudée est suffisamment rigide pour garder la position qu'on lui a donnée et pouvoir être introduite dans les anfractuosités de l'attique ou dans un trajet fistuleux. L'introduction de ce cylindre de coton est beaucoup mieux supportée que celle d'un tampon monté sur un stylet coudé lui-même à son extrémité.

Le nettoyage à sec exige d'ordinaire l'emploi successif de plusieurs tampons ; il n'est achevé que lorsque ceux-ci reviennent de l'oreille secs et non souillés. Il doit, bien entendu, se faire sous le contrôle de la vue, avec le secours du speculum.

INSTILLATION DE LIQUIDES DANS LA CAISSE

A. — Nature de l'instillation

1° Nature du liquide. — On instille dans la caisse deux sortes de liquides :

a. Les uns *neutres* et *indifférents*, tels que l'huile de vaseline ;

b. Les autres doués de *propriétés antiseptiques, anesthésiques, caustiques* ou *résolutives*, tels que les solutions iodo-iodurées à 1/50e, les solutions d'iodure de potassium à 1/40e, de potasse ou de soude caustique à 1/400e, de nitrate d'argent ou de chlorure de zinc à 1/50e, de chlorhydrate de cocaïne à 1/20e, enfin l'eau oxygénée.

2° Quantité du liquide. — Elle est toujours minime ; c'est ce qui distingue l'instillation de l'irrigation. Les liquides modificateurs sont injectés à la dose de quelques gouttes (injections fractionnées) ; les liquides neutres le sont en quantité un peu plus considérable (injections massives) : mais cette quantité ne dépasse jamais un centimètre cube environ, volume plus que suffisant pour remplir la caisse, même sous une pression notable.

3° Température du liquide. — Comme pour les irrigations, la température du liquide instillé ne doit pas s'écarter sensiblement de celle du corps, sous peine de provoquer l'éclosion d'accidents réflexes.

4° Stérilisation du liquide. — Quelle que soit sa composition, la solution doit être parfaitement et fraîchement stérilisée : c'est là une condition nécessaire, indispensable de son emploi.

B. — Technique de l'instillation

Elle est différente suivant que la membrane du tympan est intacte ou perforée ; dans le premier cas l'instillation se fait par la *trompe d'Eustache*, dans le second cas par le *conduit*.

1° Instillations par la trompe.— *a*. Injections fractionnées. — Pour faire pénétrer une petite quantité de liquide dans la trompe et dans la caisse, on procède en trois temps : 1° dans un *premier temps*, on introduit dans l'orifice tubaire un cathéter à extrémité fortement recourbée et l'on donne une douche d'air pour s'assurer qu'il est correctement placé : c'est, en somme, un simple cathétérisme ; 2° dans un *deuxième temps*, on instille dans le pavillon de la sonde, à l'aide d'un compte-gouttes, d'une pipette ou mieux d'une seringue de Pravaz munie d'un embout conique, quelques gouttes du liquide à injecter ; 3° dans un *troisième temps*, on donne une douche d'air énergique qui chasse la solution du cathéter dans la trompe et de celle-ci dans la caisse. On répète cette manœuvre à plusieurs reprises, s'il est nécessaire.

Il arrive souvent qu'une partie du liquide, au lieu de pénétrer dans la caisse, s'écoule dans le pharynx nasal. Cette fuite se produit : *a*) soit au moment où la solution est instillée dans le cathéter et avant qu'on ait eu le temps de donner la douche d'air : elle indique alors ou bien que le malade tient sa tête trop penchée en arrière, ou bien que le bec de la sonde n'est pas introduit assez profondément dans la trompe ; *b*) soit au moment de l'insufflation, parce que la colonne liquide vient en quelque sorte buter contre les parois de l'isthme tubaire et reflue ensuite vers l'entrée de la trompe.

Il y a deux façons d'éviter cet accident : 1° ordonner au malade d'exécuter un mouvement de déglutition au moment où l'on comprime le ballon; 2° faire l'injection directement dans la caisse à l'aide d'une fine sonde, dite *sonde du tympan* ou de Weber-Liel, plus longue que le cathéter et d'un diamètre extérieur plus fin que le diamètre intérieur de celui-ci. Cette sonde, flexible et munie au niveau de son talon d'un pavillon évasé, est introduite dans le cathéter et poussée jusqu'au delà de l'isthme avec les mêmes précautions qu'on emploie dans le bougirage. On instille alors le liquide dans cette sonde, comme on l'aurait fait dans le cathéter lui-même.

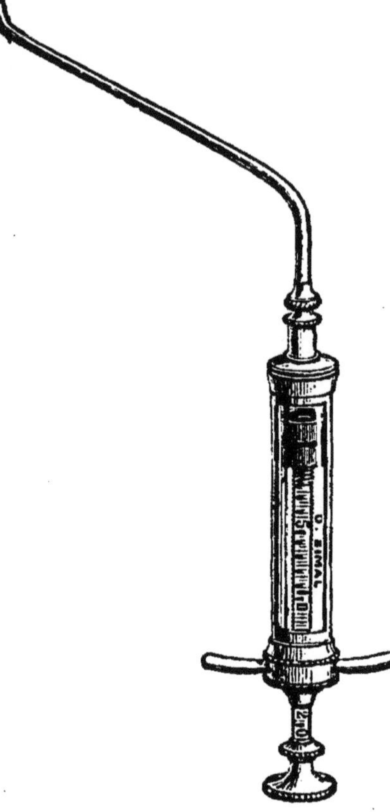

Fig. 27.
Seringue pour instillations dans la caisse par le conduit.

b. Injections massives. — Elles ont été imaginées par Delstanche qui se servait, pour les faire, d'une petite pompe à double effet, aspirante et foulante, laquelle n'est qu'une modification de son masseur. L'appareil aspire le liquide, ordinairement de l'huile de vaseline, dans un récipient et le refoule dans le cathéter, préalablement mis en place, jusqu'à la caisse où il pénètre sous pression. C'est surtout ici que, pour éviter le reflux du liquide dans le pharynx nasal, il importe d'employer un cathéter à bec aussi coudé et aussi gros que possible.

2° Instillation par le conduit. — Elle se fait au travers d'une perforation de la membrane du tympan ou de la membrane de Shrapnell. On se sert, à cet effet, d'une fine canule montée à angle obtus sur une seringue de Pravaz : selon les besoins, la canule peut être rectiligne ou recourbée à son extrémité à la façon de la canule de Hartmann. Cette dernière peut d'ailleurs servir à cet usage : il suffit de l'adapter directement à l'extrémité d'une seringue comme on le ferait d'une aiguille (fig. 27). L'instrument, chargé du liquide à instiller, est saisi de la main droite entre l'index et le médius, le pouce appliqué sur le piston ; la canule est introduite dans la perforation, sous le contrôle de la vue; il ne reste plus qu'à pousser le piston pour faire pénétrer dans la caisse le nombre voulu de gouttes de la solution.

C. — Effets de l'instillation

1° Effets physiologiques. — Ils se font sentir dans le pharynx et dans l'oreille.

a. **Dans le pharynx**, c'est, suivant la nature du liquide injecté, une sensation d'ardeur, de brûlure, de picotement, d'engourdissement, etc., souvent accompagnée du besoin de cracher, de râcler de la gorge, de tousser, etc.

b. **Dans l'oreille,** on observe :

1° Des *troubles subjectifs* de nature et d'intensité variables : surdité, bourdonnements, chatouillement, douleur, d'ordinaire fugaces. La douleur est pourtant parfois vive et durable. Lorsqu'on veut la prévenir, il faut, avant de pratiquer l'instillation médicamenteuse, faire pénétrer dans la caisse quelques gouttes d'une solution de chlorhydrate de cocaïne au vingtième. Lorsqu'elle est apparue, on arrive le plus souvent à la faire disparaître à l'aide d'une friction sur le pavillon de l'oreille, ou bien en instillant quelques gouttes d'eau tiède dans le conduit. Lorsqu'elle résiste à ces moyens et persiste au delà de quelques heures, il faut craindre qu'elle ne soit l'indice d'une poussée inflammatoire, d'une otite moyenne aiguë déterminée par un liquide trop irritant ou mal stérilisé; en raison de ce danger, il convient d'être très sobre de ces instillations.

2° Des *troubles objectifs* consistant : d'une part, dans une hyperhémie de la membrane, tantôt très légère, tantôt très marquée et s'étendant à la partie voisine de la paroi postéro-supérieure du conduit; d'autre part, en la formation d'une *ligne de niveau* horizontale ou de *bulles d'air* visibles par transparence lorsque la membrane est suffisamment translucide ; ces deux derniers signes sont l'indice certain de l'arrivée du liquide dans la caisse. A leur défaut, cette pénétration est rendue évidente par la perception de nombreux *râles à petites bulles* lorsqu'on pratique l'auscultation pendant la douche d'air, immédiatement après l'instillation.

Le liquide injecté disparaît en partie par résorption, en partie par reflux dans la trompe et le pharynx.

2° Effets thérapeutiques. — Comme celle des insufflations de vapeur, la valeur thérapeutique de ces instillations est fort sujette à contestation. Bon nombre d'auristes les ont abandonnées ; d'autres continuent à s'en servir soit pour modifier l'état de la muqueuse de la trompe et de la caisse chroniquement enflammée (catarrhe chronique, sclérose), soit pour rompre des processus adhésifs. Dans le premier cas, c'est l'action chimique du liquide qu'on cherche à utiliser ; dans le second, c'est seulement son action mécanique.

INSUFFLATION DE VAPEURS DANS LA CAISSE

A. — Nature de l'insufflation

1° Nature. — Les vapeurs qu'on insuffle dans la caisse sont *froides* ou *chaudes*.

Les **vapeurs froides** sont fournies par des substances volatiles à la température ordinaire, telles que l'essence de térébenthine rectifiée, l'iodure ou le bromure d'éthyle, l'éther sulfurique ou acétique, le chloroforme, le chlorhydrate d'ammoniaque à l'état naissant, l'iode, le menthol ; on s'est jadis servi du gaz acide carbonique et de l'hydrogène.

Les **vapeurs chaudes** sont fournies par des substances qui ne s'évaporent rapidement qu'à la condition d'être préalablement chauffées : on a surtout employé l'eau pure ou contenant en dissolution des substances médicamenteuses, telles que le goudron.

2° Quantité. — Les vapeurs ne sont d'ordinaire pas insufflées à l'état de pureté : elles sont plus ou moins mélangées à l'air. Il est inutile de chercher à fixer la quantité ni le degré de concentration du mélange à insuffler; on se contente de faire passer dans la caisse un courant d'air aussi riche que possible en vapeur active.

3° Température. — Les vapeurs froides sont insufflées à la température ambiante. La température des vapeurs chaudes peut osciller de 35° à 45° sans toutefois dépasser ce dernier chiffre.

B. — Technique de l'insufflation

Elle diffère selon qu'il s'agit de vapeurs froides ou de vapeurs chaudes.

1° Insufflation de vapeurs froides. — Elle peut se faire *avec* ou *sans cathéter*.

a. **A l'aide d'un cathéter.** — La sonde étant en place comme pour le cathétérisme, on donne une douche d'air pour chasser les sécrétions qui pourraient se trouver dans la trompe et qui s'opposeraient à la pénétration des vapeurs. Celles-ci sont alors insufflées soit avec la poire de Politzer, soit avec un double ballon.

1° Si l'on se sert de la *poire de Politzer*, qui vient de servir à donner la douche d'air, on peut procéder de deux façons :

α) On aspire dans la poire la vapeur à insuffler : pour cela on la vide en la comprimant et l'on introduit son embout conique dans l'ouverture d'un flacon à moitié rempli de la substance médicamenteuse ; on la laisse alors revenir sur elle-même en ayant soin que l'embout ne plonge pas dans le liquide ;

β) On verse deux ou trois gouttes du liquide volatile dans la poire dont on retire momentanément l'ajutage pour faciliter cette introduction ; on agite celle-ci pour que l'évaporation de ces gouttes s'opère plus vite.

La poire étant chargée de vapeur par l'une ou l'autre de ces méthodes, on pratique une insufflation avec la sonde selon le procédé ordinaire. On répète la manœuvre autant de fois qu'on le juge nécessaire.

2° Si l'on se sert d'une *soufflerie à double ballon*, il faut interposer entre elle et le cathéter un réservoir renfermant la vapeur médicamenteuse. Cette *capsule à insufflation* consiste en une ampoule de verre munie de deux ajutages dont l'un s'adapte à la soufflerie et l'autre à la sonde; on introduit dans la capsule un tampon de coton trempé dans le liquide volatil; l'air, insufflé par le double ballon, s'imprègne de vapeurs médicamenteuses à son passage dans l'ampoule.

b. **Sans cathéter.** — On pratique l'aération de la caisse par le procédé de Politzer, en ayant soin de remplir au préalable la poire de vapeurs médicamenteuses par l'un des procédés indiqués ci-dessus.

Cette méthode est notablement inférieure aux précédentes, parce qu'elle ne fait pénétrer que très peu de vapeurs dans la caisse, et aussi parce qu'elle ne permet pas de localiser l'insufflation à une seule oreille.

2° Insufflation de vapeurs chaudes. — La substance à évaporer est placée dans un flacon à trois tubulures chauffé par une lampe à alcool; la tubulure du milieu laisse passer un thermomètre qui indique la température de la vapeur; les tubulures latérales sont reliées par des tubes de caoutchouc l'une à l'insufflateur, l'autre au cathéter. Comme insufflateur, on se sert soit d'un double ballon, dont il est bon d'accroître l'action en comprimant de temps en temps le tube d'échappement, soit d'une simple poire munie d'un orifice à soupape permettant la rentrée de l'air pendant la phase de décompression.

Cette méthode de traitement est fort peu employée de nos jours, en raison de son inefficacité et de ses inconvénients. La caisse ne reçoit qu'une infime partie de la vapeur insufflée et cela pour deux raisons : 1° la pression sous laquelle elle sort de l'extrémité du cathéter est *insuffisante*, car la tension communiquée à l'air par l'insufflateur se perd en partie dans les tubes de communication et le récipient; 2° chassée dans le cathéter, *la vapeur s'y condense* en grande partie avant d'arriver dans la caisse. Cette condensation se fait avec un abandon de calorique qui élève la température du cathéter à un degré suffisant pour déterminer une sensation de brûlure dans les points où celui-ci se trouve en contact avec la muqueuse nasale.

C. — Effets de l'insufflation

1° Effets physiologiques. — Objectivement on ne constate pas de modifications appréciables de la membrane; parfois cependant, il se produit une légère hyperhémie au niveau du manche du marteau, comme on en voit souvent après une simple douche d'air.

Par contre, il n'est pas rare d'observer quelques

troubles subjectifs. Tout d'abord le malade est désagréablement surpris, lors de la première insufflation, par l'odeur de la vapeur injectée ; en second lieu, pour peu que celle-ci soit irritante, il éprouve dans le pharynx nasal une sensation de démangeaison, de chatouillement, voire de brûlure qui provoque de la toux ou la production de sécrétions. Ces troubles sont surtout marqués lorsqu'on se sert de vapeurs chaudes qui, se condensant dans la trompe, refluent ensuite en gouttes liquides dans le pharynx nasal. Ils sont d'ailleurs fugaces : des gargarismes à l'eau fraîche en hâtent la disparition. Dans l'oreille même, le malade n'éprouve qu'une sensation de chaleur ou de plénitude.

2° **Effets thérapeutiques.** — Le but de ces insufflations est de modifier la muqueuse de la trompe et de la caisse. Leurs effets thérapeutiques sont, en réalité, très discutables et très discutés. Fréquemment employées jadis, elles sont quelque peu délaissées de nos jours.

BOUGIRAGE

Le bougirage est une opération qui a pour but de dilater la trompe d'Eustache en y faisant pénétrer des bougies : par analogie avec ce qui se passe pour l'urètre, les conduits lacrymaux, etc., il devrait porter le nom de *cathétérisme ;* malheureusement l'usage a réservé à tort ce nom à l'insufflation d'air dans la trompe.

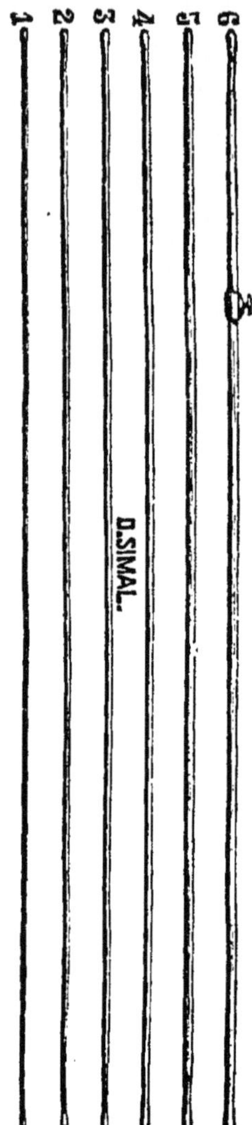

Fig. 28
Bougies pour la dilatation de la trompe d'Eustache.

A. — Instrumentation

Elle se compose essentiellement de bougies de différents calibres et de sondes creuses qui servent de guide aux bougies jusqu'à l'entrée de la trompe.

1° Bougies. — Ce sont de fines tiges cylindriques et lisses, d'une *longueur* de 25 centimètres, d'un *diamètre* qui varie de un tiers à six tiers de millimètre, suivant le numéro de la filière Charrière auquel elles correspondent; on trouve dans le commerce des sondes de six grosseurs différentes (fig. 28) portant respectivement les numéros 1 (un tiers de mm.), 2 (deux tiers de mm.), 3 (un mm.), 4 (un mm. un tiers), 5 (un mm. deux tiers), 6 (deux mm.). Ces sondes sont uniformément cylindriques ou bien présentent un léger renflement olivaire à chacune de leurs extrémités. L'emploi de sondes à extrémité conique, effilée, doit être rejeté, car avec elles on risque d'éroder les tissus et de faire des fausses routes sous-muqueuses. La *substance* dont est faite la bougie n'est pas indifférente : on a tour à tour employé des bougies en laminaire, en ivoire décalcifié, en étain, en carton pâte, en gomme, en baleine ; on a utilisé, en guise de bougies, des cordes à boyau. Chacune de ces substances a ses inconvénients : les bougies qui en sont faites sont, les unes, trop fragiles, les autres, trop flexibles ou trop rigides ; d'autres enfin, les bougies en gomme, par exemple, ne supportent pas le séjour dans les liquides antiseptiques qui en corrodent la surface et la rendent irrégulière, écailleuse et flasque.

Le celluloïd et l'argent femelle sont actuellement les substances préférées pour la fabrication des bougies. *a*) Les *bougies en celluloïd* sont parfaitement lisses et flexibles et supportent admirablement le séjour dans les solutions antiseptiques. Elles ont le défaut d'être fragiles : il est toutefois exceptionnel qu'elles se brisent ; en tous cas, c'est un accident que l'on prévient à peu près sûrement en examinant attentivement chaque bougie avant de s'en servir : elles ne se cassent d'ordinaire que dans un point où il existe auparavant un trait de fêlure. Si l'on a soin de se servir exclusivement de bougies en celluloïd transparent, présentant la teinte de l'écaille blonde, cette fêlure apparaît nettement sous l'aspect d'une strie transversale : c'est surtout vers les extrémités de la bougie que se produisent ces brisures. *b*) Les *bougies en argent femelle*, très malléables et très flexibles, faciles à redresser après leur sortie de la trompe, aisément stérilisables, ont de plus le mérite d'être incassables : mais peut-être exposent-elles davantage à la blessure de la muqueuse.

2° Sondes. — On emploie les cathéters à oreille ordinaires en métal ou en ébonite. Les sondes en caoutchouc durci ont ici l'avantage d'une plus grande légèreté, ce qui leur permet de rester facilement en place, une fois la bougie introduite dans la trompe.

Il est bon que la courbure en soit accusée ; le bec, entrant alors un peu plus profondément dans la pavillon tubaire, guide plus loin la bougie.

La lumière, devant admettre les plus grosses bougies usuelles, doit présenter un diamètre minimum de deux millimètres.

B. — TECHNIQUE

1° Avant l'introduction de la bougie, il faut :

a. *S'assurer que sonde et bougie sont stérilisées.* La désinfection doit en avoir été faite à l'avance et leur état de stérilité doit avoir été maintenu par un séjour continu dans une solution antiseptique, telle qu'une solution aqueuse de phénosalyl à 1/100ᵉ. Les bougies en gomme, qui ne supportent pas ce milieu, peuvent être conservées dans des tubes renfermant des flanelles mercurielles. Il est commode de garder les bougies dans des tubes de verre bouchés à l'émeri et maintenus verticaux sur une étagère spéciale. Chaque tube ne renferme que des bougies de même calibre et est marqué ostensiblement du numéro correspondant (fig. 29).

b. *Marquer sur la bougie deux points de repère* qui indiqueront, l'un, le moment où son extrémité sera parvenue à l'entrée de la trompe, l'autre, celui où elle l'aura parcourue tout entière et sera sur le point de pénétrer dans la caisse. A cet effet, introduisez la bougie dans le cathéter dont vous allez vous servir jusqu'à ce que l'extrémité de sa tige affleure le bec de la sonde ; faites alors une marque sur la bougie au point correspondant au pavillon de cette sonde : vous aurez un premier point de repère qui vous indiquera jusqu'où il faut enfoncer la bougie pour que son extrémité atteigne le bec de la sonde, c'est-à-dire l'orifice pharyngien de la trompe

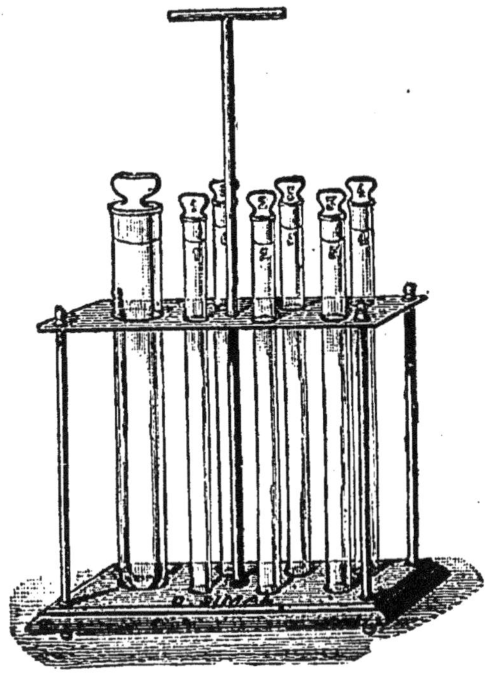

Fig. 29.
Étagère pour la conservati..n aseptique des bougies.

dans lequel celui-ci sera introduit. Ceci fait, poussez la bougie de façon que son extrémité déborde le bec de celle-ci d'une longueur égale à celle de la trompe, et faites une seconde marque sur le talon de la bougie dans le point qui correspond en ce moment au pavillon du cathéter : vous aurez un second point de repère au delà duquel il vous sera interdit de pousser la sonde, si vous ne voulez pas qu'elle entre dans la caisse.

Pour que ce repérage fût exact il faudrait, à la vérité, connaître la longueur de la trompe du malade. Or, cette longueur varie non seulement avec l'âge et la taille, mais encore avec chaque individu. Il suffit cependant de savoir que, chez l'adulte, les trompes les plus courtes ont au moins 3 centimètres et demi, et que ce chiffre représente justement la longueur qui sépare l'orifice pharyngien de l'isthme dans les trompes plus longues : le second point de repère étant placé à cette distance en arrière du premier, on peut être sûr de ne pas entrer dans la caisse, si l'on a affaire à une trompe courte, et de pénétrer au moins jusqu'au point le plus rétréci, s'il s'agit d'une trompe longue.

Il existe différents moyens de *marquer les points de repère* ainsi déterminés : le plus simple consiste à faire au point voulu un trait à l'encre ou avec une solution alcoolique d'une couleur d'aniline ; ce n'est pas le meilleur procédé, car le trait est facilement effacé par les doigts. Urbantschitch se sert de petits tubes en gomme qui engainent la bougie et qu'il fait glisser sur elle. Dans le même but, on s'est servi d'index en liège, de tubes de paille plus faciles à se procurer et moins coûteux, mais plus fragiles; ou bien encore de tubes en métal qu'on peut fixer en différents points à l'aide d'une fine vis à pression. Un simple fil, noir ou blanc, selon la couleur de la bougie sur laquelle il doit trancher, et noué autour de celle-ci remplit avantageusement le même office; cette ligature peut facilement être avancée ou reculée lorsqu'on introduit la bougie dans des sondes et dans des trompes de longueurs différentes. Quoi qu'il en soit, une fois repérée, la bougie est retirée du cathéter.

Pour éviter les difficultés et les longueurs du repérage, Moure a fait construire des sondes en gomme graduées à l'avance par demi-centimètres, à l'aide de traits dorés.

2° Introduction de la bougie. — Le malade étant assis la tête appuyée, la sonde conductrice est introduite la première selon les règles indiquées pour le cathétérisme ; on s'assure qu'elle est convenablement placée en y faisant une insufflation d'air pendant qu'on ausculte à l'aide d'un otoscope.

Cette sonde étant maintenue de la main gauche, comme dans le cathétérisme, on saisit délicatement la bougie de la main droite ainsi qu'une plume à écrire et on l'introduit rapidement dans la sonde jusqu'au premier point de repère ; puis on l'enfonce plus lentement et avec une grande douceur jusqu'au second repère. Dans ce trajet, la bougie est souvent arrêtée, soit par un pli de la muqueuse, soit par l'obstacle de l'isthme rétréci : il faut alors la retirer un peu, puis la pousser de nouveau en lui faisant exécuter des oscillations de va-et-vient ou en lui imprimant un mouvement de torsion sur elle-même. Si on ne parvient pas ainsi à franchir l'obstacle, on essaiera des subterfuges suivants : *a*) faire exécuter au malade un mouvement de déglutition en même temps qu'on pousse légèrement la bougie ; *b*) laisser sonde et bougie en place pendant quelques minutes et renouveler les tentatives de pénétration après ce repos ; *c*) en cas d'échec définitif, choisir une bougie d'un calibre différent, plus grosse ou plus petite.

On reconnaît à une série de signes objectifs et subjectifs que *la bougie a pénétré dans la trompe* et n'a pas suivi une fausse route :

a. **Signes objectifs de pénétration.** — Le cathéter reste immobile pendant l'introduction de la bougie, si celle-ci est dans la bonne voie; prend-elle une mauvaise direction, le cathéter subit un déplacement en haut ou en bas. De même, une fois la bougie en place, la sonde se trouve *fixée dans sa position* sans qu'on ait besoin de la soutenir; on peut s'en assurer, soit en essayant de lui imprimer des mouvements avec la main, soit en faisant exécuter au malade un mouvement de déglutition.

Comme signe accessoire, on a signalé la production d'un *bruit de crépitement* reconnaissable à l'auscultation au moment où la bougie franchit le point le plus rétréci.

b. **Signes subjectifs de pénétration.** — Au moment de la pénétration de la bougie dans la trompe, le malade éprouve d'ordinaire une *douleur assez vive* qu'il localise en des points différents selon la phase de l'opération. A l'instant où la tige pénètre dans l'orifice tubaire, c'est une sensation de picotement dans le larynx qu'il accuse. Puis cette sensation se déplace et est perçue plus haut à mesure que la bougie avance davantage dans la trompe; en même temps, elle change de nature et se transforme en une douleur au niveau de l'angle de la mâchoire, parfois même au niveau des dents ou de la nuque, avec ou sans irradiation vers l'oreille. Enfin, lorsque la bougie franchit l'isthme, le malade accuse soit une sensation de forte tension dans l'oreille, soit une vive douleur dans le fond du conduit analogue à celle que provoquerait une rupture de la membrane; souvent marquée dans la première séance de bougirage, cette douleur tubaire, caractéristique, disparaît d'ordinaire dans les séances ultérieures.

Lorsque, au lieu de pénétrer dans la trompe, la bougie a été poussée dans le pharynx nasal, la sensation éprouvée est celle d'un grattement ou d'un chatouillement sur la partie latérale du cou ; de plus, elle se déplace par en bas à mesure que l'instrument est poussé plus loin ; enfin elle s'exaspère à chaque mouvement de déglutition et s'accompagne parfois de nausées.

Une fois en place, la bougie doit séjourner dans la trompe pendant quelques instants. Dans la première séance on ne l'y laissera que durant un temps fort court ; dans les séances ultérieures, on ne la retirera qu'au bout de 2 à 15 minutes.

Pendant ce temps, on abandonne cathéter et bougie ; ceux-ci tiennent d'eux-mêmes, l'un maintenant l'autre ; il suffit que la tête du malade reste droite.

3° Retrait de la bougie. — Le cathéter étant de nouveau saisi et maintenu de la main gauche, on retire la bougie lentement de la main droite ; la sonde est ensuite enlevée à son tour.

Au moment du retrait de la bougie, le malade éprouve parfois une sensation pénible, mais rarement douloureuse, comme si l'on exerçait une traction sur les parties profondes de son oreille.

A sa sortie de la sonde, la bougie présente à son extrémité une légère courbure en dehors qui correspond à la direction de la trompe ; si elle a suivi une fausse route dans le pharynx, elle offre une coudure plus ou moins brusque par en haut ou par en bas.

Suivant la réaction éprouvée par le malade, le bougirage est répété de une à trois fois par semaine.

Chez certains sujets la douleur, déterminée par le passage de la bougie persiste pendant plusieurs heures ou plusieurs jours sous forme d'otalgie et oblige à espacer davantage les séances.

C. — Effets et Accidents

1° Effets mécaniques. — a. **Sur la trompe.** — Dans une trompe normale, la bougie, si elle est suffisamment fine, passe presque sans frottement. Dans une trompe plus ou moins rétrécie, elle ne pénètre qu'en refoulant les parois du canal : cette dilatation par pression excentrique est tout d'abord temporaire, les parois revenant sur elles-mêmes après le passage de la tige dilatatrice ; puis, après quelques séances de bougirage, cette dilatation persiste, au moins lorsqu'on a affaire à un rétrécissement incomplètement organisé, à une simple infiltration embryonnaire et non à un rétrécissement fibreux. Le passage répété de la bougie exerce dans ces cas une sorte de massage qui favorise la résorption de l'infiltration des tissus.

Dans les cas où l'extrémité de la bougie a érodé la muqueuse tubaire, il ne survient aucun accident si l'on a soin de ne pas faire d'insufflation d'air dans les heures qui suivent; dans le cas contraire, on peut provoquer un *emphysème* plus ou moins étendu (voy. p. 79). Bien que cet accident présente ordinairement peu de gravité, il vaut mieux s'abstenir de donner la douche d'air après le bougirage, soit en vertu d'une règle que l'on s'impose dans tous les cas, soit, tout au moins, dans ceux où la bougie présente des taches de sang à sa sortie de la trompe.

b. **Sur la caisse.** — Le bougirage provoque d'ordinaire une hyperhémie plus ou moins marquée de la membrane du tympan et de la muqueuse de la caisse. Cette congestion disparaît spontanément au bout de quelques heures, d'un jour au plus ; elle s'accompagne parfois d'une diminution non moins fugace de l'audition. Si la bougie, poussée trop loin, pénètre dans la caisse, elle peut en blesser les organes.

1° A l'*état normal*, l'extrémité de la bougie, poussée dans la caisse, chemine le long de la face interne de la membrane, derrière laquelle on peut la distinguer par transparence ; elle croise le manche du marteau au-dessous du tendon du muscle tenseur et pénètre dans l'aditus ou va heurter la paroi postérieure de la caisse. Le trajet qu'elle suit varie d'ailleurs quelque peu : d'une part, selon la conformation individuelle de l'oreille moyenne, de l'autre, chez un même sujet et d'une séance à l'autre, selon la flexibilité de la bougie et la courbure qu'elle a prise antérieurement.

2° A l'*état pathologique*, les conditions peuvent être tout autres. La membrane est-elle détruite ou perforée, la bougie sort par le conduit ; est-elle très déprimée, celle-ci peut l'éroder ou la perforer. Les osselets fixés dans une position anormale sont exposés à être luxés, disloqués.

c. **Sur la bougie.** — Nous avons déjà signalé les changements de courbure que la bougie présente à sa sortie de la trompe.

Elle peut se *briser* dans la trompe ou dans la caisse : cet accident, fort rare, n'a jamais eu jusqu'ici de conséquence sérieuse. Le fragment rompu sort d'ordinaire spontanément au bout de quelques minutes, d'une heure au plus, dans un moment où le malade se mouche ou éternue. Quoi qu'il en soit, il est bon de prévenir cet accident en vérifiant avec soin l'intégrité de bougie avant son introduction.

2° Effets thérapeutiques. — Le bougirage a une double action, localement et à distance.

a. **Localement :** 1° Il *agit mécaniquement* en dilatant la trompe, lorsqu'elle est rétrécie. A cet effet, il suffit d'élever le numéro de la bougie à chaque nouvelle séance ou bien de passer une série de numéros d'une grosseur croissante dans une même séance.

2° Il *exerce une action modificatrice* sur la muqueuse tubaire enflammée, surtout si l'on enduit la bougie d'une solution ou d'une pommade médicamenteuse.

b. **A distance :** il paraît *exercer une influence dynamogénique* sur les centres auditifs, probablement en vertu d'un réflexe transmis par les filets tubaires de la cinquième paire. Selon Urbantschitsch, cette action centrale réflexe s'exerce non seulement sur le côté traité mais aussi sur l'autre ; de là, selon lui, l'indication de bougirer les deux oreilles de façon à obtenir une action double sur chacune d'elles.

Mais si cet effet croisé est le plus souvent favorable, il faut savoir qu'il peut aussi être nuisible, le bougirage de la trompe droite, par exemple, pouvant déterminer momentanément l'apparition de bourdonnements ou une diminution de l'ouïe dans l'oreille opposée.

En général, les bons effets du bougirage se font surtout sentir dans les cas de bruits subjectifs, moins dans les cas de surdité, liés à une sténose tubaire, que cette sténose soit isolée ou accompagnée, ainsi que cela est fréquent, de lésions de catarrhe chronique de la caisse.

MASSAGE DE L'OREILLE MOYENNE

Il existe deux méthodes principales de massage de l'oreille moyenne.

Dans l'une, dite méthode indirecte, on agit sur la membrane et les osselets par l'intermédiaire de l'air renfermé dans le conduit : c'est le massage *aérien* ou *pneumatique ;*

Dans l'autre, dite méthode directe, on imprime des mouvements aux organes de la caisse à l'aide d'un instrument porté immédiatement à leur contact : c'est le *massage direct.*

I. — MASSAGE PNEUMATIQUE

Il consiste à condenser et à raréfier alternativement l'air dans le conduit, préalablement obturé, de manière à ce que les oscillations de la colonne d'air se transmettent à la membrane et aux osselets.

A. — *MASSAGE DIGITAL*

C'est le moyen le plus simple et aussi le plus anciennement connu ; c'est celui que nous voyons nombre de malades imaginer d'eux-mêmes, en quelque sorte instinctivement.

Il consiste : 1° à obturer le méat, soit avec l'extrémité du petit doigt (doigt auriculaire) introduit aussi profondément que possible dans le conduit, soit avec l'index appuyé sur le tragus qu'il refoule en dedans ; 2° à imprimer au doigt obturateur un mouvement de va-et-vient plus ou moins rapide.

B. — *MASSAGE INSTRUMENTAL*

I. — Instruments

1° Obturation du conduit. — On l'obtient en introduisant dans le méat un *embout creux* qui sera mis ensuite en communication avec l'appareil pneumatique par un tube de caoutchouc.

En théorie, la forme de l'embout devrait, pour réaliser une occlusion parfaite, reproduire exactement le moule de l'entrée du conduit : c'est-à-dire que sa surface de section transversale devrait représenter une ellipse à grand axe dirigé en bas et en arrière. On a fait des embouts conformes à ces données : mais, en pratique, on réussit d'ordinaire à obturer exactement le conduit avec des embouts à surface de section circulaire. Ce sont alors les parois du conduit cartilagineux, souples et flexibles, qui se moulent et s'appliquent sur l'embout. On rend l'occlusion plus parfaite en engainant l'extrémité de l'embout d'un fragment de *tube de caoutchouc* et au besoin en recouvrant ce dernier d'une couche de vaseline.

L'embout peut être indifféremment cylindrique ou ovalaire ; il est bon d'en avoir plusieurs de grosseurs différentes.

Au lieu d'un simple embout, on peut se servir, pour obturer le conduit, d'un *speculum de Siegle.*

2° Raréfaction et condensation de l'air. — La raréfaction étant plus souvent utilisée en otologie, on s'est surtout attaché à imaginer des instruments susceptibles d'aspirer l'air du conduit. La plupart de ces instruments peuvent, d'ailleurs, à volonté d'aspirateurs devenir compresseurs.

Quel qu'il soit, l'appareil doit être relié à l'embout auriculaire ou au speculum de Siegle par un *tube de caoutchouc* d'une longueur de 20 à 30 centimètres, à parois suffisamment épaisses et rigides pour qu'elles ne s'affaissent pas sous l'influence de la pression atmosphérique.

a. La **bouche** peut suppléer à tout instrument. Il suffit d'exécuter avec elle des mouvements de succion, d'aspiration sur l'extrémité libre du tube, pour provoquer une diminution de pression dans le conduit : mais la raréfaction ainsi produite n'est pas toujours suffisante. De plus, si l'on se sert d'un speculum de Siegle, la glace de ce dernier est immédiatement ternie par une couche de buée ; on peut toutefois prévenir cette condensation de vapeur d'eau en chauffant la lame de verre au-dessus d'une lampe avant la mise en place du speculum.

b. Une **seringue** vulgaire constitue un appareil aspirateur et compresseur assez énergique ; avec elle on aspire l'air du conduit, comme on aspirerait un liquide ; on y refoule celui qu'elle renferme, si on l'en a préalablement remplie.

L'effet produit varie : 1° selon la *capacité de la seringue;* le volume du corps de pompe ne doit pas dépasser 25 centimètres cubes ; une seringue plus volumineuse est un instrument aveugle, d'une puissance aspiratrice et condensatrice excessive, et dont l'emploi exige une grande prudence ; 2° selon le *degré d'excursion* donné au piston.

c. Une **poire en caoutchouc** peut rendre le même service qu'une seringue. L'aspiration qu'elle produit lorsque, après l'avoir comprimée et vidée d'air, on la laisse revenir sur elle-même, est moins violente que l'aspiration en quelque sorte forcée d'un piston mû par une main énergique ; c'est donc un instrument moins brutal.

Si l'on désire obtenir un effet marqué, on se sert d'une poire volumineuse, telle que celle de Politzer ; mais, en général, un petit ballon sphérique de 5 centimètres de diamètre est suffisant : c'est celui qu'on adapte d'ordinaire au speculum de Siegle.

d. **Raréfacteur et masseur de Delstanche.** — Ce sont des instruments métalliques fonctionnant à la façon d'une pompe aspirante ou foulante

L'un et l'autre se composent d'un corps de pompe cylindrique de 2 centimètres à 2 centimètres et demi de diamètre sur 3 à 4 centimètres de longueur, dans l'intérieur duquel se meut un piston qu'un ressort ramène automatiquement à la position de repos ; c'est dire que dans le raréfacteur le ressort maintient le piston complètement enfoncé, tandis que dans le masseur, qui est surtout un compresseur, il le maintient à l'extrémité opposée de sa course.

Dans le *raréfacteur* (fig. 30), le piston est mis en mouvement à l'aide d'un levier qui prend son point d'appui sur un long manche à l'extrémité duquel le corps de pompe est fixé à angle droit : le manche et la partie libre du levier sont saisis dans la main entr'ouverte, le manche du corps de pompe en rapport avec les derniers doigts, celui du levier en contact avec l'éminence thénar ; il suffit d'exécuter des mouvements d'adduction de cette dernière pour faire mouvoir le piston.

Dans le *masseur* (fig. 31) le piston est mû avec le pouce ou mieux encore avec l'éminence thénar, l

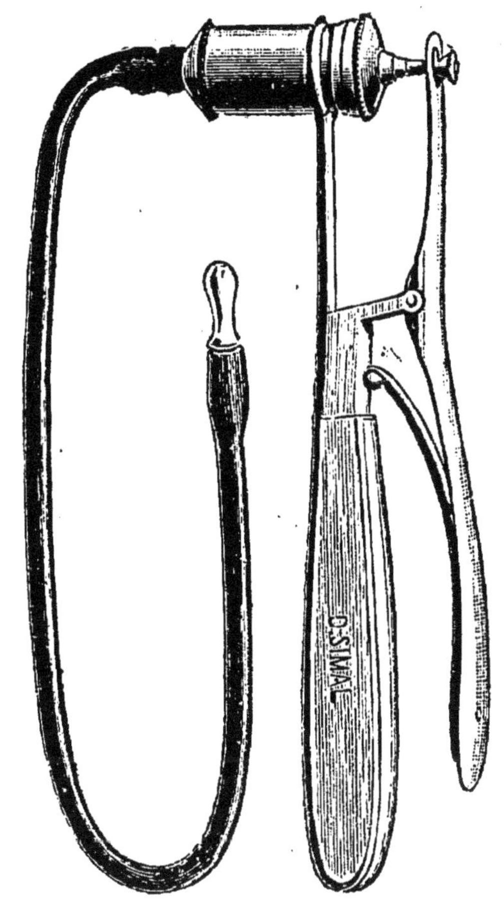

Fig. 30.
Raréfacteur de Delstanche.

corps de pompe étant fixé à l'aide de l'index et du médius engagés dans deux anneaux ou deux ailettes fixés sur les parties latérales de l'instrument.

Un arrêt mû par un pas de vis, permet de faire varier l'étendue des mouvements du piston. A cet effet, la tige de ce dernier présente une graduation qui permet de régler sa course au degré voulu.

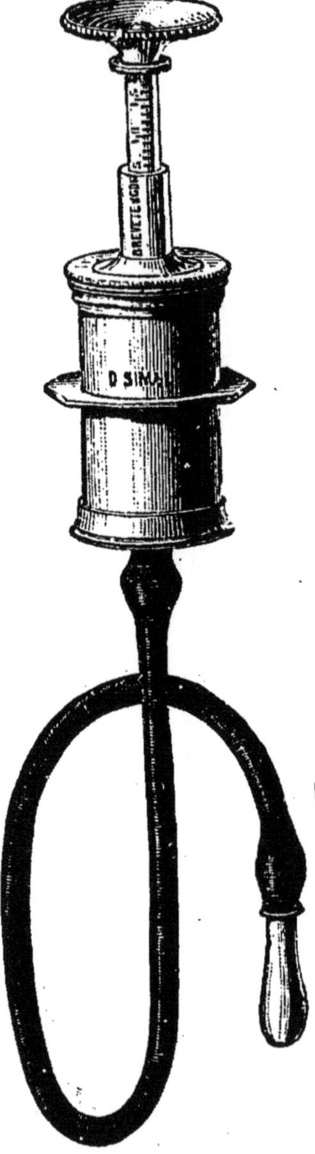

Fig. 31.
Masseur de Delstanche modifié.

Dans l'appareil, tel que l'a imaginé Delstanche, la vis régulatrice est commandée par une clef indépendante du masseur, disposition qui a l'avantage de prévenir tout dérèglement de l'appareil, lorsqu'il est confié au malade. Mais on construit également des modèles plus simples où le piston lui-même sert de vis régulatrice : il suffit de le faire tourner sur son axe à droite ou à gauche pour augmenter ou diminuer l'étendue de son excursion.

Chacun de ces instruments peut fonctionner à la fois comme raréfacteur et condensateur. C'est ainsi que, par une combinaison de robinets et de soupapes, le raréfacteur peut à volonté servir à faire la raréfaction seule ou le massage (raréfacteur à double effet). Le masseur, de son côté, peut être transformé en un instrument à triple effet produisant isolément et à volonté la condensation, la raréfaction ou l'une et l'autre alternativement. Il suffit pour cela d'y adapter un tube en forme d'Y ; la branche qui correspond à la base de l'Y est réunie au masseur par un court tube de caoutchouc ; chacune des deux autres renferme une soupape qui se soulève, l'une de dehors en dedans, l'autre de dedans en dehors. Selon la branche mise en rapport avec le conduit, on obtient soit une condensation, soit une raréfaction qui augmente avec le nombre de coups de piston donnés.

e. **Ballon pour double massage de Jankau.** — C'est un ballon de caoutchouc sphérique qui présente en des points opposés de sa paroi deux ouvertures avec ajutage. Ces ouvertures sont munies chacune d'une soupape dont l'une laisse entrer l'air dans le ballon tandis que l'autre en permet l'issue. Les ajutages sont reliés respectivement par deux tubes de caoutchouc à un embout placé dans le conduit auditif et à un cathéter introduit dans la trompe. En comprimant le ballon, on agit d'une façon synergique sur les deux faces de la membrane du tympan, qui subit une aspiration sur l'une d'elles, un refoulement sur l'autre.

f. Le **téléphone**, le **phonographe**, que certains auteurs ont voulu appliquer au massage vibratoire de la membrane, ont l'inconvénient d'irriter le labyrinthe par des sons trop intenses, sans produire d'effet mécanique notable sur la chaîne des osselets.

II. — Technique

Ces divers appareils peuvent être utilisés pour produire soit une raréfaction ou une condensation *continue* dans le conduit, soit des mouvements *alternatifs* de raréfaction et de condensation.

a. **La raréfaction et la condensation continues** sont rarement utilisées. Pour produire la raréfaction prolongée, Bing place à l'entrée de l'oreille une olive spéciale, munie d'une soupape qui permet d'aspirer l'air du conduit par un tube en caoutchouc et se ferme ensuite par l'effet de la pression asmosphérique.

b. Les **mouvements alternatifs de condensation et de raréfaction**, qui constituent le massage proprement dit, s'obtiennent, suivant l'instrument choisi, avec la bouche, avec la main ou avec des moteurs spéciaux.

Le *nombre*, l'*étendue*, la *régularité* des mouvements imprimés à la colonne d'air renfermée dans le conduit varient selon l'instrument et selon la force qui le met en jeu.

Les aspirations faites avec la *bouche* par un expérimentateur exercé peuvent être répétées 3 ou 4 fois par seconde, soit 200 fois par minute ; cette rapidité ne s'obtient d'ailleurs qu'aux dépens de l'intensité ; par l'exercice on peut obtenir des oscillations plus régulières, mais non plus fréquentes, car l'opérateur est obligé de faire toutes les dix secondes environ une pause inspiratoire.

Le *doigt*, introduit dans le méat, peut exécuter à peu près 120 mouvements de va-et-vient à la minute.

La *main*, qui presse une poire et un piston, leur imprime, suivant l'habileté de l'opérateur, de 50 à 100 mouvements à la minute.

Cette rapidité leur ayant paru insuffisante, certains auristes ont imaginé de mettre l'appareil pneumatique, en particulier celui de Delstanche, en mouvement à l'aide d'un **moteur spécial** (électro-moteur de Hirschmann, moteur à eau de Ferreri, moteur à main de Wegener) permettant d'atteindre une vitesse de 400 à 800 oscillations à la minute ; les mouvements imprimés ainsi à la membrane sont non seulement plus rapides, mais aussi plus réguliers et plus égaux. Par contre, il est plus difficile d'en faire varier dans une même séance l'intensité et le rythme.

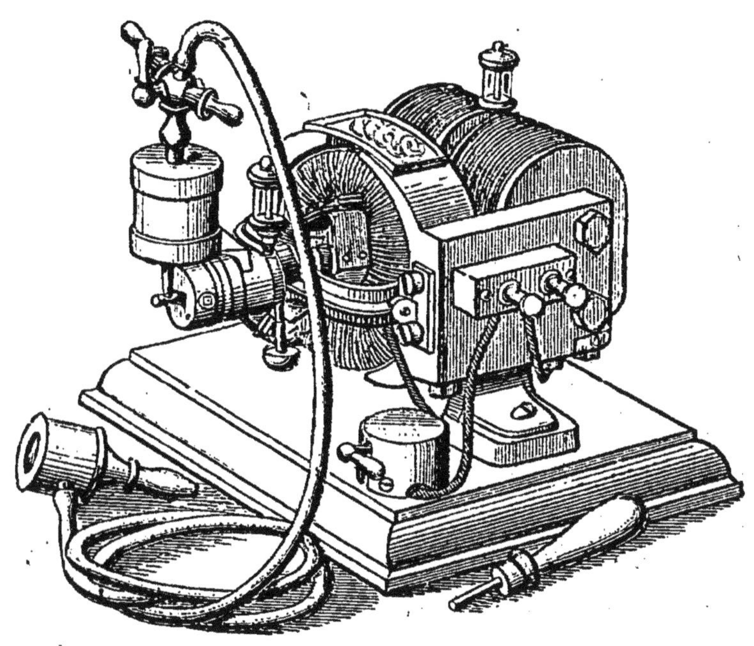

Fig. 32.
Appareil électro-moteur de Breitung pour le massage pneumatique de l'oreille.

On doit régler cette intensité non seulement sur la nature des lésions auriculaires, mais encore d'après la réaction éprouvée par le malade. En général, il faut débuter par des mouvements lents et doux, dont on augmente progressivement l'étendue et la vitesse, de façon à être prêt à suspendre le massage à la moindre manifestation douloureuse. Selon les cas, on fera des mouvements espacés et énergiques (20 à 30 par minute) ou bien au contraire des mouvements rapprochés et peu étendus (100 à 200 par minute); c'est alors un véritable massage vibratoire.

Dans certains cas, il est préférable de varier, dans une même séance, la force et le rythme des oscillations. A cet effet, on alterne une série de petites secousses précipitées et régulières avec des pressions plus accusées et plus espacées. Il peut être bon parfois de faire suivre le massage d'une raréfaction ou d'une condensation progressive de quelques instants.

Les séances de massage doivent être courtes : leur durée ne doit pas dépasser deux minutes; plus longues, elles sont pénibles pour le malade.

III. — Effets

A. **Effets mécaniques.** — Ces effets du massage se font sentir : 1° sur l'*oreille moyenne;* 2° sur l'*oreille interne.*

1° Effets sur l'oreille moyenne. — Il y a deux moyens de les constater : *a*) sur le vivant, à l'aide du speculum de Siegle ; *b*) sur le cadavre, en enlevant le toit de la caisse et en plaçant sur la tête des osselets de petits index qui en rendent les mouvements plus évidents

Sous l'effet de la *raréfaction*, la membrane du tympan exécute un grand mouvement d'excursion en dehors, ses vaisseaux se gorgent de sang, son triangle lumineux s'allonge. Sous l'action d'une *condensation*, la membrane n'exécute qu'un léger mouvement d'excursion en dedans, elle pâlit, le triangle lumineux devient plus petit. Le marteau et toute la chaîne des osselets subissent le même déplacement :

mais l'amplitude de celui-ci va en diminuant du marteau à la platine de l'étrier.

L'effet mécanique de la raréfaction l'emporte notablement sur celui de la condensation ; pour peu que la raréfaction dépasse un certain degré (évalué diversement par les auteurs, mais qui correspond en moyenne à la pression d'une atmosphère pour une membrane saine), on peut voir se produire des ecchymoses du conduit ou même une rupture de la membrane ; cette rupture est surtout à craindre lorsque celle-ci est préalablement altérée.

2° **Effets sur l'oreille interne.** — Ils ont été étudiés par Politzer et par Delstanche à l'aide d'un tube manométrique très fin, rempli de liquide coloré et fixé hermétiquement dans le canal semi-circulaire supérieur. Ces auteurs ont constaté que, pendant l'aspiration, la tension endo-labyrinthique diminue ; qu'elle augmente, au contraire, pendant la condensation ; mais qu'ici encore l'effet de la compression est moindre que celui de la raréfaction, phénomène en rapport avec la plus grande excursion de la platine de l'étrier pendant cette dernière. Toutefois, il faut remarquer que si l'*effet mécanique* l'emporte dans la raréfaction, l'*effet physiologique* est plus marqué dans la condensation, qui provoque aisément des étourdissements, des vertiges ou des troubles cérébraux.

Pour **prévenir les accidents** auxquels expose le massage, on a proposé de ménager une *petite ouverture* dans la paroi du tube de caoutchouc du masseur, de façon à éviter un excès de pression ou de raréfaction (Lucœ) ; ou bien encore d'adapter à celui-ci un *manomètre* indiquant à tout instant le degré de pression dans le conduit (Suarez de Mendoza). Ces précautions sont inutiles si l'on se sert du masseur de Delstanche dont la force d'impulsion ne dépasse pas 1/7 d'atmosphère (10 cm. de mercure dans la phase de condensation, 8 cm. dans la phase de raréfaction). La possibilité de régler la course du piston rend cet instrument précieux dans les cas où la membrane est atrophiée, ou encore lorsque l'appareil est confié au malade.

Lorsqu'on fait la condensation de l'air dans le conduit, il est bon de *s'assurer au préalable que la trompe est perméable :* si celle-ci n'est pas libre, il suffit d'une compression légère pour provoquer des bruits subjectifs et des vertiges.

B. **Effets thérapeutiques**. — Ils sont différents pour la raréfaction et la condensation.

1° Raréfaction. — Elle trouve son indication : *a*) dans les cas où *la membrane est déprimée* par rétraction du tenseur, par adhérence avec la paroi interne de la caisse ou par toute autre cause ; *b*) dans *les suppurations de l'oreille moyenne* où le pus stagne dans la région postéro-supérieure de la caisse, sur laquelle la douche d'air a peu de prise ; *c*) après *une paracentèse*, lorsque la sécrétion muqueuse ou purulente est trop épaisse pour s'écouler à travers les lèvres de la plaie ; *d*) dans *certaines surdités labyrinthiques*, où une tension exagérée du labyrinthe membraneux diminue la sensibilité des extrémités du nerf acoustique ; *e*) dans un grand nombre de *bourdonnements ; f*) dans les *vertiges provoqués* par l'injection de liquide dans le conduit, ou dans ceux qui accompagnent le syndrome de Ménière ; *g*) dans certains cas d'*épilepsie ab aure læsâ*, où la raréfaction méthodique a donné d'assez nombreux succès.

2° Condensation. — Son emploi est moins souvent indiqué. Elle peut cependant rendre des services : *a*) dans *les bruits subjectifs* que l'aspiration ne soulage pas ; *b*) dans *certaines surdités* où les excursions du marteau en dehors sont plus étendues que normalement, en raison d'un relâchement articulaire des deux premiers osselets (massage par refoulement de Delstanche) ; *c*) dans les cas où, *la membrane ayant été fortement refoulée en dehors* par une douche d'air, le malade éprouve et conserve une sensation désagréable de plénitude et de pesanteur dans l'oreille ; *d*) après *la paracentèse*, lorsque la douche d'air et l'aspiration n'ont pas réussi à expulser le contenu de la caisse : l'exsudat est alors refoulé vers le pharynx ; *e*) dans les *obstructions tubaires*, accompagnées de perforation de la membrane et que n'ont réussi à lever ni la douche d'air ni l'aspiration.

3° Massage. — Ses effets mécaniques sur la membrane et les osselets sont utiles chaque fois qu'il existe une *rigidité anormale de l'appareil de transmission* des ondes sonores. Il rend plus souples les ligaments qui unissent entre eux les osselets et plus lâches les adhérences pathologiques qui relient la membrane aux organes ou aux parois de la caisse.

Les principales affections dans lesquelles il rend des services sont : le catarrhe chronique de la caisse, la sclérose avec début d'immobilisation de la platine de l'étrier, les processus adhésifs consécutifs aux otites moyennes suppurées.

II. — MASSAGE DIRECT

Le massage direct de l'oreille moyenne se fait : *a*) par le *conduit ; b*) par la *trompe*.

A. — *MASSAGE DIRECT PAR LE CONDUIT*

Les principaux instruments qui servent à le pratiquer sont :

1° La sonde à ressort de Lucœ ;
2° Le tympano-moteur de Bonnier.

1° SONDE A RESSORT DE LUCŒ. — Cette sonde est constituée par une tige métallique, terminée à son extrémité libre par un petit plateau creusé en cupule, et

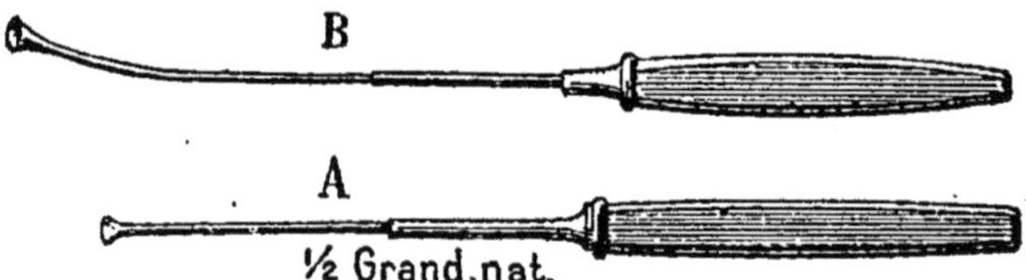

Fig. 33.
A, sonde à ressort de Lucœ. — B, sonde à ressort modifiée par Jacobson.

s'engageant par son autre extrémité dans un tube cylindrique renfermant un ressort à boudin ; le tout est monté sur un manche rectiligne (fig. 33) ou à baïonnette. Vient-on à appuyer la sonde sur un plan résistant, les deux parties de l'appareil rentrent l'une dans l'autre ; elles reprennent leur position dès qu'on cesse la pression. Le mécanisme de l'appareil est, somme toute, celui des tampons dont sont munis les wagons de chemin de fer. Pour rendre les frottements moins étendus et surtout plus doux, Lucæ fait actuellement remplacer le tube cylindrique par un simple cadre métallique à jour. La pression obtenue avec l'appareil varie de 60 à 100 grammes selon le degré de tension du ressort, degré qu'on peut modifier à l'aide d'une vis. Cet appareil a été modifié par Jacobson, par Lucæ lui-même qui l'a transformé en une sonde automatique mue par un *ressort de montre;* par Garnault, par Lester et par Walb qui y ont adapté un *électro-moteur*. Ce dernier appareil a l'avantage de transmettre à la sonde autant de vibrations en une seconde qu'on en peut imprimer en une minute avec la main et d'abréger par conséquent la durée des séances, qui sont d'ordinaire assez douloureuses : mais il a le grave inconvénient de rendre l'application locale de la sonde plus difficile et de transmettre à l'oreille le bruit pénible de l'interrupteur.

A. **Technique.** — Avant d'être introduite dans le conduit, la pelote de la sonde doit être garnie d'une petite couche d'ouate qu'on enfonce dans la concavité du plateau. Cette ouate peut être maintenue en place une fois pour toutes à l'aide d'un peu de collodion ou de gutta-percha dissoute dans le chloroforme.

La tête du malade étant appuyée contre le mur ou maintenue par un aide, on introduit la sonde dans le conduit sous le contrôle du miroir jusqu'au voisinage de la courte apophyse du marteau. On applique la pelote sur celle-ci d'une main légère, mais sûre, et l'on imprime alors au manche de l'instrument des mouvements rapides de va-et-vient, en ayant soin que la pelote reste constamment en contact avec la courte apophyse. Selon les cas et selon la tolérance du patient, on exécute de 5 à 30 mouvements par séance, à raison de une ou deux séances par semaine. Comme la membrane s'hyperhémie toujours plus ou moins à la suite de ce massage, il est bon que le malade garde pendant vingt-quatre heures, après chaque séance, un tampon de coton à l'entrée du conduit.

Il peut exister **deux obstacles** principaux à l'application de cette méthode. Ce sont :

1° Une *conformation vicieuse du conduit*, dont la paroi antérieure, anormalement saillante, masque la petite apophyse ou du moins la rend difficilement accessible. Pour tourner l'obstacle, il faut incurver la tige de la sonde (Jacobson).

2° Une *douleur* plus ou moins vive déterminée par l'application de l'instrument et qui force à interrompre, dès le premier contact, la séance de massage. C'est là la cause principale qui a empêché jusqu'ici la vulgarisation de cette méthode, peu de malades pouvant en tolérer l'application. Il existe cependant un moyen d'atténuer cette douleur, c'est de refroidir l'extrémité de la sonde en la maintenant pendant quelques instants appliquée sur un bloc de glace, immédiatement avant son introduction dans le conduit ; si l'on joint à la réfrigération un toucher très délicat et une grande expérience, on arrive souvent à faire tolérer cette variété de massage.

B. **Effets mécaniques.** — Selon Lucæ, ils sont *beaucoup plus marqués* que ceux du massage pneumatique ; les mouvements imprimés par ce dernier à la membrane ne se transmettent, en effet, aux osselets que dans une mesure relativement restreinte; il arrive même que, dans certains états pathologiques, la membrane fasse de grandes excursions sans que le marteau se déplace d'une façon appréciable. Ici, rien de pareil, puisqu'on agit directement sur la chaîne des osselets.

Les effets ne sont pas seulement plus marqués, ils sont aussi *un peu différents*. Remarquons que l'instrument est appliqué à la hauteur de l'axe de rotation du marteau et de l'étrier ; si cet axe était fixe, comme celui d'une roue de voiture, il n'en résulterait aucun mouvement : mais comme l'élasticité et l'extensibilité des ligaments suspenseurs du marteau lui donnent une mobilité relative, la pression de la sonde le refoule en dedans ainsi que toute la chaîne des osselets.

Le massage direct, même adroitement fait, laisse toujours à sa suite une injection plus ou moins vive de la membrane, qui disparaît d'ailleurs spontanément après vingt-quatre heures. Il est un **accident** à craindre : si l'instrument dérape, son extrémité détermine la production d'une érosion ou d'une ecchymose de la membrane; une main inhabile pourrait ainsi provoquer une perforation traumatique du tympan.

C. **Effets thérapeutiques.** — Le massage direct trouve son indication dans deux cas principaux : l'*otite sèche* et l'*otalgie essentielle*.

Dans l'*otite sèche*, il agit à la condition que l'immobilisation des osselets ne soit pas complète et que leurs ligaments aient encore un certain degré d'élasticité, sans quoi ses effets mécaniques et par conséquent thérapeutiques sont nuls. Immédiatement après la séance de massage, on peut observer : *a*) soit une diminution de la surdité avec amélioration parallèle des bruits subjectifs ; *b*) soit une augmentation de la surdité avec atténuation des troubles subjectifs. Cette diminution de l'ouïe est passagère : dès le lendemain les choses reviennent à l'état antérieur ; s'il n'en est pas ainsi, il suffit de pratiquer soit un cathétérisme, soit une raréfaction dans le conduit, pour que l'audition reprenne son degré d'acuité antérieure ou même subisse une amélioration que n'auraient amenée ni le cathétérisme ni la raréfaction pratiqués isolément.

Dans l'*otalgie essentielle*, le massage amène parfois une réduction immédiate des douleurs ayant résisté pendant des mois à tout autre traitement (Urbantschitsch).

2° Tympano-moteur de Bonnier. — Il consiste en un petit tube coudé portant à sa grosse extrémité

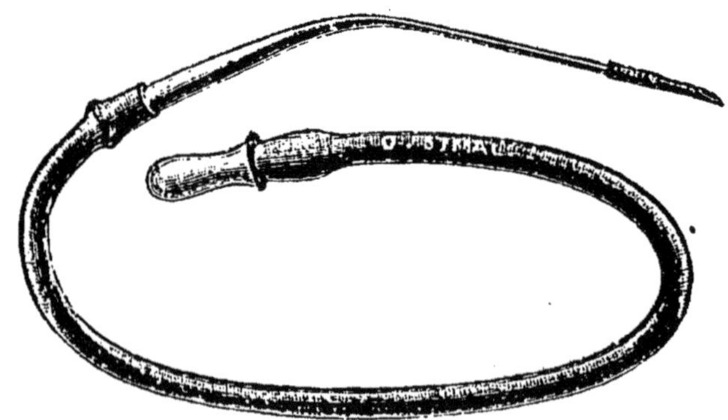

Fig. 34.
Tympano-moteur de Bonnier.

un tuyau de caoutchouc muni d'un embout avec lequel on fait l'aspiration buccale, et à sa fine extrémité un petit drain taillé en biseau, qui s'adapte à l'inclinaison du tympan (fig. 34). Le médecin, sous le contrôle du speculum, applique l'instrument sur l'extrémité ombilicale du manche du marteau, et, faisant ventouse avec sa bouche, obtient l'adhérence ; il exerce alors des tractions sur le manche et mobilise ainsi la chaîne des osselets.

B. — *MASSAGE DIRECT PAR LA TROMPE*

Il s'opère avec des bougies olivaires introduites dans la trompe (Voy. *Bougirage*) et auxquelles on imprime, à l'aide de la main ou d'un moteur électrique, une série de mouvements vibratoires au nombre de 200 à 600 à la minute ; chaque séance dure de trente secondes à trois minutes. Ce procédé, peu employé, bien qu'il soit recommandé par quelques auteurs comme supérieur à la dilatation simple de la trompe, serait surtout indiqué dans les cas de catarrhe subaigu ou chronique de la trompe et de la caisse.

ÉLECTRISATION

L'électrisation a été appliquée au traitement des maladies de l'oreille sous ses trois modes principaux : *galvanisation*, *faradisation*, *franklinisation*, avec des résultats variables, mais en général médiocres et surtout très inconstants. Si quelques malades, en nombre d'ailleurs fort limité, semblent bénéficier d'un traitement électrique, la plupart n'en tirent aucun profit et certains en sont manifestement incommodés. Aussi n'est-il pas surprenant qu'après avoir été fort prônée autrefois, l'électrisation soit aujourd'hui quelque peu délaissée par les auristes.

Cependant, comme il n'est pas impossible que des progrès se réalisent un jour ou l'autre dans l'emploi de l'électricité en otologie, il y a intérêt à connaître les règles de son application méthodique ainsi que les notions scientifiques et pratiques acquises, jusqu'à ce jour, à ce point de vue.

La galvanisation et la faradisation ont seules été l'objet d'études suivies; nous laisserons donc de côté la franklinisation dont les effets sur l'oreille sont incertains ou mal connus.

A. — Technique

1. **Courants continus.** — L'appareil qui les fournit, quelle que soit la nature des piles qui le composent, doit être muni à la fois d'un *galvanomètre apériodique* et d'un *rhéostat.*

Le **galvanomètre** permet de mesurer l'intensité du courant qui a rarement besoin de dépasser 3 ou 4 milliampères.

A l'aide du **rhéostat**, on fait varier d'une façon continue, progressive ou dégressive, l'intensité du courant sans provoquer la moindre interruption. Un collecteur, permettant de faire entrer successivement les divers éléments de la pile dans le circuit, ne saurait remplacer ici un rhéostat.

Comme **électrodes**, on se sert de plaques métalliques discoïdes, recouvertes de peau de chamois.

Celle qui correspond au *pôle actif* est appliquée : *a*) soit immédiatement au-devant du tragus : ses dimensions ne doivent pas dépasser celles d'une pièce de deux francs ; *b*) soit sur le pavillon lui-même ; elle doit alors être un peu plus large et présenter une surface d'environ 15 centimètres carrés. Il y a intérêt à ce que cette électrode active soit de dimensions relativement restreintes, de façon à concentrer l'action du courant sur l'oreille. Si l'on veut électriser les deux oreilles à la fois, on se sert d'un fil bifurqué dont les branches sont reliées à deux électrodes appliquées respectivement sur chaque oreille.

L'électrode correspondant au *pôle indifférent* est plus large, car elle doit diffuser l'action du courant en ce point et la rendre aussi faible que possible. Elle est placée sur la nuque ou dans un point plus éloigné, sur l'une des deux mains par exemple.

Le *choix du pôle* à faire agir sur l'oreille a une grande importance selon les cas, ainsi que nous le verrons.

En général, il faut accroître lentement et progressivement l'intensité du courant, en évitant tout choc voltaïque, toute inversion brusque. Si l'on veut renverser le courant, on ramène graduellement le rhéostat à zéro et l'on renverse alors le courant à l'aide d'un **commutateur**, pour l'élever ensuite progressivement à l'intensité voulue.

Le malade peut être indifféremment assis ou couché ; cependant certains sujets supportent mieux l'électrisation lorsqu'ils sont étendus. Il est préférable aussi de la pratiquer à une certaine distance des repas.

B. **Courants interrompus.** — Comme source d'électricité, il faut une pile au bichromate de potasse de la contenance d'un litre. Comme bobine, une bobine dite de poche, modèle Gaiffe ou Trouvé, est suffisante : il est préférable qu'elle soit entourée de gros fil.

L'électrode active peut être placée : *a*) dans le conduit ; *b*) au-devant du tragus ; *c*) dans la trompe.

a. On a imaginé divers modèles d'électrodes à placer *dans le conduit :* petite seringue dont le piston sert d'excitateur (Duchenne de Boulogne), électrode olivaire en charbon, tige métallique terminée par une éponge imbibée d'eau salée. Quel qu'il soit, cet excitateur ne doit jamais être introduit jusqu'au contact de la membrane.

b. Comme électrode à appliquer *au-devant du tragus*, on se sert d'un excitateur vulgaire constitué par un cylindre de charbon ou de métal revêtu de peau et fixé à un manche en bois.

c. Comme *électrode tubaire*, on emploie un cathéter métallique isolé sur toute sa longueur, sauf au niveau de son bec.

L'électrode indifférente doit être placée du côté du corps correspondant à l'oreille électrisée : c'est une large plaque qu'on fixe sur le bras ou bien un cylindre métallique qu'on fait tenir à pleine main.

Pour être bien toléré, le courant doit être peu *intense* et présenter des *intermittences lentes*.

Le courant étant alternatif, il n'y a pas à tenir compte du choix des pôles.

B. — Effets physiologiques

A. **Courants continus**. — L'action des courants continus ne saurait être strictement localisée à l'oreille. La situation profonde du nerf auditif, protégé par une double enveloppe, l'une osseuse, l'autre liquide (liquide labyrinthique), dont la seconde constitue un véritable écran électrique, exige l'emploi de courants relativement intenses, qui, avant d'atteindre le nerf acoustique, agissent sur les nerfs plus superficiellement placés, et, après l'avoir atteint, portent leur action jusque sur le cerveau.

De là des effets complexes et multiples, étrangers à l'excitation du nerf de la huitième paire, et qu'il faut distinguer des phénomènes provoqués par elle.

1° Effets sur les nerfs périauriculaires. — *a*) L'excitation du nerf *auriculo-temporal* se traduit par des douleurs, parfois vives, sur son trajet ; *b*) celle du *facial*, par des contractions des muscles de la face ; *c*) celle de la *corde du tympan*, par de la salivation et des sensations gustatives pénibles ; *d*) celle du *rameau auriculaire du pneumogastrique*, par de la toux, un sentiment d'oppression, de la raucité de la voix ; *e*) celle du *nerf optique*, si facilement excitable, par des phosphènes, des éblouissements, des sensations lumineuses colorées.

2° Effets sur le cerveau. — Ce sont des vertiges (vertige galvanique), des lipothymies, des nausées, plus rarement une syncope.

Deux conditions favorisent l'apparition de ces accidents :

a. D'une part les brusques variations du potentiel : de là la nécessité de n'augmenter ou de ne diminuer l'intensité du courant que très lentement et d'une façon graduelle.

b. D'autre part, l'application du pôle neutre sur le côté opposé du corps, en particulier sur l'oreille non explorée, parce que le vertige galvanique est d'autant plus aisément provoqué que le courant traverse une plus grande épaisseur de la masse cérébrale : de là l'indication, déjà formulée, de *placer l'électrode indifférente sur le côté du corps correspondant à l'oreille électrisée et loin d'elle.*

3° **Effets sur le nerf auditif.** — Ils se font sentir non seulement sur l'oreille électrisée, mais aussi, et tout au moins dans certaines circonstances, sur l'oreille opposée.

A. **Oreille électrisée.** — Les effets sont un peu différents selon que l'oreille est *saine* ou *malade;* et, dans chacun de ces deux cas, ils varient selon l'intensité du courant et suivant que le pôle actif est positif ou négatif.

1° *État normal.* — Le sujet en expérience n'accuse aucune sensation auditive tant que le courant, établi lentement et progressivement, ne dépasse pas une intensité de 2 à 3 milliampères.

Le courant est-il au contraire établi brusquement, ou lui donne-t-on d'emblée une intensité de 3 à 4 milliampères : on observe les phénomènes suivants :

a. Si c'est le *pôle négatif* qui est appliqué sur l'oreille, le sujet perçoit, au moment où l'on ferme le circuit, une sensation sonore : bourdonnement, sifflement, bruit de cloche. Le bruit subjectif ne disparaît pas immédiatement ; il persiste quelques instants, s'affaiblit progressivement, puis cesse complètement ; il ne se reproduit plus, ni pendant le passage du courant, quelle qu'en soit la durée, ni lors de son interruption.

b. Si c'est le *pôle positif* qui est placé sur l'oreille, l'établissement du courant et son passage ne se signalent par aucun bruit subjectif : mais sa brusque interruption s'accompagne d'un bruit de claquement, d'ailleurs faible et fugace.

Brenner a résumé ce mode de réaction dans la formule suivante, qui se trouve être identique à celle de la réaction des nerfs moteurs aux courants continus.

N F	S	P F	—
N D	S >	P D	—
N O	—	P O	*s*

Dans cette formule, N et P désignent respectivement le pôle négatif et le pôle positif appliqués sur l'oreille ; F, la fermeture du courant; D, la durée de son passage ; O, son ouverture; S, une sensation auditive forte ; S > une sensation auditive allant en s'affaiblissant ; *s*, une sensation auditive faible; — l'absence de sensation sonore.

La sensation perçue est de tonalité d'autant plus élevée que le courant est plus intense ; quand celui-ci atteint ou dépasse 5 à 6 milliampères, il se produit des bourdonnements.

Ces sensations sont dues à l'excitation directe du nerf acoustique. L'excitabilité de celui-ci est d'ailleurs augmentée par le passage du courant, sans doute en raison d'une hyperhémie artificiellement provoquée ; si bien que, sur une oreille qui vient d'être électrisée, on peut provoquer les réactions ci-dessus signalées avec des courants de moins en moins intenses : c'est ce que Brenner a appelé l'*excitabilité progressive primaire, secondaire, tertiaire* du nerf auditif.

Par contre, le nerf, ainsi rendu plus sensible à l'action des courants galvaniques, devient moins sensible à celle des ondes sonores ; l'oreille perd de son acuité auditive. Bien que cette perte soit momentanée, il ne faudra pas oublier, dans l'emploi thérapeutique des courants continus, que l'hyperexcitabilité déterminée par leur application répétée présente cet inconvénient.

2° *État pathologique*. — Lorsque l'oreille est malade, les réactions sus-indiquées sont altérées de diverses façons. Elles peuvent :

a. *Ne pas se produire* ou ne se produire qu'avec des courants plus intenses ; soit qu'il y ait dans le conduit un obstacle au passage du courant (*bouchon de cérumen*), soit que le nerf acoustique, atteint de névrite, ait perdu son pouvoir de réagir (*torpeur du nerf acoustique*).

b. *Être beaucoup plus vives* ou se produire sous l'influence de courants très faibles, d'une intensité d'un milliampère : dans ce dernier cas, la réaction se trouve nettement limitée au nerf auditif, les nerfs voisins n'étant pas sensibles à un courant aussi peu intense. Cette hyperexcitabilité s'observe dans deux cas principaux : 1° quand la membrane présente une *perforation* qui facilite le passage du courant vers le labyrinthe ; 2° dans la plupart des affections labyrinthiques qui provoquent de la surdité et dans les lésions du système nerveux central accompagnées d'*hyperémie du nerf acoustique*. D'après Gradenigo, cette hyperexcitabilité pathologique est bilatérale, même en cas de lésions limitées à une seule oreille : mais elle est plus prononcée du côté affecté.

c. *Être interverties* dans leur ordre de production, c'est-à-dire se produire au moment de l'interruption du courant lorsque le pôle négatif est à l'oreille, au moment de l'établissement de celui-ci, lorsque c'est le pôle positif qu'on fait agir. Cette interversion dans l'ordre d'apparition des impressions auditives se constate d'ordinaire dans les *affections graves du labyrinthe.*

Par exception, ces anomalies de réaction se rencontrent chez des personnes n'ayant aucun trouble auditif : elles ne sont donc pas forcément l'indice d'un état pathologique.

B. **Oreille non électrisée.** — Dans certains cas, mais surtout quand il y a hyperexcitabilité de l'acoustique, l'oreille opposée réagit aussi par des bruits subjectifs, bien qu'elle ne soit pas directement électrisée.

Cette *réaction paradoxale* se fait en sens inverse de la réaction normale, c'est-à-dire lors de l'interruption du courant lorsque l'oreille armée d'une électrode est explorée avec le pôle négatif, lors de l'établissement du courant dans le cas contraire. L'oreille non électrisée réagit en somme comme si l'électrode indifférente était placée sur elle, et, de fait, malgré l'éloignement de celle-ci, elle subit son influence.

On peut éviter la production de cette réaction paradoxale en électrisant simultanément les deux oreilles avec le même pôle, à l'aide d'une électrode double.

B. **Courants interrompus.** — Ils déterminent, d'une part des contractions dans le domaine des nerfs moteurs atteints par le courant (muscles de la face, de la trompe, du pharynx et du voile du palais, muscles intra-auriculaires); de l'autre, des sensations douloureuses, de la toux, une impression désagréable sur le côté de la langue, et souvent un léger bourdonnement dans l'oreille électrisée.

Ces effets sont les mêmes, quel que soit le pôle en rapport avec l'oreille.

C. — Effets thérapeutiques

A. **Courants continus.** — On a cherché à utiliser :

a. Leur action sur l'*excitabilité du nerf auditif* (bourdonnements, surdité) et *des rameaux sensitifs du conduit et de la caisse* (névralgie auriculaire) ;

b. Leur action *trophique sur les tissus de l'oreille* (opacités de la membrane, ankylose des osselets).

Des nombreuses expériences, faites par divers auteurs, il résulte que les *bourdonnements* et l'*otalgie* paraissent seuls susceptibles d'être modifiés par la galvanisation, et encore d'une façon très inconstante.

1° Bourdonnements. — La notion du rôle différent des deux pôles (le positif ayant une action *sédative*, décongestionnante, le négatif ayant une action *excitante*), trouve son application au traitement des bourdonnements. Le meilleur procédé consiste à appliquer l'électrode positive au-devant du tragus et à introduire lentement le malade dans le courant en augmentant progressivement l'intensité de celui-ci à l'aide du rhéostat, jusqu'à ce que les bruits subjectifs diminuent manifestement ou cessent. Ce résultat est ordinairement obtenu lorsque le courant a acquis une intensité de 2 à 3 milliampères, si l'électrode a une surface d'environ 10 centimètres carrés. On laisse passer le courant pendant cinq à vingt minutes ; puis on en diminue lentement l'intensité afin d'éviter le rappel du bruit subjectif que ne manquerait pas de provoquer l'interruption brusque du courant (car : PO = s). Lorsqu'on connaît, par une expérience précédente, l'intensité de courant nécessaire à la disparition des bruits subjectifs chez le malade en traitement, on peut, sans inconvénient (car : PF = —) et parfois même avec avantage, lors des séances suivantes, introduire d'emblée le malade dans un courant de cette intensité.

Par exception, l'électrisation faite suivant ces règles augmente les bourdonnements au lieu de les diminuer ; parfois même, pour compléter le paradoxe, ceux-ci diminuent si l'on place le pôle négatif sur l'oreille ou, ce qui revient au même, si l'on renverse le courant.

En général, les bruits subjectifs, ainsi atténués ou supprimés par le passage du courant, reparaissent avec leur intensité première soit immédiatement, soit quelques instants après l'électrisation. Dans les séances suivantes, la durée de l'atténuation après l'interruption du courant peut augmenter progressivement ; toutefois, il est bien rare que, même à la suite de séances multipliées et répétées pendant de longs mois, on obtienne une disparition complète et définitive. C'est dire que le traitement électrique ne donne pas de résultats plus brillants que les autres modes de traitement des bourdonnements. Certains malades accusent cependant un soulagement notable, mais celui-ci est dû bien moins à la diminution des bourdonnements qu'à l'amélioration des symptômes cérébraux divers (vertiges, sensation de lourdeur, de pression dans la tête) qui les accompagnent.

2° Otalgie. — Une autre indication des courants continus est fournie par les névralgies auriculaires rebelles aux autres modes de traitement. Il est des cas d'otalgie qui ne cèdent qu'à la galvanisation ; le pôle positif doit être appliqué sur l'oreille. A l'action de l'électricité, Masini conseille d'ajouter celle de la cocaïne : à cet effet, il remplit le conduit d'une solution de chlorhydrate de cocaïne au dixième, la tête du malade étant inclinée sur l'épaule opposée, et y fait plonger l'électrode positive constituée par un fil métallique ; la douleur cesserait en quelques minutes.

Dans les cas où l'otalgie s'accompagne de *troubles vaso-moteurs du pavillon* ou *du conduit*, il y a avantage à placer l'électrode positive derrière l'angle de la mâchoire, de façon à agir sur le grand sympathique.

B. **Courants interrompus.** — Leurs indications sont très restreintes. On peut les employer :

1° Dans la **surdité hystérique** où on les a vus parfois donner un résultat immédiat et brillant ;

2° Dans le **stade de déclin des otites moyennes aiguës**, lorsqu'on a lieu de supposer que la faiblesse auditive est liée à une parésie des muscles de la caisse.

INSTRUMENTS DESTINÉS A AMÉLIORER L'AUDITION

Les divers appareils imaginés pour améliorer l'audition sont construits d'après des principes de physiologie et de physique que nous rappelons ici en quelques mots.

1° Considérations physiologiques. — En théorie, les vibrations sonores peuvent parvenir au labyrinthe par deux voies : l'une, directe, la *voie osseuse*, — l'ébranlement communiqué aux os du crâne par les ondes sonores qui viennent les frapper se transmet de proche en proche au labyrinthe; l'autre, indirecte, la *voie aérienne*, — les vibrations aériennes qui pénètrent dans le conduit se transmettent à la membrane du tympan, puis, par l'intermédiaire de celle-ci, à la chaîne des osselets et enfin au liquide labyrinthique.

Dans la réalité, les ondes sonores ne suivent jamais exclusivement la voie osseuse : les os du crâne ne peuvent en effet être ébranlés sans que leurs vibrations se transmettent au cadre tympanal, et, de celui-ci, à la membrane et aux osselets. Les organes de la caisse du tympan, membrane et osselets, interviennent donc, quoique à des degrés divers, dans les deux modes de perception, dans la perception osseuse, parfois dénommée, à plus juste titre, *ostéo-* ou *cranio-tympanale*, et dans la perception aérienne ou mieux *aéro-tympanale*.

La voie indirecte, qui est commune aux deux variétés de conduction, est donc prépondérante à l'état normal : aussi les appareils destinés à améliorer la perception aérienne sont-ils beaucoup plus nombreux.

2° **Considérations physiques.** — En dehors de la loi bien connue, suivant laquelle l'intensité d'un son varie en raison inverse du carré de la distance qui sépare son lieu de production de son lieu de perception, il est différentes influences qui peuvent modifier l'intensité de la perception.

A distance égale, cette intensité augmente ou diminue :

a. *Selon la multiplicité des directions dans lesquelles se propage le son.* — Plus celles-ci sont nombreuses, plus le son arrive faible à l'oreille ; si les vibrations sonores sont canalisées dans une direction unique, le son ne s'affaiblit presque pas. Lors donc qu'un son s'échappe dans différentes directions, on peut augmenter l'intensité de la perception en concentrant vers l'oreille les ondes sonores éparses à l'aide de réflexions multiples.

b. *Selon la nature du milieu de propagation.* — Le son perd d'autant moins de sa force que le milieu dans lequel il se produit et se propage, est plus dense et de composition plus uniforme. Aussi, les vibrations sonores se propagent-elles mieux dans les solides que dans les gaz. Les corps solides sont particulièrement aptes à transmettre les sons lorsque l'une de leurs dimensions l'emporte de beaucoup sur les deux autres, qui sont au contraire très réduites : par exemple, lorsqu'ils sont à la fois larges et minces (disques, membranes), ou longs et effilés (baguettes, fils) ; dans ces conditions, en effet, ils entrent facilement en vibration dans leur totalité.

c. *Selon le nombre des molécules du milieu de propagation auxquelles la source sonore communique ses vibrations.* — En ce qui concerne la transmission aérienne, plus la masse d'air ébranlé est considérable, plus le son est intense ; pour accroître cette masse, il suffit de communiquer les vibrations de la source sonore à un corps de surface étendue qui réagit à son tour sur l'air ambiant. Une corde vibrante isolée produit un son faible ; est-elle placée sur un violon, le son produit est immédiatement renforcé. C'est le phénomène de la résonnance.

Les appareils destinés à améliorer l'audition peuvent être rangés en trois groupes, selon qu'ils ont pour effet d'améliorer :

a. La transmission aéro-tympanale ;
b. La transmission ostéo-tympanale ;
c. Les deux modes de transmission à la fois.

A. — Appareils améliorant la transmission aéro-tympanale

1° Cornets acoustiques. — Tout cornet acoustique se compose essentiellement de deux parties : une partie évasée en forme d'entonnoir (cornet), destinée à recueillir les sons, et une partie tubulaire plus ou moins longue, destinée à conduire jusqu'à l'oreille les sons recueillis et renforcés par le cornet proprement dit. La nature et la forme du cornet ne sont point indifférents.

a. **Nature.** — La matière dont est fait le cornet présente une importance capitale au point de vue du renforcement du son. Les cornets en cuir souple ou rigide, en carton pâte, en ébonite, en bois, en corne, en ivoire n'ont qu'une faible résonnance ; ceux en métal (aluminium, cuivre, argent, zinc, etc.), ont une qualité inverse. Nous verrons que, selon les cas, il faut préférer les premiers ou les seconds.

b. **Forme.** — On a donné aux cornets les formes les plus diverses; les cornets coniques ou paraboliques sont ceux qui fournissent les meilleurs résultats.

La forme hélicoïdale, que recommandait Itard, a été abandonnée, non seulement parce que la construction d'un tel cornet est assez difficile, mais surtout parce que cette forme n'offre aucun avantage.

Il existe deux variétés principales de cornets acoustiques : *a*) les uns ne peuvent être utilisés que pour l'*audition de près; b*) les autres servent à l'*audition à distance.*

A. **Cornets pour l'audition de près.** — Ce sont ceux que l'on doit préférer pour la conversation à deux ; eux seuls rendent des services dans les rapports du sourd avec les membres de sa famille.

1° Le **tube acoustique de Dunker** est le plus connu et le plus utilisé des cornets acoustiques. L'appareil est constitué par un entonnoir conique en corne ou en ébonite, auquel fait suite un tube de 75 centimètres à 1 mètre de long. Ce tube est fait de caoutchouc ou d'un tissu souple renforcé par un fil métallique enroulé en spirale ; il se termine soit par un embout olivaire en celluloïd ou en ébonite destiné à être introduit dans le conduit (fig. 35), soit par une partie évasée en forme de conque dont le malade coiffe le pavillon de son oreille.

Pour utiliser cet appareil, l'interlocuteur approche l'embouchure de ses lèvres et parle dans le cornet d'une voix naturelle ou à peine élevée au-dessus du ton de la conversation ordinaire; il doit s'attacher à articuler nettement plutôt qu'à parler fort.

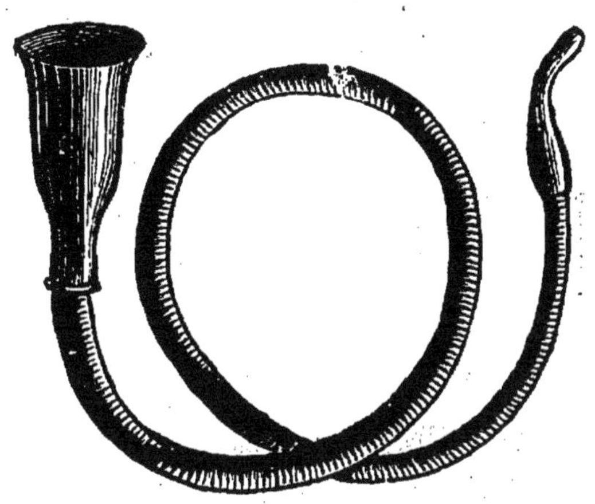

Fig. 35.
Tube acoustique de Dunker.

La plupart des cornets acoustiques, y compris celui de Dunker, ne conservent pas à la voix toute sa pureté : ils en modifient quelque peu la hauteur et le timbre. Un autre inconvénient de ces cornets, c'est que leur tube transporte jusqu'à l'oreille le souffle de celui qui parle : de là une pression anormale sur la membrane du tympan, qui rend désagréable et fatigant l'usage un peu prolongé de l'appareil.

2° Se fondant sur l'étude des voyelles à l'aide de flammes manométriques et sur les modifications que font subir aux flammes caractéristiques de chaque voyelle les divers cornets acoustiques, M. Marage a fait construire un **masseur-cornet** qui conserverait aux voyelles leur caractéristique, ne fatiguerait pas le malade et servirait en même temps d'agent thérapeutique pour masser la membrane du tympan et la chaîne des osselets.

L'appareil se compose d'une caisse à air cylindrique, en ébonite, divisée par une membrane en

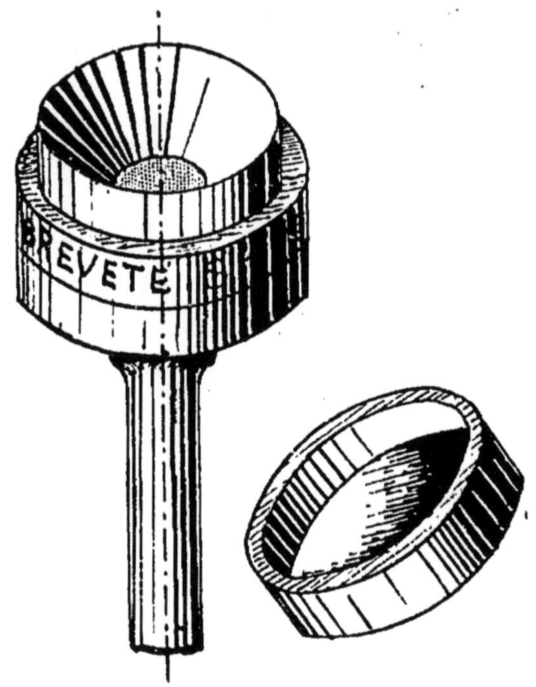

Fig. 36.
Masseur-cornet de Marage.

caoutchouc en deux étages de même diamètre que la membrane et de très faible hauteur (2 millimètres environ). L'étage supérieur est surmonté d'une embouchure en forme de tronc de cône, conformation lui permettant de ne pas renforcer un son plus qu'un autre ; à l'étage inférieur est adapté un embout en bois sur lequel est fixé un tube de caoutchouc à parois épaisses, d'une longueur de 75 centimètres à

1 mètre ; le tube peut se bifurquer pour l'audition binauriculaire (fig. 36). Son extrémité est introduite directement et sans embout dans le conduit auditif.

Pour se faire entendre, le parleur applique ses lèvres sur l'embouchure : si les lèvres étaient placées à une faible distance, les vibrations ne se transmettraient plus. Communiquées à la membrane qui vibre sans donner de son propre, celles-ci sont transmises à l'air du tuyau et de l'oreille moyenne. Les sons seraient si nettement transmis que la voix chuchotée elle-même serait parfois entendue, et cela sans que le malade éprouve la sensation désagréable de l'arrivée de l'air dans le conduit, la membrane de caoutchouc s'opposant au transport de l'air entre le parleur et l'auditeur.

B. **Cornets pour l'audition de loin**. — Pour entendre des sons venant d'une certaine distance, la conversation de plusieurs personnes, la voix d'un acteur, d'un prédicateur, on a recours à des appareils dont l'embouchure est largement évasée de façon à recueillir le plus de vibrations sonores possibles et dont le tuyau est assez court pour n'être pas encombrant. *Plus le pavillon est volumineux, plus l'appareil est efficace :* ses dimensions sont malheureusement limitées par la nécessité où l'on est de le rendre transportable. Aussi, bien que les inventeurs se soient ingéniés à en modifier la forme et le volume, on ne peut attendre de cette variété de cornets les mêmes services que des tubes acoustiques précédemment décrits.

Le type de ces instruments est **le cornet de Welgelt**. Il est constitué par une cloche parabolique ; les ondes sonores, rassemblées au foyer de la parabole, sont recueillies par une seconde cloche de même forme, mais plus petite, placée à l'intérieur de la première et à concavité tournée en sens inverse ; un ajutage conduit les sons de cette seconde cloche à l'oreille (fig. 37).

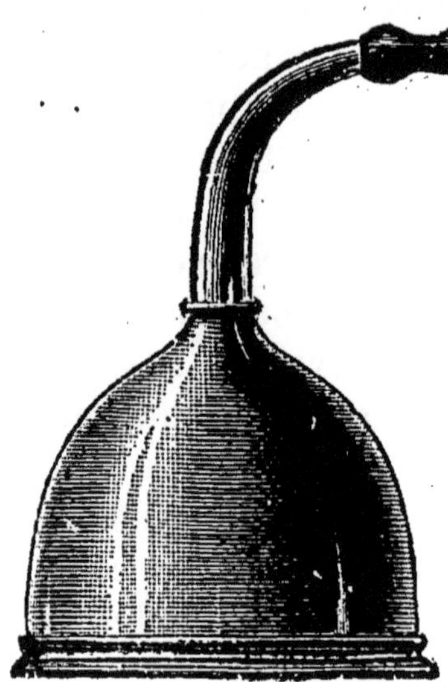

Fig. 37.
Cornet acoustique de Weigelt.

Le cornet de Burkhardt Merian est à peu près semblable. Il est composé également de surfaces paraboliques tournées l'une vers l'autre : mais, de plus, l'extrémité interne du tube conducteur des sons est munie d'une languette métallique, qui jouerait le rôle du tragus, en empêchant la déperdition des ondes sonores vers l'extérieur (fig. 38).

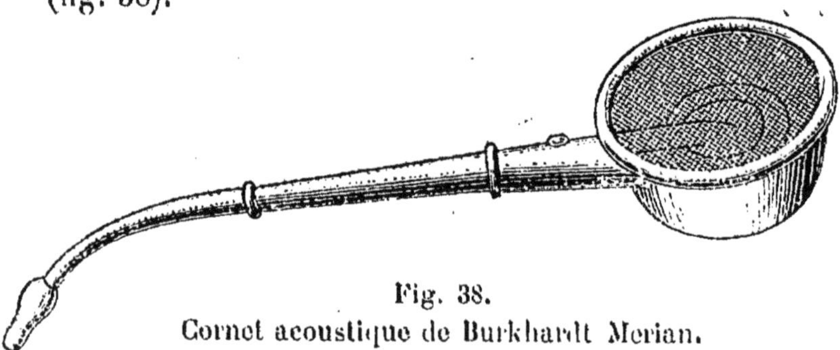

Fig. 38.
Cornet acoustique de Burkhardt Merian.

L'appareil d'Aschendorf est constitué par deux cloches d'inégale dimension, la plus grande recouvrant la plus petite. Soudées au niveau de leur bord libre, elles sont isolées dans toute l'étendue de leur surface par un espace intermédiaire rempli d'air. La cloche interne présente trois ou quatre fentes longitudinales à travers lesquelles les ondes sonores pénètrent jusque dans l'espace intermédiaire. La cloche externe s'élargit supérieurement en forme de coupole et est munie d'un embout très court qui s'adapte exactement au méat auditif.

Ces divers instruments ont deux inconvénients :

1° L'obligation qu'ils imposent au malade de les *tenir à la main* au contact de l'oreille : de là une fatigue sans cesse renouvelée. Pour remédier à cet inconvénient, on a proposé d'adapter à l'appareil un pied qui permette de le poser sur une table : c'est un expédient peu pratique et qui, en tout cas, n'est de mise qu'au domicile du malade.

2° Leur *volume considérable* : *a*) ils sont embarrassants et peu commodes à transporter ; *b*) ils sont choquants par leurs dimensions ; en attirant l'attention des personnes présentes, ils rendent au sourd son infirmité encore plus pénible.

Pour rendre les cornets *plus transportables*, on peut les fabriquer en une matière souple et flexible (cuir souple), qui permet de les plier et de les porter dans la poche, ou construire le tube de dégagement en deux ou trois segments rentrant l'un dans l'autre.

Pour les rendre *plus faciles à dissimuler*, on en réduit le volume ; c'est alors aux dépens de leur qualité : car les services qu'ils rendent sont d'autant moindres qu'ils sont plus petits. Ces appareils de petite taille peuvent se fixer au manche d'une canne ou d'un parapluie, pour l'usage des hommes, à un éventail, pour celui des femmes. Pour celles-ci encore, on construit de petits cornets acoustiques bigéminés qui s'enroulent autour de l'oreille et dont l'ouverture se dirige en avant ; ils se fixent automatiquement à l'aide d'un ressort qui réunit les deux cornets en

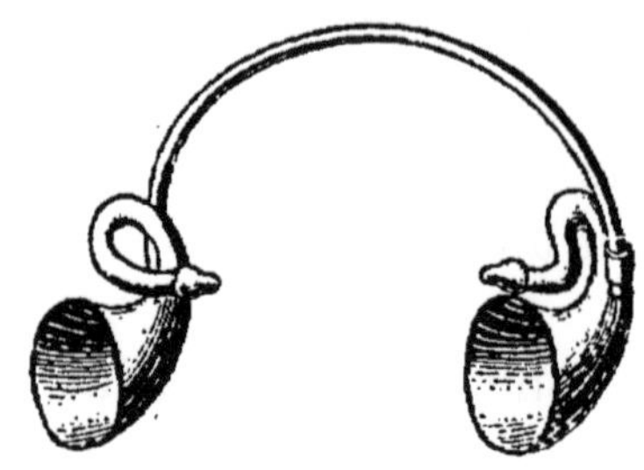

Fig. 39.
Cornets acoustiques bigéminés.

passant sur le sommet de la tête et peuvent être en partie cachés sous les cheveux (fig. 39).

Choix d'un cornet. — Il n'existe pas de règle fixe qui puisse guider dans le choix d'un cornet acoustique ; ce choix se fait *par tâtonnements* et non d'après des principes scientifiques, comme celui des lunettes. C'est que la surdité ne saurait être assimilée, comme on a voulu le faire, à la myopie. L'œil myope peut être sain et avoir conservé une acuité visuelle normale ; l'oreille sourde est malade et a perdu plus ou moins de son acuité auditive. Assimiler un cornet acoustique, qui conduit à l'oreille une plus grande quantité d'ondes sonores, à une paire de lunettes, serait supposer que celles-ci agissent en apportant à l'œil une plus grande quantité de lumière.

Les seuls **principes généraux** utiles à connaître sont les suivants.

a. Chez les malades atteints d'une surdité relativement modérée ou chez ceux qui ont des bruits subjectifs, il faut préférer *les instruments à faible réson-*

nance. On doit donc rejeter les appareils métalliques, car même lorsque leur pavillon est muni, ainsi qu'il l'est habituellement, d'un grillage fin destiné à amoindrir l'intensité du son et à augmenter sa netteté, celui-ci conserve toujours un éclat métallique désagréable.

b. Chez les personnes atteintes d'une surdité intense, chez les vieillards, chez les sourds qui entendent mieux dans le tumulte de la rue, en chemin de fer ou en omnibus et, en général, au milieu du bruit et des cris, il faut préférer *les appareils à forte résonnance*.

En dehors de ces principes, il est impossible de déterminer à l'avance le modèle de cornet acoustique qui fera mieux entendre un malade donné. Il faut que celui-ci essaie divers modèles, et, avant de s'arrêter à l'un d'eux, qu'il fasse usage pendant plusieurs jours et dans diverses conditions de ceux qui lui paraissent les meilleurs, afin de choisir définitivement celui qui lui rend le plus de services. Certains sourds ne trouvent aucun appareil qui améliore leur audition.

Ceux qui tirent bénéfice d'un cornet acoustique doivent s'en servir modérément : car ils arrivent à ne plus pouvoir s'en passer et, à la longue, l'éclat des vibrations sonores peut épuiser ce qui reste de leur sensibilité acoustique. Ils doivent donc en éviter l'usage prolongé ou répété. Il convient surtout d'être réservé dans son emploi, lorsque celui-ci augmente l'intensité des bruits subjectifs ou provoque des sensations douloureuses dans l'oreille, ainsi que cela arrive surtout dans les cas de lésion du nerf auditif.

2° AUTRES INSTRUMENTS. — On peut rapprocher des

cornets acoustiques les conques et les pavillons artificiels, les tubes sonifères et l'otophone.

Les **conques artificielles** sont destinées à élargir la surface de l'oreille externe, afin que celle-ci recueille une plus grande quantité d'ondes sonores ; on les maintient à l'aide d'un ressort ou d'un ru-

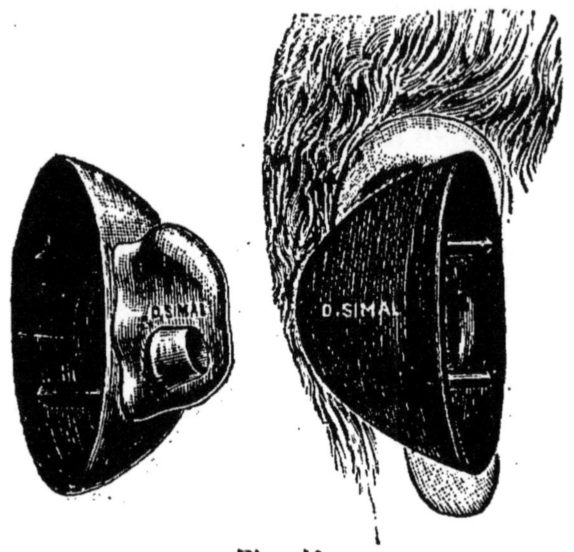

Fig. 40.
Conques artificielles.

ban (fig. 40). Hartmann a préconisé l'emploi d'une plaque de celluloïd incolore et transparent qu'on adapte au pavillon et qui agirait comme le creux de la main placée derrière l'oreille selon l'habitude de la plupart des sourds.

Les **tubes sonifères**, connus aussi sous le nom d' « Abrahams » sont de petits tubes en argent (fig. 41), courts, à section circulaire ou elliptique, qu'on introduit dans le conduit ; leur extrémité externe est dilatée en entonnoir et repose dans la conque. Ils ne sont utiles que dans le seul cas où les parois du conduit cartilagineux sont affaissées et empêchent l'accès des ondes sonores à la membrane ; ils remédient alors à ce collapsus.

L'**otophone de Webster** est un instrument de même ordre. Il a pour but de remédier à l'inclinaison défectueuse du pavillon accolé au crâne chez certaines personnes, soit en vertu d'une conformation naturelle, soit en vertu d'une déformation acquise par l'application prolongée d'un bandeau, d'un bonnet, d'une cornette. A l'état normal, l'angle sous lequel le pavillon se détache de la tête, est en moyenne de 40° ; pour le ramener à ce chiffre, Webster applique derrière le pavillon une plaque d'argent qui se moule sur la surface postérieure de celui-ci et le repousse en avant. L'instrument améliore l'audition, non seulement parce qu'il favorise la réflexion des ondes sonores vers le conduit, mais aussi parce qu'en rectifiant la position du pavillon, il permet au méat auditif, plus ou moins déformé et rétréci, de reprendre sa forme circulaire.

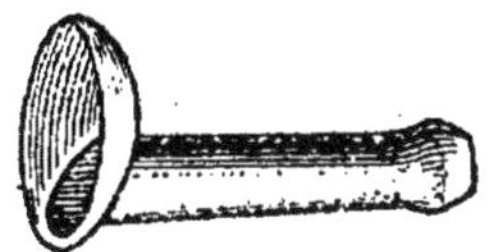

Fig. 41. Tube sonifère.

B. — Appareils améliorant la transmission ostéo-tympanale

En général, ces instruments sont d'une faible utilité pour les sourds. Ils renforcent surtout la transmission des sons musicaux par les os de la tête, mais, sauf de rares exceptions, n'améliorent que très peu la perception de la parole.

Le plus commun de ces instruments est l'**audiphone** encore appelé *ostéophone* (fig. 42). Il consiste en une plaque mince et flexible, d'ébonite ou de carton, de 30 centimètres de hauteur sur 25 centimètres de largeur. De forme quadrilatère, elle est fixée sur un manche à la façon d'un écran à main ou de certains éventails; des fils fixés au bord supérieur permettent de tendre la plaque en la rendant plus ou moins convexe en avant. L'instrument étant tenu par le manche, on en applique le bord libre sur les incisives supérieures; la face convexe est dirigée vers la source sonore. C'est surtout dans les théâtres et les concerts que cet instrument trouve des applications.

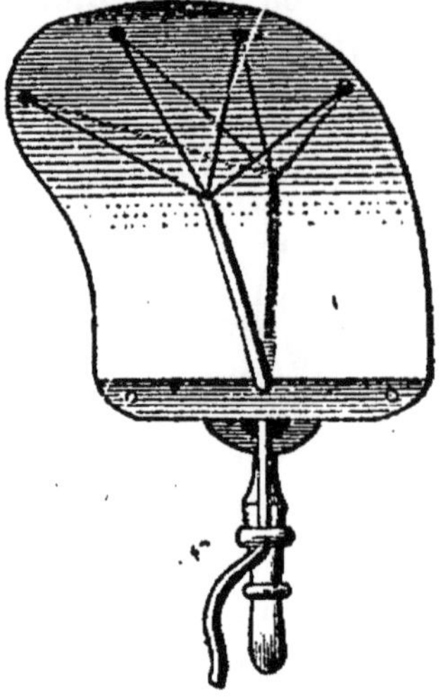

Fig. 42.
Audiphone.

Le **dentaphone**, dont le principe est analogue à celui du téléphone, est composé de deux parties; un récepteur et un transmetteur des ondes sonores. Le récepteur est un petit entonnoir en bois, dont la partie rétrécie est fermée par une mince membrane métallique susceptible d'entrer facilement en vibration. Le transmetteur est constitué par une plaque de bois réunie à la membrane métallique du récepteur par un fil de soie. Pour se servir de l'appareil, le sourd saisit la

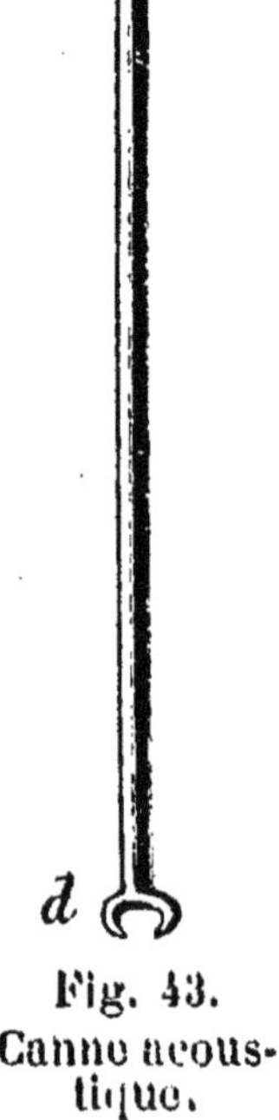

Fig. 43.
Canne acoustique.

plaque de bois entre ses dents et dirige l'ouverture du récepteur vers l'interlocuteur en tendant fortement le fil intermédiaire.

La **canne acoustique** ou *phoniphère de Palladino* est encore moins pratique que les instruments précédents. C'est une tige droite, en bois, de 50 à 80 centimètres de longueur, munie à chacune de ses deux extrémités d'une armature métallique : l'une (*l*), en forme de plaque concave, est destinée à être appliquée sur le larynx de celui qui parle ; l'autre (*d*), plus petite, est appuyée sur les dents ou l'apophyse mastoïde du sourd (fig. 43).

C. — Appareils améliorant a la fois la transmission aérienne et la transmission osseuse

Ils ont pour caractères communs d'être d'un faible volume et de se dissimuler dans l'intérieur du conduit. Ils ne renforcent pas seulement la conduction des vibrations aériennes ; ils transmettent leurs vibrations propres aux parois du conduit et au labyrinthe.

Ils sont de deux ordres : (*a* l'appareil de Politzer ; (*b* les tympans artificiels.

A. Appareil de Politzer. — Son principe repose sur cette remarque que le tragus forme au-devant de l'ouverture du conduit une saillie valvulaire, destinée à renvoyer vers le méat les ondes sonores réfléchies une première fois par la conque, et qui se perdraient hors de l'oreille sans la présence de cette paroi : c'est ainsi que le son est notablement renforcé lorsqu'on augmente la surface du tragus en plaçant derrière lui une petite plaque métallique, une plus grande quantité d'ondes sonores étant alors réfléchie de la conque dans le conduit.

Ce petit appareil a la forme d'un pavillon de cor de chasse ou encore de ces manches à vent qui servent à aérer les cales de navires. C'est un tube coudé à angle droit; sa petite extrémité est introduite dans le conduit ; sa partie évasée repose dans la conque, l'ouverture dirigée en arrière. L'appareil est construit de trois grandeurs différentes, afin qu'il puisse s'adapter à toutes les oreilles. On le fabrique, soit en verre transparent, soit, en caoutchouc durci vulcanisé, coloré en rose.

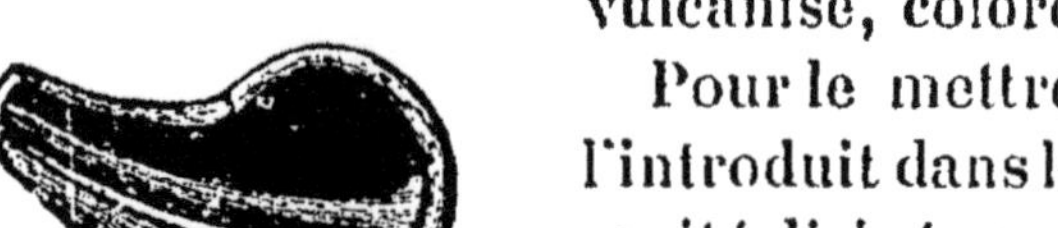

Fig. 44. Appareil de Politzer.

Pour le mettre en place, on l'introduit dans le méat, la concavité dirigée en haut : et c'est seulement lorsqu'il a pénétré dans le conduit qu'on lui fait exécuter un mouvement d'un quart de cercle sur lui-même, de façon que son ouverture soit dirigée vers la conque et rapprochée de celle-ci.

Afin de faciliter l'entrée des ondes sonores dans le conduit, on peut faire enlever le segment interne du tube sur un tiers de sa circonférence (fig. 44).

On remarquera que si, par sa disposition, l'appareil favorise la réflexion vers le conduit des vibrations provenant d'une source sonore située devant le visage du malade (théâtre, concert), il gêne, au contraire, l'apport des ondes sonores qui viennent de côté (conversation avec un voisin de table).

B. Tympans artificiels. — **1° Mode d'action.** Bien qu'ils soient surtout utilisés dans les cas où la membrane du tympan présente une perforation plus ou moins large, ce serait une erreur de croire, avec

Toynbee, qu'ils aient uniquement pour but et pour effet d'obstruer la perforation et de rétablir ainsi la résonnance de la caisse ; il est, en effet, des malades chez qui les tympans artificiels n'améliorent l'audition qu'à la condition de ne pas boucher complètement la perforation.

Leur mode d'action semble très complexe et n'est pas parfaitement élucidé. On a le choix entre les hypothèses suivantes :

a. L'action du tympan artificiel est due à la pression qu'il exerce sur les restes de la membrane, au refoulement des osselets dont les articulations relâchées se resserrent et dont le pouvoir de transmission se trouverait ainsi accru, que la perforation soit complètement ou incomplètement bouchée (Ehrardt).

b. Elle doit être rapportée moins à cette tension de la chaîne des osselets qu'à l'augmentatiou concomitante de la pression intralabyrinthique qui rendrait plus sensibles les extrémités du nerf auditif (Lucœ).

c. Ce n'est pas en refoulant les osselets en dedans qu'agit le tympan artificiel, mais, au contraire, en les faisant basculer en dehors par une pression exercée sur la courte apophyse du manche du marteau, située, comme on sait, au-dessus de l'axe de rotation, des osselets : la chaîne plus ou moins rétractée serait ramenée en dehors dans une position plus voisine de la normale (Knapp).

d. Ces différentes interprétations sont dénuées de valeur dans les cas où, la chaîne entière des osselets ou tout au moins l'étrier faisant défaut, la mise en place d'un tympan artificiel améliore l'audition. Pour ces cas, Berthold a imaginé l'explication suivante :

Les vibrations communiquées au reste de la membrane par le tympan artificiel sont transmises au labyrinthe par deux voies, l'une, indirecte, représentée par l'air de la caisse et les fenêtres labyrinthiques, l'autre, directe, constituée par l'anneau tympanal et les parois osseuses de la caisse. Or, la transmission doit se faire beaucoup mieux par la seconde de ces voies : d'une part, parce que les solides sont les meilleurs conducteurs du son ; d'autre part, parce que les vibrations sonores s'affaiblissent en passant d'un milieu dans un autre, c'est-à-dire, dans le cas présent où nous supposons l'absence de l'étrier, en se transmettant de la membrane à l'air de la caisse et de celui-ci à la paroi labyrinthique. L'anneau tympanal jouerait donc un rôle capital dans la restitution de l'audition après application d'un tympan artificiel.

2° Description et mode d'emploi. — Il existe une variété infinie de tympans artificiels. Les plus usités peuvent être classés en deux groupes principaux suivant qu'ils sont constitués par une *boulette de coton* ou par une *membrane*.

1° Tympans artificiels en coton. — Le procédé le plus ancien et le plus simple a été indiqué par Yearsley en 1848. Il consiste dans l'introduction d'un petit tampon d'ouate hydrophile, modérément serré, sphérique, fusiforme ou discoïde, qu'on pousse dans le conduit jusqu'au contact des bords de la perforation. La boulette ou le disque de coton est préalablement imprégné d'un mélange à parties égales de glycérine et d'eau boriquée, ou bien de vaseline. Ce simple appareil peut être introduit par le médecin ou par le malade lui-même.

a. *Introduction par le médecin.* — Le médecin introduit la boulette de coton sous le contrôle du miroir à l'aide d'une pince ou mieux avec un stylet avec lequel il la pousse jusqu'au contact de la perforation, ou de l'étrier, si celui-ci est mis à nu par une vaste destruction de la membrane. Il l'y enfonce plus ou moins, jusqu'à ce que l'épreuve de l'ouïe lui montre que le maximum d'amélioration est obtenu : ce n'est que par tâtonnements que l'on trouve la situation la plus favorable à l'audition. La boulette tient en place d'elle-même ; on a conseillé de la fixer sur la membrane au moyen d'une couche de collodion ; cette précaution est, d'ordinaire, inutile, et, de plus, elle rend l'extraction de la boulette plus difficile.

b. *Introduction par le malade.* — Le malade arrive souvent à introduire lui-même la boulette de coton en la poussant avec une tige de bois ou une aiguille à tricoter ; certains sourds acquièrent dans cet exercice une grande habileté et la placent beaucoup plus aisément et plus rapidement que le médecin au point voulu. Ils ont beaucoup mieux la notion du degré de pression nécessaire : considération importante, car un excès ou une insuffisance de pression sur le reste de la membrane peut empêcher l'action utile du tympan artificiel. On peut faciliter au malade cette introduction par les divers artifices suivants :

1° Passer un fil de soie dans la boulette de coton et introduire ce fil soit dans un petit tube métallique très fin, soit dans l'œillet terminal d'un stylet construit à cet usage (Gruber). La boulette fixée à l'extrémité du tube ou du porte-coton, à l'aide d'une traction exercée sur le fil, est introduite dans le conduit; lorsqu'elle est mise en place, le fil est abandonné à lui-même et l'instrument introducteur est retiré. Le fil est coupé au ras du méat.

2° Fixer la boulette de coton dans une petite pince métallique longue de 3 centimètres et dont les branches sont maintenues rapprochées par un anneau mobile (Hassenstein). La pince reste en place dans le conduit avec le coton.

3° Confectionner une boulette de coton munie d'une mince queue de 3 centimètres de long autour de laquelle on enroule un fil ; pour donner plus de consistance à cet appendice, qui servira à introduire la boulette, l'imprégner de cire liquide (Hartmann).

4° Enrouler du coton autour d'un mince fil d'argent recourbé à l'une de ses extrémités, de façon à donner à l'appareil la forme précédente (Delstanche).

On enlève le tympan artificiel comme on l'a introduit, soit à l'aide d'une pince, soit en saisissant entre le pouce et l'index l'extrémité du fil de soie ou de métal visible au niveau du méat.

2° Tympans artificiels membraneux. — Ils ont pour type *le tympan de Toynbee*. C'est une petite plaque circulaire et mince de caoutchouc, de 6 à 7 millimètres de diamètre, portant fixée en son centre et perpendiculairement à sa surface un fil d'argent de la longueur du conduit ; pour que la plaque reste fixée à l'extrémité du fil, elle est serrée à son milieu entre deux petits anneaux formés par le fil d'argent roulé en spirale double à son extrémité (fig. 45). Il convient de donner à la plaque une inclinaison correspondante à celle de la membrane du tympan. Si elle est trop grande, on la rogne avec des ciseaux ;

on la réduit ainsi jusqu'à ce que l'amélioration de l'ouïe soit notable. Il faut parfois lui donner des dimensions inférieures à celles de la perforation pour lui permettre de pénétrer jusque dans la caisse.

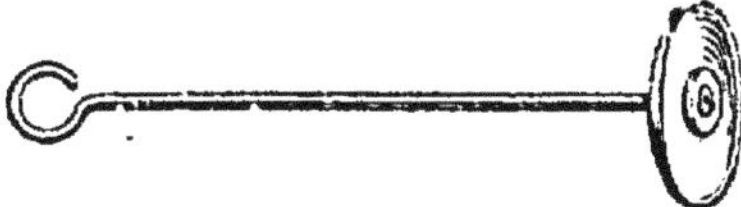

Fig. 45.
Tympan artificiel de Toynbee.

La plaque doit être humectée avant son introduction.

L'instrument primitif de Toynbee a été modifié de diverses façons :

a. En remplaçant la tige métallique par un tube de caoutchouc de 2 millimètres de diamètre dans lequel on peut introduire un stylet boutonné servant à l'introduction (Lucæ) ;

b. En substituant au disque membraneux un fragment de tube de caoutchouc, obtenu en découpant dans les parois d'un tube de 2 à 3 millimètres

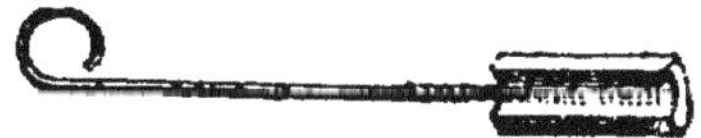

Fig. 46.
Tympan artificiel économique.

d'épaisseur un morceau de 5 millimètres de long, dont l'une des extrémités est transfixée par un fil métallique qui servira à l'introduire (fig. 46). C'est un tympan artificiel économique ;

c. En supprimant la tige introductrice. L'appareil peut alors être constitué par une simple lamelle de caoutchouc (Hinton), par un petit disque de papier

(Blake), par un morceau de taffetas arrondi (Hartmann), qu'on introduit par le procédé du fil.

Les tympans artificiels, quels qu'ils soient, mais surtout les tympans membraneux, constituent de véritables *corps étrangers* qui irritent le conduit, la membrane et la muqueuse de la caisse ; aussi convient-il d'être très prudent dans leur emploi. Au début, le fond de l'oreille doit être progressivement habitué au contact de l'appareil : à cet effet on ne le

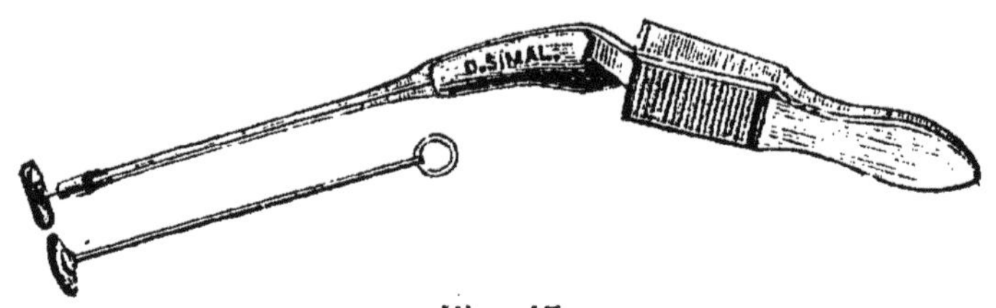

Fig. 47.
Pince pour introduire le tympan artificiel.

fera porter, selon la recommandation de Politzer, que pendant une demi-heure, les quatre ou cinq premiers jours ; on augmentera ensuite peu à peu la durée du séjour dans l'oreille, sans jamais dépasser cinq ou six heures. L'idéal, difficilement réalisable il est vrai, serait que le malade n'introduisît l'appareil qu'au moment de converser avec une autre personne. Il doit, en tout cas, le retirer avant de se coucher ; il le nettoiera chaque matin avant de le remettre en place, s'il s'agit d'un tympan membraneux ; il le renouvellera chaque jour, si c'est un tympan de coton. Enfin, après un usage prolongé de l'appareil, il est bon d'en suspendre de temps en temps l'application pendant plusieurs jours.

[Nous parlerons, dans une autre partie de cet

ouvrage, des tentatives faites pour obturer les perforations tympaniques à l'aide de lambeaux cutanés ou de membranes coquillères d'œuf (greffes tympaniques).]

3° **Effets thérapeutiques.** — 1° **Effets utiles.** — Le degré d'amélioration de l'audition est très variable.

Il peut être surprenant, au point qu'un malade dont on ne pouvait se faire entendre qu'en criant dans l'oreille, devient apte à percevoir la voix chuchotée à plus d'un mètre : mais c'est là l'exception, la grande exception.

Sans éprouver un changement aussi radical, un certain nombre de malades accusent cependant une amélioration notable ; leurs relations de tête à tête sont facilitées, et le tympan artificiel leur permet de conserver des fonctions exigeant une certaine acuité auditive. Cette amélioration persiste parfois quelques heures après la suppression de l'appareil. On l'a vue se produire dans des cas où il n'existait pas de perforation tympanique.

Dans la majorité des cas, la membrane artificielle n'est d'aucun secours pour l'audition.

2° **Effets nuisibles.** — Ils sont de deux ordres, et consistent soit en une *augmentation de la surdité*, soit en *phénomènes d'irritation*. Ces derniers se traduisent par :

a. Le retour d'une suppuration arrêtée depuis plus ou moins longtemps, la tuméfaction de la muqueuse de la caisse, le développement de granulations, etc.

b. Des bruits subjectifs et parfois des vertiges ;

c. Des douleurs affectant la forme de névralgies

auriculaires ou dentaires, une sensation de pression, de pesanteur extrêmement désagréable dans l'oreille ;

d. Des troubles du goût, de la salivation, dus à l'irritation de la corde du tympan.

Ces troubles sont surtout provoqués par les tympans membraneux ; la boulette ou le disque d'ouate est beaucoup mieux supporté. Les membranes artificielles à tige métallique présentent en outre un inconvénient particulier : à chaque mouvement de la mâchoire, pendant la conversation ou la mastication, la tige donne lieu à une crépitation métallique très pénible.

4° Indications et contre-indications. — 1° **Indications.** — L'application d'un tympan artificiel peut être essayée dans les cas où il existe une surdité bilatérale et prononcée, liée à une destruction considérable de la membrane ou des osselets et où il n'y a que peu ou pas de sécrétion. Bien qu'il n'y ait pas de règle absolue à cet égard, on peut s'attendre à un résultat favorable chez les malades qui entendent mieux après l'instillation de quelques gouttes de liquide ou l'insufflation d'une poudre dans l'oreille.

2° **Contre-indications.** — Il convient de s'abstenir de cette application ou d'y renoncer après un court essai :

a. Lorsque la surdité est unilatérale, car l'amélioration obtenue est négligeable relativement au degré d'acuité auditive de l'oreille saine ;

b. Chez les enfants et les adultes maladroits, qui sont incapables d'introduire et de retirer eux-mêmes le petit appareil ;

c. Dans les cas où l'appareil provoque l'un des phénomènes irritatifs précédemment signalés.

Comme conclusion à cette étude sur les divers instruments imaginés pour améliorer l'audition, on peut dire que tous sont imparfaits ou défectueux. L'idéal serait, semble-t-il, de construire, d'après les principes du *microphone*, un instrument facile à dissimuler dans le conduit ou à son voisinage immédiat, et permettant aux sourds, qui n'ont pas encore perdu toute sensibilité acoustique, d'entendre à peu près normalement. Cet instrument est encore à trouver.

THÉRAPEUTIQUE SPÉCIALE

OTHÉMATOME

Abandonné à lui-même, l'othématome guérit généralement ; parfois il reste stationnaire ; exceptionnellement il suppure.

Le plus souvent, il *guérit spontanément* dans l'espace de quelques semaines : mais il peut alors laisser, comme traces indélébiles, une déformation du pavillon, tantôt légère, tantôt très marquée, résultant de l'épaississement, de l'atrophie ou du recoquevillement du cartilage.

Exceptionnellement, et seulement lorsqu'il résulte d'un traumatisme violent suivi d'une vive réaction inflammatoire, il *suppure ;* la guérison spontanée est alors compromise, et la déformation consécutive est encore plus considérable (perte de substance, perforation, etc.).

Pour ces deux raisons, danger habituel de déformation, danger rare de suppuration, il y a intérêt à surveiller l'évolution de l'hématome et à intervenir à temps.

Traitement. — **1° Au début,** lorsqu'on voit l'hématome au moment de son apparition ou dans les jours qui suivent, l'**expectation** est de règle, car on peut en espérer la résorption spontanée.

S'il y a de la douleur et une réaction inflammatoire dues au traumatisme (soufflet, coup de poing), on applique des *compresses froides* ou des sachets de glace sur le pavillon pendant les premiers jours ; puis, dès que les phénomènes douloureux ont disparu, on fait des applications résolutives d'eau blanche ; ultérieurement, on agit comme vis à vis d'un hématome non douloureux.

2° **Plus tard**, si au bout de trois ou quatre semaines la tumeur n'a pas de tendance à diminuer de volume, on interviendra par l'un des moyens suivants.

a. Essayer d'abord du **massage** méthodique, qu'on répétera deux ou trois fois par jour pendant un quart d'heure. Dans l'intervalle des séances de massage, on fera un *pansement compressif* en plaçant une première couche d'ouate entre le pavillon et la paroi cranienne, une seconde couche à la face externe du pavillon, et en fixant ces deux couches à l'aide de tours de bandes circulaires passant au-devant du front et derrière la nuque.

Le massage doit être fait avec une certaine prudence et une grande légèreté de main, sinon il risque d'être plus nuisible qu'utile ; en effet : α) si l'hématome est d'origine traumatique, les tissus profonds ont été touchés, le cartilage a pu être fracturé, et un massage trop énergique peut ramener l'hémorragie ; β) si l'hématome est spontané, il faut craindre l'existence de troubles trophiques et l'abaissement de vitalité des tissus ; des frictions trop vigoureuses, une compression trop forte peuvent favoriser le sphacèle des téguments ou la nécrose du cartilage.

b. Si le massage échoue, vider la poche au moyen d'une **ponction aspiratrice** faite avec une antisepsie rigoureuse, et appliquer un *pansement compressif* pour empêcher autant que possible la reproduction du liquide. Lorsqu'on ponctionne à une époque encore rapprochée du début de l'hématome, c'est du sang que l'on retire ; mais, à une période plus éloignée, c'est de la sérosité plus ou moins jaune et claire, les globules sanguins étant emprisonnés dans un caillot qui se dépose dans la cavité et qui tôt ou tard se résorbe. Malgré le pansement compressif, le liquide se reproduit habituellement, et l'on est forcé de répéter la ponction à plusieurs reprises.

Lorsque, malgré des ponctions répétées, la tumeur se reforme, on est autorisé à essayer d'une *injection iodée*, selon la méthode employée dans les hydrocèles.

c. S'il est impossible d'obtenir la guérison par ces moyens, il reste comme dernière ressource à **inciser largement la tumeur** ; on vide ensuite son contenu, on curette ses parois et on suture les lèvres de la plaie de façon à obtenir une réunion par première intention ; un pansement compressif recouvre le pavillon. Pour éviter plus sûrement la reproduction de l'exsudat, quelques auteurs conseillent de comprendre dans les points de suture le périchondre et le cartilage sous-jacent, en ayant soin toutefois de ne pas traverser les téguments de la face opposée du pavillon.

3° **Lorsque l'hématome suppure**, il faut, *sans essayer d'autre traitement*, l'**inciser**, cureter ses parois et tamponner la cavité à la gaze iodoformée, sans faire de suture. Si l'on trouve au fond de la plaie des points de cartilage nécrosés, on doit attendre leur élimination spontanée ou *réséquer* la portion de cartilage malade, avant de laisser la plaie se refermer : sinon, l'on s'expose à l'établissement d'une fistule persistante.

BOUCHONS DE CÉRUMEN

L'extraction des bouchons de cérumen est le triomphe de l'otologie ; et cela pour deux raisons : d'abord, parce qu'elle amène d'ordinaire, mais cependant pas toujours, une guérison immédiate ; ensuite, parce que la reconnaissance pour le service rendu est proportionnelle à l'inquiétude toujours vive que font éprouver au malade une surdité et des bourdonnements à développement brusque ou rapide. L'opération est à la portée de tous, puisqu'elle consiste en une simple irrigation. Il ne faudrait pas cependant, sous prétexte que cette affection est banale et que le traitement en est facile, que tout médecin se crut autorisé à pousser force injections dans les oreilles de ses malades, ainsi que cela se fait trop souvent, chaque fois ceux-ci se plaignent de troubles auriculaires. Pour facile qu'elle soit à faire et plus encore à prescrire, une injection dans l'oreille ne constitue pas, contrairement à l'opinion courante, une intervention anodine ; gardez-vous de croire que si elle ne fait pas de bien, elle ne fera pas de mal : des vertiges, des bourdonnements durables, le réveil d'une ancienne suppuration tarie, une poussée d'eczéma ou de furoncles sont des méfaits dont on peut plus d'une fois accuser une injection intempestive.

Donc avant de pratiquer une irrigation dans le

conduit pour en chasser un bouchon hypothétique, *assurez-vous que celui-ci existe.*

Deux points sont à élucider préalablement :

1° Y a-t-il un bouchon de cérumen? — Rien de plus facile à déterminer si vous voulez vous donner la peine d'interroger le malade et de regarder dans son oreille.

a. **L'histoire du malade** sera conforme à l'un des deux types suivants.

α) Depuis quelques semaines ou quelques mois au plus, le malade est devenu sourd de l'une des oreilles ou des deux ; il n'entend plus sa montre qu'au voisinage du pavillon en l'appliquant contre celui-ci. Il ne saurait préciser le début de cette surdité, et il est surpris d'être devenu si sourd en aussi peu de temps. Ici rien de bien particulier qui puisse faire soupçonner la présence du cérumen.

β) Beaucoup plus précieuses sont les indications fournies par le malade lorsqu'il raconte, et c'est le cas habituel, l'histoire que voici. Le matin, la veille, l'avant-veille, à telle heure, en faisant sa toilette, en descendant une marche d'escalier, au moment où il sortait du bain, en baîllant, il est devenu subitement sourd d'une oreille. En même temps sont apparus des bruits subjectifs qui persistent encore : c'est un bruit insupportable de coquillage, de vent dans les arbres, d'eau qui va bouillir ; c'est aussi une sensation de plénitude dans l'oreille sourde. Lorsque le malade parle, sa voix retentit si fortement dans l'oreille qu'il en est étourdi ; quand il marche, il éprouve un peu d'incertitude, comme une ébauche de vertige.

Cette brusquerie du début des accidents, qu'on

peut être surpris de voir caractériser une affection à développement aussi lent que l'est un bouchon de cérumen, trouve une explication facile. Tant que l'obstruction du conduit n'est pas complète, les ondes sonores trouvent un accès vers la membrane ; si réduit que soit l'espace qui permet cet accès, l'audition n'est pas diminuée d'une manière appréciable. Cet espace vient-il a être comblé, soit que l'amas du cérumen se déplace sous l'influence d'une secousse, soit qu'il se gonfle par l'absorption d'une petite quantité d'eau introduite dans l'oreille, la transmission aérienne du son est supprimée et la surdité apparaît ; à la diminution de l'ouïe s'ajoutent des bourdonnements et parfois des vertiges, si le bouchon refoulé ou tuméfié exerce une pression sur le tympan.

Ainsi comprend-on l'importance diagnostique de ce début brusque des troubles auriculaires ; seules quelques obstructions de la trompe d'Eustache, et surtout certaines lésions labyrinthiques, peuvent donner lieu à des symptômes analogues.

b. Le bouchon de cérumen étant soupçonné, il vous faut en **constater la présence.** S'il occupe l'entrée du conduit et si le méat auditif est assez large, vous pourrez le voir sans le secours d'un speculum. Le malade étant placé près d'une fenêtre, l'oreille sourde tournée du côté du jour, tirez le pavillon en haut et en arrière pendant que vous écartez le tragus de l'autre main ; vous apercevrez dans le conduit une masse jaune, brune ou noirâtre, mate ou brillante, obstruant sa lumière.

Si vous ne distinguez pas d'amas de cérumen dans la portion du conduit ainsi accessible à la vue, prenez un miroir frontal et un speculum et explorez l'oreille à la lumière du jour, un éclairage artificiel étant le plus souvent inutile ; vous découvrirez alors dans la partie profonde du conduit le cérumen vainement cherché à son entrée.

Explorez toujours les deux oreilles, même si le malade ne se plaint que d'une seule.

Le toucher avec le stylet vous apprendra la *consistance* du bouchon, rarement tout à fait molle, le plus souvent ferme, parfois osseuse ou pierreuse, selon le degré de dessication de la masse. Cette notion est indispensable au traitement.

2° Quel est l'état de l'oreille derrière le bouchon de cérumen ? — La solution de cette question présente une importance capitale au double point de vue du traitement et du pronostic.

a. *Au point de vue du traitement*, parce que si l'oreille a été précédemment le siège d'une inflammation suppurative, il faudra être prudent dans le seringage de crainte de ramener un écoulement ;

b. *Au point de vue du pronostic*, parce si vous savez à l'avance que l'oreille moyenne ou l'oreille interne ne sont plus normales, vous pouvez annoncer au malade qu'il ne recouvrera vraisemblablement pas l'audition d'une manière complète après l'extraction du cérumen.

Pour résoudre la question, deux moyens sont à votre disposition :

1° **Interrogez le malade**, *a*) sur l'état antérieur de son audition ; *b*) sur l'existence antérieure d'un écoulement purulent.

2° **Cherchez, à l'aide du diapason**, l'état de la conductibilité osseuse de votre malade et comparez-la à celui de sa conductibilité aérienne. Cette recherche, dans le cas présent, ne pourra rien vous apprendre sur l'état de l'oreille moyenne, mais vous renseignera du moins sur celui du labyrinthe.

S'il s'agit d'un malade jeune et indemne de toute lésion labyrinthique, voici ce que vous constaterez : le tic-tac de la montre ou le son du diapason, non perçu ou à peine perçu quand l'instrument est approché du méat auditif, sera distinctement entendu quand l'instrument sera appliqué sur l'apophyse mastoïde et inversement (*résultat négatif de l'expérience de Rinne*) ; d'autre part, appliqué sur le vertex, il sera perçu d'une façon plus nette et plus forte du côté sourd (*Weber latéralisé du côté sourd*). Ces signes vous permettront d'éliminer l'hypothèse d'une lésion concomitante de l'oreille interne. Chez les vieillards, dont la perception osseuse est toujours plus ou moins mauvaise, ces expériences ont une moindre valeur.

Selon Von Tröltsch, des lésions de la caisse ou du labyrinthe préexistent au bouchon de cérumen *dans le tiers des cas*.

TRAITEMENT. — Avant de le commencer, prévenez le malade, afin de ne pas lui préparer une désillusion : 1° qu'il est possible que le cérumen ne puisse être extrait séance tenante, car, mou à la surface, il peut être très dur et très adhérent dans la profondeur ; 2° qu'il n'est pas absolument certain qu'une fois le bouchon sorti, les troubles auriculaires disparaîtront immédiatement.

Deux cas sont à considérer selon la consistance du cérumen :

A. S'il est *mou*, on pourra l'enlever immédiatement.

B. S'il est *dur*, il conviendra de le mollir préalament.

A. — Extraction immédiate du bouchon mou

1° Instruments. — Le seul instrument autorisé est la **seringue** chargée d'eau tiède pure ou additionnée d'une petite quantité de bicarbonate de soude (10 gr. pour un litre).

Les autres instruments : stylets, pinces, etc., sont absolument proscrits. Ils sont : a) *inutiles* dans les mains de l'otologiste ; b) *dangereux* dans celles des non-otologistes ; les plus timides parmi ces derniers n'échappent guère au danger d'érailler avec ces instruments les parois du conduit (d'où : furoncles, otite externe traumatique) ; les plus hardis blessent ou perforent la membrane tympanique (d'où : otite moyenne purulente, bourdonnements, vertiges, etc.).

2° Technique. — Elle a été indiquée à propos du lavage de l'oreille (voy. p. 89). Les remarques suivantes trouvent cependant place ici.

L'injection ne doit pas être poussée perpendiculairement au centre du bouchon, car ce dernier serait ainsi refoulé contre la membrane du tympan ; le jet doit être dirigé *tangentiellement* à l'une des parois du conduit et de préférence le long de la paroi postéro-supérieure. De cette façon, l'eau s'insinue entre la paroi et le bouchon qu'elle décolle, passe en arrière de celui-ci et le refoule ensuite de dedans en dehors en refluant elle-même vers le méat. S'il convient de choisir la paroi postéro-supérieure pour y diriger le jet, c'est parce qu'ainsi le liquide aborde la membrane du tympan moins perpendiculairement et la traumatise peu.

On doit injecter les premières gouttes avec une grande douceur et s'enquérir immédiatement de l'*existence* ou de la *non-existence du vertige*.

a. *S'il y a du vertige*, celui-ci pourra être léger ou intense; α) dans le premier cas, il suffira de faire fermer les yeux au malade; β) dans le second cas, le patient devra immédiatement s'étendre sur un plan horizontal (canapé, parquet); vous lui donnerez de l'éther à respirer; si ces soins ne suffisent pas à faire disparaître le vertige, vous ferez une raréfaction d'air énergique dans le conduit à l'aide du speculum de Siegle, ou d'une poire de Politzer préablement vidée.

b. *S'il n'y a pas de vertige*, vous augmenterez progressivement la pression du jet, sans cependant dépasser un certain degré, au delà duquel le vertige se produirait sûrement quelle que puisse être la tolérance du malade.

N'usez jamais de violence, quelle que soit l'adhérence du bouchon ; multipliez plutôt le nombre des injections; videz cinq, six, huit seringues de suite.

Cela fait, le bouchon *sort* ou ne *sort pas*.

a. **Si le bouchon sort**, c'est généralement sous l'aspect d'une bouillie brunâtre ou en fragments dissociés ; la quantité de cérumen ainsi chassée est parfois surprenante, mais elle peut également être relativement minime ; aussi, dès qu'une certaine quantité de matière est sortie, faut-il examiner l'oreille afin de ne pas s'exposer à multiplier inutilement les injections quand le conduit est déjà entièrement libre.

b. **Si le bouchon ne sort pas**, il est inutile d'insister : le cérumen est trop dur ou trop adhérent. *Il* *faut le ramollir* avant de faire une nouvelle tentative d'extraction. En augmentant outre mesure la pression du liquide injecté, vous courez deux dangers : 1° celui de déterminer une *plaie du conduit ou de la membrane* en arrachant brusquement un bouchon adhérent ; de là de petites hémorragies, une otite externe, une myringite plus ou moins intense ; 2° celui de provoquer une *commotion du labyrinthe*, un véritable traumatisme à distance de l'oreille interne, qui, chez les sujets nerveux surtout, peut être accompagné et suivi de troubles fonctionnels graves et durables.

B. — Ramollissement préalable du bouchon dur

Il existe deux procédés pour ramollir un bouchon de cérumen, l'un *extemporané*, mais d'effet incertain, l'autre, *lent et progressif*, d'action certaine.

a. **Si vous êtes pressé**, si le malade tient à être débarrassé séance tenante, essayez du ramollissement immédiat en instillant dans le conduit dix à quinze gouttes d'*eau oxygénée* tiède ; laissez agir la solution pendant une demi-heure au moins et faites ensuite une irrigation expulsive ; mais, si vous échouez, force vous sera de recourir au procédé lent.

b. **Si vous n'êtes pas pressé**, prescrivez au malade de prendre trois fois par jour un bain d'oreille de dix minutes de durée avec la solution suivante préalablement tiédie :

Carbonate de soude	0,50 centig.
Glycérine . . . . }	ãã 10 gr.
Eau. . . . . }	

Dans l'intervalle des bains, l'entrée du conduit sera fermée avec un tampon d'ouate *non hydrophile*.

Il importe de ne pas laisser ignorer au malade que, par suite de l'imbibition et du gonflement du bouchon, ce traitement aura probablement pour effet de provoquer un accroissement momentané de la surdité et des bourdonnements.

Au bout de quarante-huit heures, on fera une injection avec toutes chances de succès ; si cependant le cérumen n'était pas encore ramolli, il n'y aurait qu'à continuer les instillations encore pendant deux jours.

Le bouchon sort alors, soit en masse, soit en fragments ; lorsqu'il se présente en masse non dissociée au méat, il peut s'y enclaver et avoir peine à en être expulsé par le seul effet de l'injection : on est autorisé, mais seulement dans ce cas particulier, à saisir avec une pince la partie qui est déjà dégagée pour extraire le bouchon dans son entier.

C. — Soins consécutifs

Ces soins sont de deux ordres. Les uns sont *indispensables* dans tous les cas ; les autres sont *subordonnés* à l'état de l'oreille et de l'audition.

1° Soins indispensables. — Ils consistent : *a*) à *sécher l'oreille* comme après toute injection ; *b*) à *fermer le méat* avec un tampon d'ouate, que le malade gardera pendant quarante-huit heures et qu'il enlèvera définitivement au bout de ce temps le soir en se couchant. Cette précaution a un double but : α) elle préserve l'oreille, déshabituée du contact de l'air, de l'arrivée facile de ce dernier ; or, en hiver surtout, l'air froid pourrait, dans ces conditions, amener une inflammation du conduit, de la membrane ou même de la caisse; β) elle protège l'oreille contre les bruits extérieurs qui l'impressionneraient désagréablement en raison de l'hyperesthésie momentanée dont elle est le siège, comme l'est tout organe rendu subitement à ses fonctions.

2° **Soins complémentaires,** d'une utilité contingente.

1° **L'examen de l'oreille** pratiqué après l'extraction du cérumen, pourra vous révéler l'existence de diverses altérations, dont les unes seront indépendantes de la présence du bouchon et antérieures à lui, dont les autres seront liées au contraire à l'obstruction cérumineuse.

Les plus communes de ces dernières, les seules dont nous ayons à nous occuper ici, sont les suivantes.

a. Rougeur du fond du conduit et de la membrane qui sont plus ou moins injectés : cette congestion n'est pas l'indice d'un état inflammatoire ; elle résulte du traitement et disparaît spontanément en quelques heures. *b.* Rougeur accompagnée d'une légère desquamation furfuracée des diverses parois du conduit et rappelant l'eczéma sec avec démangeaison ; vous devez traiter ces lésions comme un eczéma, en faisant verser matin et soir dans l'oreille cinq gouttes d'*huile mentholée au* 1/40e, ou en prescrivant des badigeonnages avec de l'*huile goudronnée au* 1/10e pendant les jours qui suivront l'extraction du cérumen. *c.* Enfoncement plus ou moins marqué de la membrane avec atélectasie de la caisse. enfoncement mécanique dû à la pression exercée par le bouchon ou même par le jet de la seringue ; l'indication est alors de donner une douche d'air pour rétablir la même pression sur les deux faces de la membrane.

2° **L'examen de l'audition** sera de son côté une source d'indications thérapeutiques. Il vous apprendra :

a) Que l'audition est redevenue normale : le malade accuse un soulagement immédiat et complet. *b*) Que l'ouïe est notablement améliorée, mais que le soulagement n'est pas complet ; il reste quelques bruits subjectifs et une sensation de gêne dans l'oreille. Ne vous hâtez pas d'intervenir ; ces troubles disparaissent le plus souvent d'eux-mêmes au bout de quelques heures ou de quelques jours ; ils résultent soit de la congestion de l'oreille consécutive aux irrigations, soit de l'enfoncement de la membrane signalée plus haut. Ne recourez à la douche d'air que s'ils persistent plus de deux ou trois jours. *c*) Que l'audition n'est pas sensiblement améliorée ; c'est qu'il existe une autre lésion à déterminer : atrophie de la membrane produite par un cérumen qui pressait depuis de longues années sur elle ; otite moyenne chronique, perforation ou cicatrice de la membrane, affection de l'oreille interne, etc.

D. — Traitement prophylactique

Les récidives sont fréquentes. Pour les prévenir, il faut combattre la cause qui favorise l'accumulation du cérumen. Cette cause peut relever d'une hygiène défectueuse ou d'un état pathologique.

1° **Causes hygiéniques.** — Le cérumen peut s'accumuler dans le conduit ;

a. Tantôt en raison de soins de propreté trop rares ou incomplets ;

b. Tantôt en dépit des soins de toilette les plus réguliers et les plus constants, chez des personnes qui n'extraient qu'une partie du cérumen de leur oreille et refoulent le reste inconsciemment dans le fond du conduit. Cet accident arrive surtout à ceux qui se servent, pour nettoyer, l'oreille d'un instrument trop volumineux, par exemple d'un coin de serviette enroulé en tortillon ou d'une petite éponge montée sur un manche. Pour l'éviter, conseillez à vos malades l'usage du cure-oreille en ivoire recouvert d'un linge fin et mouillé; mais n'oubliez pas de leur recommander d'agir avec prudence, afin de ne pas blesser les parois de leur conduit. Un petit tampon d'ouate hydrophile monté sur une allumette et imbibé d'eau de Cologne est un instrument plus inoffensif.

2° **Causes pathologiques**. — Elles sont de deux ordres; c'est : *a*) tantôt une *étroitesse* ou une courbure excessive du conduit; *b*) tantôt une véritable *hypersécrétion* cérumineuse.

Aux malades atteints de l'une de ces anomalies faites faire tous les mois une injection de propreté, précédée ou non de l'instillation de quelques gouttes de glycérine boratée (à 1/50) ou d'huile de vaseline, versées deux ou trois soirs de suite dans le conduit; le lavage sera suivi d'un séchage soigneux. Il n'y aurait de contre-indication à ce traitement préventif que s'il existait une perforation non fermée de la membrane, trace d'une otite moyenne suppurée antérieure que les injections seraient susceptibles de réveiller.

BOUCHONS ÉPIDERMIQUES

Tandis que les bouchons de cérumen sont relativement aisés à extraire, les bouchons épidermiques, moins communs, ne peuvent être enlevés qu'avec beaucoup de difficultés.

Ils sont constitués par une masse blanchâtre ou grise, de consistance ferme, dont la structure lamelleuse rappelle celle des cholestéatomes de l'oreille moyenne : ils sont formés, en effet, de couches concentriques de cellules épidermiques détachées du conduit et du tympan ; de là les synonymes d'*otite externe* ou de *myringite desquamative* sous lesquels on désigne aussi cette affection.

Il ne faut pas confondre ces bouchons épidermiques, nés dans le conduit, avec un cholestéatome de l'oreille moyenne qui aurait envahi secondairement le conduit, après destruction de sa paroi postéro-supérieure ou perforation de la membrane tympanique.

Les troubles fonctionnels sont ceux des bouchons de cérumen, avec cette particularité que l'affection se complique quelquefois de douleurs locales ou étendues à la moitié correspondante de la tête, résultant d'une *dermatite artificielle du conduit*, dont le malade est seul responsable. Cette dermatite est, en effet, le résultat des tentatives qu'il fait pour débarrasser son oreille à l'aide d'épingles à cheveux, de crayons, d'allumettes, etc., tentatives qui provoquent des érosions suivies de phénomènes lymphangitiques plus ou moins intenses.

TRAITEMENT. — **1°. Ramollissement du bouchon.** — Les solutions recommandées pour ramollir les bouchons de cérumen sont ici insuffisantes. Il faut s'adresser à des liquides doués de propriétés dissociantes sur l'épiderme, par exemple à l'*alcool absolu*, qui peut être employé pur ou mélangé de parties égales de glycérine neutre, si l'on craint d'irriter trop fortement le conduit; à l'*eau oxygénée;* à des mixtures *salicylées*,

Huile de vaseline stérilisée. . .	20 gr.
Acide salicylique	0,40 centigr.

Versés dans le conduit à la dose de 8 à 10 gouttes, matin et soir, ces liquides pénètrent entre les couches épidermiques, les dissocient et les isolent.

2° Extraction du bouchon. — C'est aux *irrigations à l'eau bouillie* qu'il faut avoir recours. Lors du premier lavage, les couches superficielles seules sont ramollies et s'éliminent; il est donc nécessaire de renouveler les instillations et les injections à plusieurs reprises et à plusieurs jours de distance, pour arriver à libérer complètement le conduit. Le traitement peut ainsi se prolonger pendant plusieurs semaines.

En général, les couches les plus externes adhèrent fortement aux parois du conduit ou au tympan qui leur ont donné naissance et sont les plus difficiles à extraire. Elles ne se détachent pas sans provoquer un suintement sanguin; aussi faut-il les ramollir préalablement avec grand soin et avec des précautions antiseptiques toutes particulières, si l'on veut éviter d'infecter les parois du conduit.

Dans quelques cas, l'emploi de la pince, du crochet

ou de la curette peut devenir nécessaire, au moins pour entamer les couches les plus accessibles du bouchon, dont le reste se laisse ensuite aisément chasser par de simples irrigations.

3° **Traitement consécutif.** — Une fois le bouchon enlevé, il faut surveiller l'oreille jusqu'à ce que toute irritation des parois et de la membrane tympanique ait disparu, et jusqu'à ce que celle-ci ait repris sa transparence normale. Des instillations quotidiennes avec une solution aqueuse de sublimé au millième (5 ou 6 gouttes matin et soir) favorisent le retour à la normale. Toutefois, on ne peut espérer celui-ci lorsque la pression exercée par l'amas épidermique a provoqué l'atrophie de la membrane, son refoulement avec soudure au promontoire, son usure ou sa perforation.

CORPS ÉTRANGERS DE L'OREILLE

Les corps étrangers sont introduits dans le conduit *volontairement* ou y pénètrent *accidentellement*.

1° **Volontairement** : dans ce cas, il s'agit presque toujours d'*enfants*. C'est une véritable manie, bien connue chez eux, d'introduire des corps étrangers dans leurs orifices naturels. Ce sont, suivant ce qui leur tombe sous la main, des graines, des noyaux de fruits, des perles, des cailloux, des boutons, des morceaux de craie, des fragments de crayons d'ardoises, des boulettes de papier, etc. ; lorsque ce n'est pas l'enfant lui-même qui agit, c'est souvent un camarade de classe qui enfonce l'objet dans l'oreille de son voisin.

Chez l'*adulte*, la nature des corps étrangers est moins variée : ce sont des substances destinées à calmer des douleurs de dents ou d'oreille (morceau de camphre, gousse d'ail, etc.), des fragments d'une tige quelconque introduite dans l'oreille pour faire cesser une démangeaison et qui s'y brise (allumette, mine de crayon, perle en os ou en celluloïde fixée à l'extrémité d'un crayon de carnet) ; c'est quelquefois un tampon de coton oublié et gardé dans le conduit très longtemps.

2° **Accidentellement** : pénètrent ainsi :

a. Des *animaux vivants,* qui s'introduisent dans l'oreille pendant le sommeil du malade ou même à l'état de veille (moucherons, mites, puces, punaises, perce-oreilles, araignées). Des mouches, attirées par l'odeur d'un écoulement fétide, viennent parfois déposer leurs œufs à l'entrée du conduit ; ceux-ci donnent naissance à des larves extrêmement mobiles qui pénètrent ensuite plus profondément dans l'oreille.

b. Des *corps inertes :* α) transportés dans l'oreille par l'air (poussière de charbon, poussières métalliques dans certaines professions) ou par l'eau, pendant un bain (algues, sable) ; β) pénétrant dans l'oreille au moment d'une chute faite sur le côté (fétu de paille, sable ou petits cailloux).

Au point de vue symptomatique, il y a un *contraste absolu* entre les corps vivants et les corps inertes. Les premiers, les plus rares, traduisent leur présence par des douleurs et des bruits subjectifs intolérables, amenant parfois des crises de nerfs ou du délire, phénomènes en rapport avec les mouvements incessants de l'animal. Les seconds ont, au contraire, pour caractère *de ne donner lieu, dans l'immense majorité des cas, à aucun trouble.* Abandonné à lui-même, un corps inerte ne cause ni danger vital, ni douleur, pas même de surdité, car il est exceptionnel qu'il obture hermétiquement le conduit ; on l'a vu séjourner vingt, trente ans et plus dans l'oreille sans donner lieu au moindre malaise ; il ne provoque de troubles auditifs que si l'espace resté libre pour le passage des ondes sonores entre lui et la paroi du conduit, vient à être bouché par du cérumen.

C'est donc à tort que l'on considère dans le public, et même parmi les médecins, l'introduction d'un corps étranger dans l'oreille comme un accident grave réclamant un secours immédiat. Il n'est pas d'idée plus fausse. Un corps étranger du conduit n'est nullement dangereux par lui-même ; *ce qui est dangereux, c'est l'intervention du médecin* qui, sans connaître les éléments de l'otologie, cherche à l'enlever.

Un enfant introduit un corps étranger dans son oreille : on ignore sa sottise, tout va bien. Un beau jour, il la révèle : voilà la famille alarmée, et, du même coup, l'oreille en danger. Transporté en toute hâte chez le pharmacien ou le médecin le plus voisin, l'enfant est victime neuf fois sur dix de la manœuvre suivante (Politzer) :

Avec ou sans le secours d'un speculum, sans autre éclairage que celui que lui fournit la fenêtre plus ou moins claire de la pièce où il se trouve, le plus souvent même sans chercher à voir le corps du délit, l'opérateur introduit une pince dans l'oreille. Au moment où l'instrument s'ouvre, le contact de ses mors avec les parois du conduit détermine une douleur qui se traduit par un brusque mouvement du malade ; le corps étranger, heurté par la pince, est refoulé plus loin. Une deuxième tentative est suivie des mêmes effets; le conduit blessé devient de plus en plus sensible, et saigne. Troisième essai : l'enfant crie, pleure, agite tête, pieds et mains; la pince introduite à tâtons refoule le corps étranger encore plus profondément. Heureux doit être estimé le malade, si le médecin, dès lors découragé, s'arrête, inquiet de ce premier résultat : enclavement du corps étranger, otite externe qui en rendra l'extraction désormais plus difficile. Si l'auriste improvisé est plus tenace, ce n'est pas seulement la sortie du corps étranger qui est compromise : c'est l'oreille, c'est la vie de l'enfant qui sont mises en danger. N'arrivant pas à ses fins, le chercheur perd patience, farfouille férocement dans le conduit, rompt la membrane du tympan derrière laquelle disparaît le corps étranger, et à la fin ramène triomphalement parfois un osselet, jamais l'objet cherché.

Les résultats de cette intervention, les voici :

Rappelez à votre souvenir la conformation du conduit. Large à ses deux extrémités, il est rétréci à l'union de ses deux parties, cartilagineuse et osseuse, comme s'il était formé de deux troncs de cônes adossés par leur base la plus petite. Sa paroi inférieure, d'autre part, loin d'être rectiligne, offre une convexité marquée, si bien qu'elle forme dans le fond, avec la portion correspondante de l'anneau tympanal et de la membrane, un angle dièdre (sinus de Meyer), situé en contrebas du reste du conduit, véritable bas-fond où peuvent se dissimuler les corps étrangers. Au delà, en supposant la membrane détruite, se trouvent un ressaut formé par l'anneau tympanal, puis le plancher de la caisse situé sur un plan encore plus déclive.

Suivez maintenant par la pensée le trajet du corps étranger. Avant l'intervention, il siégeait dans la première portion du conduit ou tout au plus au niveau de l'isthme ; poussé par la pince, il a franchi celui-ci, ce qui a rendu son extraction déjà plus difficile ; puis il est tombé dans le sinus où, pour peu qu'il fût de petit volume, il est devenu inaccessible à la pince ; enfin il est arrivé sur le plancher de la caisse, où il est maintenant retenu par la saillie de l'anneau tympanal. Le corps étranger a ainsi pris successivement des positions d'où il a été de plus en plus difficile de le déloger. Ajoutez à ce résultat l'effet du traumatisme ; si léger qu'on le suppose, il est la cause d'une tuméfaction inflammatoire des parois du conduit et consécutivement d'un enclavement plus parfait du corps étranger. La perforation de la membrane est suivie à peu près fatalement d'une otite moyenne aiguë suppurée. Le traumatisme de la paroi labyrinthique entraîne une paralysie faciale ou une méningo-encéphalite mortelle. *Ainsi, chaque année, nombre d'enfants sont médicalement tués de par le monde, dont l'histoire reste naturellement ignorée, et, chose plus incroyable encore, certains d'entre eux n'ont pas de corps étrangers dans l'oreille* (Schwartz).

Aussi, n'est-ce pas une précaution inutile que de s'assurer de la présence d'un corps étranger avant toute tentative d'extraction. Ne vous contentez jamais de l'affirmation du malade, car : *a*) *Les enfants mentent* souvent ou indiquent inconsciemment le côté sain comme siège du corps étranger. *b*) *Les adultes se trompent* parfois ; certains éprouvent dans l'oreille une sensation de corps étranger, affirment qu'ils y ont introduit une perle, un bouton, un tampon de coton qui n'y existent en réalité nullement, soit qu'ils aient été expulsés à leur insu, soit qu'ils n'y aient jamais pénétré (paresthésie du conduit); dans l'oreille, comme ailleurs, il existe des corps étrangers imaginaires.

On reconnaît la présence du corps étranger :

1° *Par la vue.* — Dans la majorité des cas, l'otoscopie permet de constater la présence et la nature du corps étranger. Si celui-ci est très petit, il peut cependant se dissimuler dans le sinus prétympanique ; en cas de doute, on fait un seringage qui le ramène facilement. Cet examen permet, en outre, de constater les dégâts causés dans l'oreille par les tentatives antérieures d'extraction.

2° *Par le toucher.* — Autoriser l'exploration du conduit avec un stylet paraîtra en contradiction avec la défense, ci-dessus formulée, d'y introduire aucun instrument. C'est, en effet, un procédé d'exception et dont l'emploi n'est permis qu'à l'otologiste expérimenté. Il n'est de mise que : *a*) dans les cas où le corps étranger est rendu inaccessible à la vue par la tuméfaction des parois du conduit ou par de volumineuses granulations développées à la suite de manœuvres instrumentales ; *b*) lorsque le corps étranger, refoulé dans la caisse, se cache derrière la membrane déchirée ou les débris de cette dernière. Cette exploration ne donne de résultat positif que si le corps du délit offre une résistance suffisante pour donner une sensation au contact. Elle exige une grande légèreté de main et une extrême prudence. Afin de ne pas s'exposer à pousser le corps étranger plus avant, il faut s'assurer de la docilité du sujet, faire immobiliser la tête par un aide chez l'adulte, donner du bromure d'éthyle ou du chloroforme chez l'enfant.

Traitement. — Bien que les corps étrangers du conduit soient inoffensifs, mieux vaut les enlever. Deux cas sont à considérer :

1° Aucune tentative d'extraction n'a été faite.

2° Des tentatives maladroites antérieures ont été faites.

I. — Aucune tentative d'extraction n'a été faite

Cela n'arrive qu'une fois sur dix. Il n'existe alors *aucune complication;* et le corps étranger n'est ordinairement *pas enclavé.*

Un seul instrument est autorisé : la **seringue.**

Le traitement est le même que celui du bouchon de cérumen. Il réussit presque toujours, si l'on a soin d'observer les précautions suivantes :

1° Faire *fixer solidement*, par un aide, la tête du malade, dans la crainte que, dans un mouvement intempestif, l'extrémité de la seringue ne heurte le corps étranger et ne le refoule.

2° Diriger le jet de liquide dans la direction de l'*espace libre*, préalablement constaté par l'examen au spéculum, entre le conduit et la masse à expulser. Cet espace existe toujours, car les corps étrangers, même s'ils sont arrondis, ne s'adaptent jamais exactement à la lumière du conduit dont la forme est ovale.

3° Introduire l'embout de la seringue à l'*entrée du conduit*, pas assez profondément pour qu'il touche le corps étranger et le refoule, ou fasse obstacle à sa sortie.

On réussit généralement ainsi à débarrasser le malade dès la première ou la seconde injection. Il est cependant diverses circonstances qui, sans compromettre le succès d'une façon absolue, le rend plus lent ou plus pénible à obtenir. Ce sont :

a. L'apparition de vertiges, qui obligent à suspendre les injections.

b. L'existence d'une large perforation de la membrane, qui permet au liquide de passer dans la caisse, la trompe et le pharynx nasal, au lieu de refluer vers le corps étranger.

c. La densité et le petit volume du corps étranger (grain de plomb) qui, à peine soulevé par le courant d'eau, retombe dans le sinus de Meyer. Il convient alors de faire étendre le malade sur le dos, la tête fortement renversée en arrière, et de faire l'irrigation dans cette position.

d. L'imbibition et le gonflement du corps étranger (graine) à la suite d'une première séance d'injection. Pour qu'il se rétracte, faites instiller dans l'oreille quelques gouttes d'alcool absolu et renouvelez les irrigations un ou deux jours plus tard.

Corps vivants. — Leur extraction réclame une technique spéciale, car ils se fixent d'autant plus solidement que l'injection est plus forte; aussi faut-il *préalablement les tuer, afin de les transformer en corps inertes*. A cet effet, il existe deux procédés :

a. Remplissez le conduit d'*huile d'olives* pure ou légèrement térébenthinée : en quelques minutes, les insectes sont asphyxiés ; les larves sortent d'elles-mêmes du conduit ;

b. Bouchez le méat auditif avec un tampon de

coton imbibé d'éther ou de chloroforme; au bout de cinq à dix minutes environ, la cessation des bruits, provoqués auparavant par les mouvements de l'animal, indiquent qu'il est mort. Il ne reste plus qu'à irriguer l'oreille.

II. — Des tentatives d'extraction maladroites ont été faites

C'est ce qui arrive neuf fois sur dix. La conduite à tenir dépend alors de l'état du malade.

A. Premier cas. — Il n'y a pas de complications. — Le corps étranger est seulement *enclavé*, soit qu'il ait été refoulé au delà de l'isthme, soit que les parois du conduit traumatisé se soient tuméfiées.

Il est inutile de se presser ; on a tout le temps voulu pour agir.

Seringuez plus fort et plus longtemps que dans le cas précédent. Si, après avoir vidé cinq ou six seringues, vous ne voyez rien sortir, séchez le conduit et examinez-le :

a. Ou le corps étranger *s'est déplacé*, si peu soit-il : continuez patiemment les injections, vous arriverez au but ;

b. Ou il *ne s'est pas mobilisé* : suspendez le seringage et prescrivez des instillations d'alcool dans le conduit pour en faire rétracter les parois ; vous attendrez au lendemain ou au surlendemain pour faire une nouvelle séance d'injections.

S'il existe une **otite externe** traumatique avec rougeur, érosions, tuméfaction des parois du conduit, traitez d'abord cette otite par les moyens ordinaires (voy. *Otite externe diffuse*), enlevez les fongosités au serre-nœud ou à la curette et ne revenez aux injections qu'après la disparition de ces lésions, c'est-à-dire après plusieurs jours ou parfois plusieurs semaines.

B. Deuxième cas. — IL Y A DES COMPLICATIONS LOCALES, exigeant une extraction immédiate. Le malade souffre, il s'est déclaré une **otite moyenne** avec rétention du pus derrière le corps étranger : il faut agir au plus vite, si l'on veut prévenir le développement d'accidents périauriculaires ou encéphaliques.

C'est encore au seringage que l'on doit tout d'abord recourir; mais, s'il échoue, ce n'est pas au lendemain qu'il faut remettre l'extraction, c'est séance tenante qu'il y faut procéder. A cet effet, deux méthodes peuvent être employées : 1° l'une, qui consiste à enlever le corps étranger par les *voies naturelles* à l'aide d'instruments extracteurs; 2° l'autre, qui permet d'aller le saisir au travers d'un *orifice artificiel rétro-auriculaire*.

1° Extraction par les voies naturelles. — Le seringage ayant échoué, la seule ressource pour faire sortir le corps étranger par le méat est l'*extraction instrumentale*. Absolument interdite au médecin non spécialiste, l'introduction d'instruments dans le conduit n'est autorisée qu'à *deux conditions*, c'est : 1° que l'opérateur soit un auriste exercé; 2° que le patient reste tout à fait immobile, car un mouvement intempestif, au cours de l'intervention, pourrait avoir les conséquences les plus graves; de là l'emploi nécessaire de l'**anesthésie générale** chez tous les enfants et chez beaucoup d'adultes timorés qui sont incapables de maintenir leur tête immobile.

Les instruments extracteurs sont nombreux et variés : tous peuvent rendre des services, *sauf la pince*. Deux raisons doivent faire rejeter cet instrument : *a*) elle ne peut s'ouvrir suffisamment, une fois introduite dans le conduit ; *b*) elle dérape aisément et chasse plus loin le corps étranger, qui s'énucléé entre ses mors à la façon d'un noyau de cerise entre les doigts. C'est tout au plus si l'on peut en autoriser l'emploi pour cueillir un corps étranger qui se présente au méat.

Ces instruments doivent être stérilisés et n'être introduits dans l'oreille que sous le contrôle du speculum et d'un bon éclairage.

A) L'instrument de choix est le **crochet mousse** coudé angle droit (fig. 48). Il doit être introduit de champ entre la paroi du conduit et le corps étranger

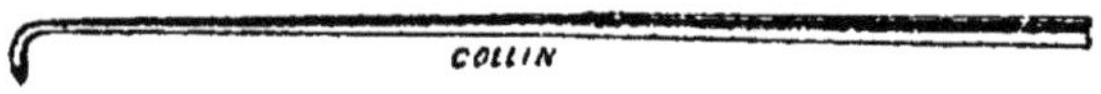

COLLIN

Fig 48.
Crochet mousse.

dans le point où l'examen au speculum montre un espace libre ; si, par exception, cet espace fait défaut, c'est en bas et en avant qu'il conviendra d'essayer de glisser le crochet, car, dans cette région, la membrane du tympan est plus éloignée du méat et moins accessible aux instruments ; on sera donc peu exposé à la blesser. Le crochet ayant été poussé au delà du corps étranger, on lui fait exécuter sur lui-même un mouvement de rotation de 90° qui porte sa pointe vers le centre du conduit. Dans un dernier temps, on le ramène à soi en éloignant fortement son manche de l'axe du conduit pour ne pas déraper et au besoin pour enfoncer sa pointe dans le corps étranger si la consistance de celui-ci le permet.

B) En cas d'insuccès, on peut se servir d'un grand nombre d'autres crochets coudés de façons diverses,

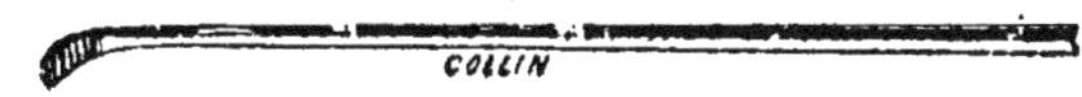

Fig. 49.
Levier simple pour corps étrangers du conduit.

de leviers (fig. 49), de curettes, de stylets, etc., dans le choix desquels on s'inspirera de la nature et du mode d'enclavement du corps étranger.

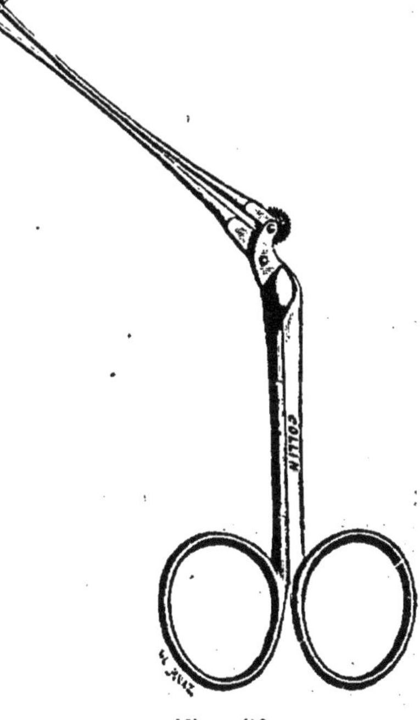

Fig. 50.
Levier articulé de Mahu.

Certains **leviers articulés** (fig. 50) sont avantageusement employés ; leur extrémité, rectiligne au moment de leur introduction, se coude à angle droit dès qu'elle a dépassé l'obstacle, et se transforme ainsi en un crochet mousse puissant qui l'amène au dehors.

Si le corps étranger est mou, et surtout s'il s'agit d'ouate, c'est un **crochet piquant** (fig. 50 *bis*) qu'il faut choisir. Celui-ci doit être manié avec une grande légèreté : car, à la moindre maladresse, le conduit est blessé, saigne ; et il suffit de quelques gouttes de sang pour masquer le corps du délit. Si cet accident se produit, il est de toute nécessité de procéder à une hémostase complète à l'aide d'un tampon de coton imbibé d'eau oxygénée, avant de renouveler la tentative d'extraction.

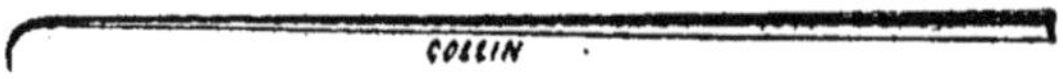

Fig. 50 *bis.*
Crochet piquant.

Très souvent l'instrument qui donne les meilleurs résultats est un simple *brin de fil de fer malléable* façonné à la volonté de l'opérateur et selon les nécessités du cas ; on le fixe dans un bouchon qui sert de manche.

C) Si l'on ne parvient pas à insinuer un instrument entre le corps étranger et la paroi du conduit, l'extraction par les voies naturelles devient plus difficile, mais ne doit pas encore être considérée comme impossible. Il est au moins certaines conditions, dépendant de la nature du corps étranger, de sa consistance, de sa forme, qui en permettent l'enlèvement à l'aide de procédés spéciaux.

a. Si le corps est *mou* et friable, on peut employer un **extracteur à double crochet** (fig. 51) qui, appli-

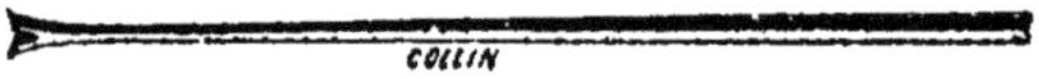

Fig. 51.
Extracteur à double crochet.

qué à la façon d'un tire-bouchon, ramène le corps étranger en bloc ou seulement un fragment de celui-ci ; dans ce dernier cas, la réduction de volume peut être suffisante pour que la seringue ou le crochet mousse reprenne ses droits.

b. Pour les corps *durs*, il faut distinguer plusieurs cas particuliers.

α. Le corps n'est pas trop solidement enclavé. Enduire de *glu* ou de *gomme laque* l'extrémité d'une fine tige de bois que l'on porte au contact du corps étranger, afin de l'y faire adhérer; en ramenant la tige à soi, on aura quelque chance de retirer l'objet (méthode agglutinative). Si l'on sait qu'il existe une large perforation de la membrane antérieure à l'introduction du corps étranger, on sera autorisé à faire une injection par la trompe pour tenter de le chasser de dedans en dehors.

β. Il s'agit d'une *perle* dont le trou se trouve dans l'axe du conduit. Y introduire une petite *tige de laminaire*, qui, en se gonflant, fait bientôt corps avec la perle; celle-ci vient avec la tige lorsqu'on la retire au bout de quinze à vingt minutes.

γ. On a affaire à un *bouton de bottine* dont l'œillet est tourné du côté du méat. Aller accrocher l'œillet avec un *stylet recourbé* à son extrémité et tirer le tout à soi, est un procédé qui s'impose.

On ne saurait passer en revue tous les cas particuliers qui peuvent se présenter dans la pratique; à chacun d'eux convient un procédé spécial qui doit être imaginé séance tenante : c'est là que se révèle l'ingéniosité de l'auriste.

2° Extraction par la voie rétro-auriculaire. — A) Lorsque ces patientes tentatives d'extraction instrumentale échouent, il convient, dans les cas que nous envisageons, de procéder, sans plus attendre, à l'extraction par une voie opératoire rétro-auriculaire. Toute sérieuse qu'elle paraisse, cette intervention, déjà préconisée par Paul d'Egine, expose le malade à des dangers beaucoup moindres que les essais maladroits et prolongés d'extraction instrumentale par les voies naturelles.

Les dispositions pré-opératoires sont les mêmes que pour une trépanation mastoïdienne.

Le manuel opératoire comprend les temps suivants :

Premier temps. — Incision des téguments sur toute la longueur du sillon rétro-auriculaire jusqu'au périoste, qu'on respecte. L'incision doit être faite exactement dans ce sillon, parce que la cicatrice s'y dissimulera et y sera dans la plupart des cas invisible. Il est inutile qu'elle comprenne le périoste, puisqu'on n'aura pas à entamer l'os.

Deuxième temps. — Décoller complètement le conduit membraneux, sauf en avant, et l'inciser perpendiculairement à son axe le plus profondément possible, en respectant toujours sa paroi antérieure ; le récliner en avant en même temps que le pavillon, soit au moyen d'un écarteur, soit à l'aide d'une lanière de gaze stérilisée introduite dans le conduit, ressortant par la plaie rétro-auriculaire et dont les deux chefs sont ramenés en avant.

Troisième temps. — Pratiquer une hémostase soigneuse jusqu'à ce qu'on ait nettement sous les yeux le conduit osseux, court et large, comme sur un squelette ; dans ce conduit, le corps étranger est visible sans speculum. Si l'on s'aperçoit à ce moment que l'incision n'a pas été faite sur une assez grande longueur pour que le pavillon puisse être suffisamment récliné, il ne faut pas hésiter à la prolonger par en haut en suivant exactement la courbe de la ligne d'insertion du pavillon ; l'allonger par en bas serait s'exposer à sectionner les fibres du facial.

Quatrième temps. — Enlever le corps étranger à l'aide d'une irrigation à l'eau bouillie, d'un stylet recourbé, d'un crochet, etc.

Cinquième temps. — Ramener le pavillon et le conduit à leur place et suturer la plaie rétro-auriculaire ; tamponner le conduit avec une mèche de gaze stérilisée pour prévenir la formation d'une sténose ; celle-ci sera mieux évitée si l'on a soin de fendre la paroi postérieure du conduit membraneux sur toute sa longueur.

B) Dans les cas particuliers où le corps étranger a été refoulé dans la **caisse** par des manœuvres intempestives, l'opération précédente ne donne souvent pas assez de jour pour en permettre l'extraction. Il peut être enclavé dans la caisse et y être retenu par la tuméfaction du revêtement cutané de la partie profonde du conduit, par la membrane incomplètement détruite, par l'anneau tympanal, par le mur de la logette des osselets. Il faut alors, suivant les cas, faire suivre le décollement du conduit :

a. De l'*extraction du marteau* et des restes de la membrane ;

b. De la *résection du mur de la logette*, selon la méthode de Stacke.

C) Le corps étranger a-t-il été refoulé jusque dans l'aditus ou dans l'**antre**, il faut procéder à l'*antrotomie* en élargissant le conduit osseux en haut et en arrière à l'aide de la gouge et du maillet.

C. Troisième cas. — IL Y A DES COMPLICATIONS A DISTANCE. — Ce ne sont plus seulement le conduit et la caisse qui ont souffert des manœuvres d'extraction ;

13.

les lésions inflammatoires se sont propagées à l'apophyse mastoïde, à l'oreille interne et menacent d'envahir la cavité cranienne. Ici le corps étranger passe au second plan : c'est contre les **accidents infectieux** que l'on doit lutter. Ne perdez donc pas de temps à faire des tentatives d'extraction par le conduit. Ouvrez d'emblée et largement les cavités de l'oreille moyenne, faites un évidement au cours duquel vous enlèverez facilement le corps étranger complètement mis à nu. Le manuel opératoire de cet évidement sera décrit à propos du traitement de l'otite moyenne purulente chronique.

Les indications principales de cette intervention d'urgence sont les suivantes :

1° *Imminence d'accidents cérébraux*, se traduisant par de la céphalalgie, du vertige, du ralentissement du pouls, de l'hyperhémie veineuse de la rétine, de la raideur de la nuque, etc.

2° *Symptômes de pyohémie*, consistant en frissons et en accès fébriles répétés, en douleurs articulaires ou viscérales, etc.

3° *Signes de surdité labyrinthique*, devant faire craindre l'envahissement de l'encéphale par cette voie.

4° *Paralysie faciale*, indiquant que la paroi labyrinthique a été touchée par le traumatisme ou participe aux lésions inflammatoires.

5° *Mastoïdite*, avec ses signes habituels.

III. — Soins consécutifs

A. *S'il n'y a pas eu de tentative antérieure d'extraction*, c'est-à-dire si le conduit est sain, les précautions à prendre sont les mêmes qu'après l'ablation d'un bouchon de cérumen : séchage soigneux de l'oreille, occlusion du méat avec un tampon d'ouate pendant quarante-huit heures.

B. *S'il y a eu des tentatives maladroites préalables*, il faut, après l'ablation du corps étranger, contrôler l'état du conduit et de la caisse et traiter les lésions qui ont pu y être provoquées par le médecin.

C. *Lorsqu'il a été nécessaire de faire une brèche osseuse* pour découvrir l'attique ou l'antre, ou bien pour ouvrir la mastoïde, les soins consécutifs sont ceux que réclame habituellement cette opération, quelle qu'en ait été l'indication.

FURONCULOSE DU CONDUIT AUDITIF

C'est une des affections les plus douloureuses de l'oreille. Elle doit ce fâcheux privilège à la structure même du conduit, dont la couche cutanée repose presque directement sur un plan résistant, sans l'interposition de ce coussin cellulo-adipeux qui, en d'autres points du corps, favorise la libre distension des parties profondes de la peau tuméfiées par l'inflammation furonculeuse. Ici, la couche très ténue de tissu conjonctif qui unit la peau au périchondre et au périoste, et qui va en s'amincissant du méat au fond du conduit, n'a pas une épaisseur suffisante pour jouer ce rôle protecteur. La *douleur* est en quelque sorte proportionnelle à cette minceur : de sorte que les furoncles du fond du conduit, où la couche celluleuse sous-cutanée est réduite à son minimum d'épaisseur, sont précisément les plus douloureux. Ils peuvent l'être assez pour provoquer de l'insomnie et entraver les mouvements de la mâchoire, qui sont une cause d'exaspération des souffrances. Un léger mouvement fébrile peut s'ajouter à la privation de sommeil et à la difficulté de l'alimentation, pour troubler l'état général. Absorbé par la douleur, le malade ne songe guère à se plaindre de troubles de moindre importance, tels qu'une sensation de plénitude dans l'oreille, un certain degré de surdité, quelques bruits subjectifs, déterminés par l'occlusion du conduit.

Objectivement, le furoncle du conduit se présente à son début (*période phlegmoneuse*) sous l'aspect d'une petite induration d'un rouge vif se détachant de l'une des parois du canal et faisant saillie dans sa lumière ; une vive douleur éveillée par une pression exercée sur cette saillie, soit avec l'extrémité du spéculum, soit avec un stylet, achève d'en révéler la nature. Ces caractères répondent, du moins, à la description classique du furoncle : mais il ne faut pas s'attendre à voir toujours celui-ci se caractériser par une saillie aussi nette et aussi bien circonscrite. Il n'est pas rare qu'il s'accompagne d'une *inflammation diffuse* des régions cutanées voisines, c'est-à-dire d'une tuméfaction générale des parois du conduit, qui empêche d'en préciser le siège à la simple inspection ; il faut alors se contenter d'un diagnostic approximatif en recourant au toucher avec le stylet : le siège présumé du furoncle est celui du maximum de douleur provoquée par la pression.

La tuméfaction des parois du conduit est surtout marquée dans les cas où les furoncles sont multiples ; or ces cas sont les plus communs, la *multiplicité des foyers* étant l'un des caractères de la furonculose du conduit. Ces foyers se développent soit simultanément, soit de préférence les uns après les autres et par auto-inoculations successives; on trouve alors dans un même conduit, et sur des parois opposées, plusieurs furoncles d'âge différent. Dans ces conditions, la lumière du canal est parfois tellement rétrécie qu'il devient impossible d'y faire pénétrer un speculum du plus petit calibre sans provoquer les plus vives douleurs; un stylet introduit dans le conduit en retrouve difficilement le trajet rendu sinueux par les saillies disséminées sur ses parois.

La tuméfaction et la douleur ne se limitent d'ailleurs pas au conduit : il existe toujours un degré plus ou moins marqué de *lymphangite* et d'*adénite* concomitantes. Aussi est-il habituel qu'on observe du gonflement et de la rougeur au-devant du tragus lorsque les furoncles occupent la paroi antérieure du conduit, en arrière du pavillon lorsque les furoncles siègent sur la paroi postérieure; dans ce dernier cas, on peut avoir l'illusion d'une mastoïdite.

Lorsqu'au bout de trois à dix jours le furoncle arrive à suppuration (*période de maturité*, *d'abcédation*) et s'ouvre, il ne s'écoule d'ordinaire qu'une très petite quantité de pus; les douleurs cessent dès que le bourbillon est éliminé; la tuméfaction locale diminue rapidement; une croûtelle sanguine, plus rarement un petit bourgeon charnu, indique pendant quelques jours encore le point où le furoncle s'est ouvert. Dans la plupart des cas, l'accalmie qui suit l'ouverture de l'abcès n'est que de courte durée, et le *développement de nouveaux foyers* fait traîner l'affection pendant plusieurs semaines.

L'inflammation furonculeuse résulte de l'infection des glandes de la peau par le staphylocoque doré. Cette infection ne se fait que si les téguments ont été mis en état de moindre résistance. Ainsi s'explique

que la furonculose se développe souvent dans un conduit préalablement atteint d'eczéma ou bien irrité par un écoulement abondant venant de l'oreille moyenne, qu'elle soit fréquente chez les personnes que des démangeaisons poussent à se gratter constamment les parois du conduit avec l'extrémité du doigt, avec une épingle à cheveux ou tout autre corps étranger ; ainsi se conçoit également que de nouveaux foyers se développent si communément au voisinage d'un furoncle primitif, les deux facteurs principaux de la furonculose, *irritation cutanée* et *présence de staphylocoques virulents*, se trouvant ici réunis. Ces notions étiologiques fournissent, comme nous le verrons, autant d'éléments de prophylaxie.

Traitement. — Suivant la période de l'affection à laquelle nous serons appelés à intervenir, nous aurons :

1° Soit, s'il en est temps encore, à essayer d'un *traitement abortif* ;

2° Soit, s'il est trop tard, à mettre en œuvre le *traitement curatif* ;

3° Et, dans tous les cas, à en prévenir le retour par un *traitement prophylactique*.

I. — Traitement abortif

L'inflammation furonculeuse rétrocède parfois sans aboutir à la suppuration : c'est ce qui a donné l'idée d'un traitement abortif. Mais ce traitement n'a chance de réussir que tout à fait au début de l'affection ; et il est bien rare que le malade se présente au médecin dès cette période. S'il vient à temps, le procédé à employer variera selon : *a*) que la lésion sera nettement *limitée* et directement accessible ; *b*) ou qu'une inflammation *diffuse* des régions cutanées voisines masquera le siège du furoncle.

a. Si le furoncle forme *une saillie bien circonscrite* à l'entrée du conduit, frottez-le deux ou trois fois par jour avec un petit tampon de coton trempé dans de la teinture d'iode ou du naphtol camphré. Si vous ne craignez pas de faire souffrir votre malade, vous pouvez agir plus énergiquement en touchant le centre du furoncle avec une perle de nitrate d'argent ou d'acide chromique fondue à l'extrémité d'un stylet, voire avec une pointe de galvano-cautère : cet attouchement doit rester unique et ne saurait être répété. Ces moyens sont très infidèles ; ajoutons que, s'ils n'avortent pas, les furoncles traités par les cautérisations au nitrate ou au galvano deviennent parfois très volumineux et extrêmement douloureux.

b. Si la peau du conduit est le siège d'*un gonflement diffus*, les procédés précédents ne sont plus applicables. Recourez alors aux bains d'oreille que vous administrerez à l'aide de solutions antiseptiques telles que la glycérine phéniquée au dixième ou l'alcool boriqué au vingtième. A cet effet, faites prendre au patient une position qui permette à un liquide introduit dans l'oreille d'y séjourner pendant quelques minutes : qu'il s'étende, par exemple, sur un lit ou un canapé, couché sur le côté sain, de façon que le conduit malade prenne une direction verticale ; ou bien encore que, s'asseyant près d'une table, il étende son bras sur celle-ci et couche sa tête sur le bras. La solution doit être tiède : s'il s'agit de glycérine, faites-en chauffer 15 à 20 gouttes dans une cuiller à café portée au-dessus d'une lampe ; s'il s'agit d'alcool, faites tiédir le flacon tout entier au bain-marie, car en employant le procédé précédent vous risqueriez de voir la solution prendre feu. Remplissez alors le conduit en vous servant soit directement de la bouteille qui renferme le mélange, soit d'une cuiller à café, soit d'un compte-gouttes, et laissez le liquide y séjourner pendant dix minutes. Au bout de ce temps, appliquez un gros tampon d'ouate ou une serviette pliée en plusieurs doubles sur l'oreille et faites redresser le malade en maintenant l'ouate ou la serviette avec la main ; le liquide s'écoule sur ce tampon protecteur qui l'absorbe ; et on achève de vider le conduit en faisant pencher la tête sur l'épaule du côté malade.

II. — Traitement curatif

Le malade n'est pas venu vous trouver à temps, ou bien les moyens précédents ont échoué : quelle conduite avez-vous à tenir ? Vous devez envisager la question à un double point de vue : à celui de la maladie, à celui du malade.

a. En ce qui concerne la *maladie*, rappelez-vous qu'en dépit de l'intensité des symptômes, elle ne menace jamais la vie ni même l'audition, et qu'après une durée de quelques jours, chaque furoncle, pris à part, offre une tendance naturelle vers la guérison. Contentez-vous donc de remplir l'indication primordiale qui se présente, celle de *calmer les douleurs;* et comme le développement de nouveaux furoncles raviverait celles-ci, faites en sorte de prévenir leur éclosion par un traitement à la fois calmant et antiseptique.

b. En ce qui a trait au *malade* et à son entourage, ayez soin, pour vous couvrir, de les avertir de la pluralité habituelle et successive des furoncles du conduit ; car bien que votre traitement ait pour but, tout en combattant les souffrances, de prévenir la multiplication des furoncles, vous n'êtes jamais certain d'arriver à ce résultat.

Les moyens à employer pour calmer la douleur diffèrent suivant la période à laquelle le malade se présente au médecin.

A. **Première période.** (*Période médicale*). — C'est la plus douloureuse. Elle réclame un traitement purement **médical.** Celui-ci consiste essentiellement en *enveloppements humides antiseptiques permanents*. Ces pansements ont un double but : *a*) calmer les douleurs ; *b*) prévenir de nouvelles inoculations furonculeuses.

1° Pansements humides. — Ils doivent être appliqués *intus* et *extra*.

a. Dans l'*intérieur* du conduit, le médecin introduit et laisse à demeure une mèche de coton hydrophile imbibée de la solution suivante préalablement tiédie :

Liqueur de Van Swieten . . .	ãã 100 gr.
Glycérine neutre	

La mèche doit être assez longue pour pouvoir être introduite au delà de la partie rétrécie du conduit, c'est-à-dire au delà du furoncle le plus profond ; son extrémité libre doit rester visible au niveau du méat. L'épaisseur qu'il convient de lui donner varie avec le degré de tuméfaction des parois du conduit ;

en général, on peut introduire une mèche plus épaisse que ne semblerait le permettre le degré de la sténose ; il n'est, d'ailleurs, pas mauvais que cette mèche exerce un très léger degré de compression sur les parois du conduit.

Pour la préparer, on étire un morceau de coton hydrophile dans le sens longitudinal de ses fibres ; on lui donne une longueur de moitié plus grande et une épaisseur de moitié moindre que celles qu'elle devra avoir une fois en place. Après l'avoir imbibée de la solution antiseptique formulée ci-dessus, on la met à cheval par son milieu sur l'extrémité d'un stylet non boutonné qui va servir à la pousser dans le conduit sous le contrôle du miroir, avec ou sans l'aide d'un speculum selon que le conduit admet ou n'admet pas celui-ci. Le stylet étant retiré, la mèche reste en place. Cette introduction se fait d'ordinaire à peu près sans douleur ; dans les cas où une tuméfaction énorme des parois molles la rend plus difficile, il est bon d'avoir au préalable exploré la direction du conduit plus ou moins déviée à l'aide d'un stylet non garni de coton. La mèche ainsi placée ne resterait pas longtemps humide : les parois du conduit, en la comprimant, l'expriment et l'essorent. Pour éviter une dessication trop rapide, bouchez le méat avec un autre tampon de coton mouillé, et prescrivez de verser, toutes les trois heures, 8 ou 10 gouttes de la solution antiseptique à l'entrée du conduit : la mèche absorbera le liquide et le portera jusqu'au fond de celui-ci. Elle sera changée par vous au bout de vingt-quatre ou quarante-huit heures au plus.

b. A l'*extérieur*, faites un pansement humide analogue à l'aide de tampons de coton placés dans la conque et le sillon rétro-auriculaire, puis avec des compresses de tarlatane placées plus superficiellement et recouvrant toute la région auriculaire. Une pellicule de gutta-percha ou de taffetas gommé, destinée à empêcher la dessication, et une bande de crêpon compléteront ce pansement, qui, surtout dans les cas où la réaction lymphangitique péri-auriculaire sera intense, aura une action sédative marquée.

2° Émissions sanguines. — Si, malgré ces applications locales, les douleurs tardent à s'amender, vous pourrez essayer d'un traitement qui, pour vieux qu'il soit, n'en a pas moins dans certains cas une action calmante des plus nettes : appliquez de deux à quatre *sangsues* au devant du tragus.

3° Hygiène spéciale. — Dans tous les cas, recommandez au malade les précautions suivantes :

a. Comme les mouvements de la mâchoire exaspèrent ses souffrances, qu'il parle peu et surtout qu'il évite les mouvements de mastication ; il doit se nourrir exclusivement d'aliments mous ou liquides (lait, bouillon, potages, purées, œufs, crèmes, etc.) ;

b. Il évitera tout ce qui porte le sang à la tête : le vin pur, l'alcool, le séjour dans une pièce trop chaude lui sont également mauvais.

c. Il restera autant que possible à la chambre, et, s'il a de la fièvre, il gardera le lit.

4° Médication interne. — Elle trouve son indication lorsqu'il existe un état saburral de la langue ou un mouvement fébrile prononcé.

Dans le premier cas, un *purgatif* a une action dérivative et décongestionnante fréquemment suivie d'une atténuation des douleurs auriculaires.

Dans le second cas, une ou plusieurs doses de *quinine* ou d'*antipyrine* ont leurs effets habituels sur la température, mais ne contribuent que faiblement, sinon pas du tout, à calmer les souffrances.

La *levure de bière* sera administrée dans les cas sérieux ; on prescrira de prendre à chaque repas gros comme une noisette de levure, soit pure, soit délayée dans un peu de bière. Cette levure doit être très fraîche : elle se conserve deux ou trois jours en hiver, un jour seulement en été. Son administration sera prolongée pendant quinze jours, mais suspendue auparavant si elle provoquait de l'inappétence et de la diarrhée.

Telles sont les règles du traitement des furoncles du conduit auditif à la période phlegmoneuse ; elles diffèrent quelque peu de celles qui sont suivies par la majorité des médecins. Aussi n'est-il pas inutile de placer en regard de ce qu'il convient de faire, ce qu'il ne faut pas faire.

Voici ce qu'il ne faut pas faire :

1° *Ne pas faire d'incisions précoces.* — *a*) Elles sont extrêmement *douloureuses* et peuvent provoquer une syncope ; la souffrance provoquée par l'incision survit souvent à celle-ci et les douleurs spontanées éprouvées par le malade en sont souvent accrues pendant plusieurs heures ; *b*) elles se font *au hasard* à un moment où l'on ne connait exactement ni le nombre, ni le siège des furoncles en évolution ; *c*) elles sont *inutiles*, la furonculose étant une maladie en quelque sorte cyclique dont l'évolution n'est nullement modifiée par l'incision. Celle-ci ne trouve une indication que dans le cas spécial où la sténose concentrique du conduit s'oppose à l'écoulement du pus provenant d'une otite moyenne suppurée concomitante et provoque des phénomènes de rétention dans la caisse : l'incision du furoncle provoque une saignée locale favorable à la décongestion et à l'affaissement au moins partiel et momentané des tissus.

2° *Ne pas faire d'injections.* — *a*) Elles provoquent des souffrances ; *b*) le liquide ne peut pénétrer dans le conduit rétréci que si l'on y introduit l'extrémité de la seringue : de là le danger de provoquer des érosions qui favorisent les auto-inoculations ; *c*) elles n'ont pas raison d'être, puisque une injection est destinée à laver l'oreille et que, dans le cas présent, il n'y a encore aucun exsudat dans le conduit.

3° *Ne pas appliquer de glace sur l'oreille,* car elle est mal supportée.

4° *Ne pas instiller dans le conduit des solutions susceptibles de servir de milieux de culture aux agents pathogènes*, telles que laudanum, baume tranquille, huile de jusquiame, ou bien encore des solutions de cocaïne ou d'atropine qui sont sans action sur des téguments intacts.

B. **Deuxième période** (*Période chirurgicale*). — L'abcédation du furoncle, son arrivée à maturité, est généralement signalée par une diminution des douleurs. Alors, de deux choses l'une : *a*) ou bien le ou les furoncles s'ouvrent spontanément, leur contenu s'écoule sur la mèche qui est plus ou moins imbibée de pus et les douleurs cessent complètement ; *b*) ou bien celles-ci persistent, bien qu'atténuées ; le furoncle forme une saillie plus ou moins forte, plus ou moins molle et dépressible, recouverte d'une peau à peu près saine et sans tendance à l'ouverture spontanée immédiate. Dans ce dernier cas il n'y a pas à hésiter : vous avez affaire à *un foyer purulent qu'il faut ouvrir;* de médicale, votre thérapeutique doit devenir **chirurgicale.**

Quand faut-il inciser ? — Sans retard, dès que vous avez constaté la collection du pus. Par ce moyen : 1° vous *ferez cesser immédiatement toute douleur;* 2° vous *préviendrez la formation* d'un *abcès péri-auriculaire*, complication qui n'est pas exceptionnelle lorsque l'abcès du conduit tarde à se vider, ou se vide mal par un orifice spontané.

Où faut-il inciser? — Théoriquement, l'incision doit porter sur *le point le plus saillant*, c'est-à-dire sur le point où le pus a tendance à se faire jour de lui-même. Or il convient de remarquer : 1° que ce point saillant peut être masqué par le speculum lorsque le furoncle est petit et siège à l'entrée du conduit ; 2° que la saillie localisée peut être nulle dans les furoncles profonds, les plus dangereux au point de vue des complications péri-auriculaires ; les téguments sont alors uniformément tuméfiés, tout en restant pâles et lisses.

Dans les cas où cette saillie fait défaut, vous devez inciser au point où *le toucher avec le stylet détermine la douleur la plus vive ;* car c'est là le siège du foyer furonculeux. Vous ne devrez jamais vous départir de cette règle de conduite, même dans les cas où, la tuméfaction à l'intérieur du conduit étant insignifiante, vous constaterez un gonflement péri-auriculaire intense qui vous donnerait la tentation de faire une ouverture en ce point : c'est toujours sur les parois du conduit que doit porter l'incision, de même qu'il est de règle d'ouvrir toujours un phlegmon de la main sur la face palmaire, quelque intense que soit l'œdème de la face dorsale.

Comment faut-il inciser? — L'emploi d'un speculum est d'ordinaire plus gênant qu'utile; contentez-vous de dilater le méat à l'aide de tractions centrifuges exercées avec les doigts. Le bistouri doit être très mince de lame et très pointu : le *furonculotome* de

Fig. 51 *bis*.
Furonculotome de Hartmann.

Hartmann (fig. 51 *bis*) réalise ces conditions ; à son défaut, un bistouri très effilé, un couteau de de Graefe peuvent rendre le même office.

La pointe du bistouri est enfoncée à la base de la saillie, le tranchant dirigé vers le centre du conduit; le furoncle, ainsi transfixé, est alors fendu de la base au sommet. Ce n'est donc pas une simple ponction qu'il faut faire, mais une véritable incision et la plus grande possible. La douleur provoquée par cette opération est violente, atroce : aussi ayez soin de faire bien maintenir la tête par un aide afin d'éviter tout mouvement involontaire de la part du patient; ou bien, mieux encore, faites étendre celui-ci sur son lit : il lui sera plus facile de garder sa tête immobile sur l'oreiller, et, d'autre part, la position horizontale préviendra les tendances lipothymiques ou syncopales qu'on observe parfois lorsque l'opération est faite dans la situation verticale.

Les anesthésiques locaux, cocaïne, chlorure d'éthyle, mélange d'acide phénique et de menthol, etc., sont ici impuissants à prévenir la douleur. Quant à l'anesthésie générale, elle est inutile pour une intervention aussi rapide.

Le furoncle ouvert, il faut favoriser la sortie de son contenu, bourbillon et pus, à l'aide de pressions latérales exercées sur la base de la saillie avec un stylet ou avec le dos du bistouri. Ces pressions, plus douloureuses encore que l'incision, doivent être très douces ; si elles sont mal tolérées, mieux vaut s'en abstenir : le furoncle se videra seul, mais à la condition que les dimensions de son ouverture soient suffisantes ; c'est pourquoi nous recommandons de faire l'incision très grande.

C. **Soins consécutifs.** — Dans tous les cas, que vous ayiez vidé le foyer ou que vous l'abandonniez à lui-même, appliquez le même *pansement humide* que précédemment ; et renouvelez-le vous-même quotidiennement les jours suivants.

Le premier effet de l'intervention sera un soulagement immédiat, la disparition complète des douleurs, puis la diminution du gonflement local et de l'empâtement péri-auriculaire. Mais, malgré cette amélioration évidente, surveillez de près ce qui se passe dans l'oreille : la fermeture prématurée du furoncle, l'inoculation d'un nouveau foyer favorisée par une antisepsie imparfaite du conduit, ramèneraient les souffrances primitives. Faites donc les pansements du conduit avec plus de soin que jamais : à chaque séance, videz la cavité du furoncle par des pressions latérales ; opposez-vous à la réunion précoce des lèvres de l'incision en les séparant avec un stylet mousse ; si la suppuration ne se tarit pas rapidement, badigeonnez la cavité du furoncle avec un petit tampon de coton trempé dans la teinture d'iode ; enfin, si le point d'ouverture du furoncle devient le siège d'une granulation ou d'une fongosité saillante, touchez celle-ci avec une perle de nitrate d'argent ou d'acide chromique. Avant d'introduire une nouvelle mèche imbibée de solution antiseptique, nettoyez et séchez avec soin le conduit à l'aide du porte-ouate ; surtout abstenez-vous d'irrigations, car elles favorisent les auto-inoculations.

Le furoncle, ainsi traité, guérit rapidement. Dès que la suppuration est tarie, l'ouverture se ferme en vingt-quatre heures ; il ne reste, comme trace de l'abcès, qu'une petite élevure qui peut persister plusieurs jours, mais qui se distingue d'un furoncle encore en activité par l'absence de douleurs spontanées ou provoquées.

Si, malgré le traitement, *les douleurs reparaissent*, c'est : *a*) ou bien qu'il s'est développé un nouveau furoncle : vous devez alors recommencer le traitement de la première période ; *b*) ou bien que l'incision s'est refermée avant l'élimination complète du contenu du furoncle : il vous faut alors rouvrir celui-ci avec le bistouri au même point.

La poussée furonculeuse étant éteinte, ne perdez pas de vue la possibilité d'une **rechute** : cessez les pansements humides ; mais prescrivez au malade de prendre matin et soir, pendant une huitaine de jours, un bain d'oreille de cinq minutes de durée avec de l'alcool boriqué à 1/20e ou de l'alcool sublimé à 1/1000e.

Pendant toute la durée de l'affection, il est une *précaution capitale* que doivent prendre, chacun de leur côté, le malade et le médecin : c'est d'éviter de transporter eux-mêmes avec leurs doigts ou leurs instruments les staphylocoques virulents en d'autres points du corps.

a. Le *malade* prendra garde de toucher à son oreille sous aucun prétexte, car il risque d'infecter l'extrémité de son doigt qui peut devenir le siège d'une tourniole ou d'un véritable panaris ; et il peut aussi transporter l'infection dans l'autre oreille.

b. Le *médecin* aura soin de ne pas examiner l'oreille saine, qu'il doit surveiller, avec les instruments qui servent à l'oreille malade.

III. — Traitement prophylactique

Il a pour but de *prévenir les récidives*. Celles-ci sont fréquentes; il est bon d'en avertir le malade. Les causes de ces récidives, d'une ténacité parfois désespérante, doivent être cherchées dans des lésions locales ou dans l'état diathésique du sujet.

a. Recherchez et traitez l'*eczéma préexistant du conduit;* il est presque constant, mais souvent insignifiant; une petite plaque d'eczéma située à l'entrée du conduit, et qui passe inaperçue à un examen hâtif parce qu'elle est masquée par les parois du speculum, suffit parfois à provoquer la répétition des poussées furonculeuses.

b. Interdisez au malade tout *grattage du conduit* avec le doigt, un crayon, une allumette, une épingle à cheveux : car non seulement il peut en résulter des érosions qui servent de porte d'entrée aux staphylocoques, mais ceux-ci peuvent être entraînés mécaniquement et refoulés dans l'orifice des glandes cérumineuses par la pression qu'exercent ces instruments.

Pour déshabituer le malade de ces grattages, calmez les démangeaisons qu'il éprouve en lui faisant verser matin et soir dans l'oreille 4 ou 5 gouttes d'huile mentholée au dixième ou d'huile cadique au vingtième.

c. La poussée furonculeuse a-t-elle été consécutive à une *suppuration de l'oreille moyenne*, assurez la propreté du conduit en faisant des pansements plus fréquents ; surtout évitez le traitement par les poudres insolubles qui obstruent l'orifice des glandes et entretiennent ainsi la pullulation des furoncles.

d. Certaines personnes, sujettes à la furonculose de l'oreille, en sont atteintes à *époques fixes*, au printemps ou à l'automne, ou bien sous l'influence de causes toujours les mêmes, telles que le retour des règles ; elles devront, aux moments où elles auront à craindre une nouvelle poussée furonculeuse, prendre des bains d'oreille biquotidiens avec de l'alcool camphré ou boriqué au vingtième.

e. Un traitement général s'impose dans les cas où les récidives de furonculose peuvent être mises sur le compte d'un *état diathésique ;* vous aurez à prescrire le traitement général de l'eczéma, du diabète, etc.

OTITE EXTERNE DIFFUSE

L'otite externe diffuse a beaucoup de points communs avec l'otite externe circonscrite, avec la furonculose. Elle en diffère :

1° *Par son étiologie*. Elle reconnait presque toujours pour cause une irritation locale de nature ; *a*) *chimique* (introduction d'un liquide plus ou moins caustique, destiné à calmer une douleur d'oreille ou de dent, tel que eau de Cologne, eau phéniquée forte, etc.); *b*) *thermique* (liquide bouillant, métal en fusion); *c*) *mécanique* (tentatives d'extraction de corps étrangers, introduction d'instruments malpropres). Plus rarement il s'agit d'une *inflammation spécifique*, compliquant par exemple un érysipèle du du pavillon, une angine ou une rhinite diphtérique, etc.

2° *Par quelques-uns de ses symptômes*. On peut lui décrire trois périodes ou, si l'on préfère, trois degrés qu'elle ne franchit pas forcément.

a. A la *première période*, qui rappelle celle de l'eczéma aigu, l'affection se traduit objectivement par une rougeur uniforme du conduit, à laquelle participe d'ordinaire la membrane du tympan. L'épiderme altéré desquame sous forme de lamelles plus ou moins larges et plus ou moins épaisses, parfois avec l'aspect d'une pseudo-membrane en doigt de gant reproduisant le moule intérieur du conduit. Ces débris épithéliaux sont bientôt chassés par une sécrétion qui, d'abord séreuse, ne tarde pas à devenir purulente. Le gonflement est modéré. Les téguments, privés de leur épithélium, deviennent le siège d'érosions sur lesquelles se développent des bourgeons charnus plus ou moins volumineux.

b. A la *deuxième période*, l'inflammation gagne les tissus sous-cutanés; la tuméfaction augmente : elle peut être assez considérable pour que les parois du conduit viennent au contact. Dans la profondeur, là où la couche cellulaire sous-cutanée fait défaut, il se fait de la périostite; dans les parties les plus externes, le tissu cellulaire sous-cutané devient le siège d'une inflammation phlegmoneuse.

c. A la *troisième période,* il se forme une collection purulente sous-cutanée qui, abandonnée à elle-même, s'ouvre dans le conduit, ce qui est le cas le plus fréquent; ou bien, mais seulement par exception, le pus se fait jour soit en arrière, dans la région mastoïdienne, soit en avant, dans l'articulation de la mâchoire au travers des incisures du cartilage de Santorini.

3° *Par ses suites possibles.* Il n'est pas rare qu'elle aboutisse à une sténose définitive du conduit, résultant soit d'une cicatrisation vicieuse, soit d'une hyperostose.

Traitement. — Il diffère suivant l'intensité des lésions et la période de leur évolution.

A. **Forme légère.** — Les lésions ne franchissent pas le premier ou le deuxième degré.

a. A la phase aiguë, le traitement est le même que celui de la furonculose; il consiste à *combattre la douleur* et l'intensité des phénomènes inflammatoires à l'aide de pansements humides (voy. p. 233). Il faut seulement avoir soin, avant d'appliquer ces pansements, de débarrasser le conduit des débris épithéliaux et des sécrétions qui l'encombrent; ce nettoyage doit être fait autant que possible à sec, c'est-à-dire à l'aide du porte-coton, et avec assez de douceur pour ne pas blesser le conduit.

b. Dès que la phase aiguë est passée, que la tuméfaction diminue et que les sécrétions commencent à se tarir, c'est-à-dire à la période de déclin, il convient de *modifier les parois du conduit* afin de hâter la guérison : les pansements secs à l'acide borique faits suivant la technique qui sera indiquée au chapitre de l'otite moyenne suppurée, suffisent le plus souvent à amener la guérison dans un espace de temps qui varie de quelques jours à deux ou trois semaines.

c. Si ce traitement échoue et si les lésions tendent à passer à la chronicité, on lui substituera des *instillations*, répétées matin et soir, de six à huit gouttes d'alcool boriqué saturé ou d'alcool iodolé.

Alcool à 90°.	20 grammes.
Iodol	1 —

Les granulations, qui peuvent se développer aussi bien à la période aiguë qu'à la période chronique, doivent être touchées au nitrate d'argent ou à l'acide chromique à mesure qu'elles se développent.

B. **Forme intense.** — En cas d'extension des phénomènes inflammatoires aux tissus sous-cutanés, les incisions précoces ne sont pas sensiblement plus efficaces que dans la furonculose : mais dès qu'une collection purulente est formée, il faut *débrider largement*, si l'on veut éviter de vastes décollements du conduit et la production de fusées purulentes vers les régions voisines. *a*) L'incision devra porter sur toute la longueur du conduit ; *b*) elle se fera parallèlement à son axe, de la profondeur vers le méat, c'est-à-dire en ramenant à soi le bistouri introduit le plus loin possible et au besoin en plusieurs points différents ; *c*) elle devra pénétrer jusqu'au plan osseux.

C. **Soins consécutifs.** — Lorsque, les phénomènes inflammatoires étant calmés, la lumière du conduit ne recouvre pas dans toute son étendue ses dimensions normales, on doit craindre la constitution d'un rétrécissement dans le point le plus étroit. Pour s'opposer à l'organisation de cette sténose, il faut, dès ce moment, *dilater le point rétréci* à l'aide d'une mèche de gaze stérilisée introduite sous une certaine pression, de façon à distendre le conduit; le tamponnement est renouvelé tous les jours ou tous les deux jours, suivant l'abondance du suintement.

C'est là un excellent procédé pour combattre les sténoses inflammatoires qu'il n'est pas rare d'observer chez les malades, en particulier chez les enfants négligés ou mal soignés, dont le conduit baigne dans le pus, que celui-ci soit né sur place ou, ce qui est plus commun, qu'il vienne de la caisse. Les parois du conduit, macérées, ulcérées, recouvertes de bourgeons charnus, saignant au moindre contact, sont si tuméfiées que l'introduction du speculum et l'inspection du fond de l'oreille sont impossibles ; après deux ou trois jours du séjour d'une mèche de gaze, le conduit redevient large et perméable, et l'otite externe peut être traitée d'après les préceptes exposés ci-dessus.

OTOMYCOSE

Elle est constituée par le développement, sur les parois du conduit et sur la membrane du tympan, de parasites végétaux appartenant le plus souvent au genre « aspergillus ». Elle se reconnaît à la présence, sur les parties atteintes, de taches noires, brunes ou jaunâtres, disséminées ou confluentes, formées par le mycélium parasitaire.

Le plus souvent indolore, cette affection provoque parfois une inflammation plus ou moins vive des téguments du conduit et du tympan, qui attire l'attention sur elle et nécessite une intervention.

Traitement. — Le traitement est essentiellement antiparasitaire. Il a trois indications à remplir.

1° Déterger les parois du conduit, c'est-à-dire enlever le mieux possible la couche parasitaire. A cet effet, on détache les membranes mycéliales à l'aide d'un porte-coton, puis on les chasse au moyen d'une irrigation à l'eau bouillie tiède. Ce décapage est plus ou moins facile selon le degré d'adhérence et l'épaisseur de la couche parasitaire. Le plus souvent, cette couche est mince et unique ; mais, parfois, elle se compose de lits successifs de mycélium formant une série de membranes emboitées les unes dans les autres, qui rétrécissent concentriquement le conduit. Après l'irrigation, l'oreille est séchée au porte-coton.

Ce nettoyage a pour but de préparer le terrain à l'application du traitement antiparasitaire : il est insuffisant à lui seul à amener la guérison, car, si l'on se contente de ce nettoyage, les membranes se reforment en quelques jours.

2° Détruire le parasite. — Deux procédés principaux répondent à cette indication.

a. **Instillations parasiticides.** — Donner deux fois par jour un bain d'oreille, d'un quart d'heure de durée, avec de l'alcool absolu pur ou tenant en dissolution 2 à 3 grammes d'acide salicylique. Une fois le bain terminé, faire écouler le liquide sans sécher le conduit.

Si, en raison de l'irritation des parois du conduit, l'alcool absolu est mal supporté et provoque une sensation douloureuse de brûlure, on l'étend d'un quart ou d'un cinquième d'eau distillée ; puis, au bout de deux ou trois jours, dès que cette solution est mieux supportée, on emploie un mélange de plus en plus concentré.

Dans la majorité des cas, ces instillations amènent la guérison en quelques jours.

Chez les malades hyperesthésiques, qui ne tolèrent pas l'alcool, on obtient un bon résultat en insufflant de la poudre d'acide borique de façon à remplir complètement le conduit.

b. **Badigeonnages parasiticides.** — Si les instillations d'alcool sont impuissantes, il faut badigeonner et frictionner les parois du conduit et la membrane avec un porte-coton imbibé de teinture d'iode ou d'une solution de nitrate d'argent à 1/10e.

3° Prévenir les récidives. — Elles sont fréquentes ; pour les éviter, le malade continuera les instillations d'alcool deux fois par semaine, pendant les six mois qui suivront la guérison. Il devra, à l'avenir, éviter avec un soin tout particulier tout ce qui pourrait déterminer une dermatite du conduit ou aggraver un eczéma préexistant (grattage, savonnage du conduit, etc.) : car, tandis que l'aspergillus ne se développe pas sur la peau saine, il trouve, au contraire, un excellent terrain dans l'épiderme malade.

ECZÉMA DE L'OREILLE

L'eczéma peut frapper isolément ou simultanément le *pavillon* et le *conduit*, et cela sous ses deux formes communes : la forme *aiguë*, généralement humide, et la forme *chronique*, ordinairement sèche.

L eczéma du pavillon présente le même aspect et la même allure que celui des autres parties du corps. Au début, rougeur ; tuméfaction plus ou moins marquée, parfois énorme et simulant un érysipèle ; suintement et formation de croûtes.

Plus tard : *a*) si l'affection doit guérir : constitution d'un épiderme lisse et sec, mais qui ne tarde pas à se flétrir, à se rider et à desquamer pour être remplacé peu à peu par un épiderme sain ; disparition progressive de la rougeur ; restitution de la teinte normale des téguments ; *b*) si l'affection passe à la chronicité : infiltration et épaississement du derme qui perd sa mobilité sur les plans sous-jacents ; desquamation continue entremêlée de périodes passagères de suintement.

Les lésions peuvent se localiser à la face antérieure ou à la face postérieure du pavillon ; dans ce dernier cas, elles envahissent toujours le sillon rétro-auriculaire et empiètent le plus souvent, à une distance plus ou moins considérable, sur la région mastoïdienne. Cette extension est de règle chez l'enfant. Elle est habituelle également chez les personnes dont les pavillons se trouvent appliqués, le plus souvent par l'effet du genre de coiffure (religieuses), à la paroi cranienne ; dans ces conditions, les téguments, en particulier ceux du sillon rétro-auriculaire, continuellement souillés par l'exsudation eczémateuse, dans laquelle ils macèrent, deviennent aisément le siège d'exulcérations et de fissures qui rendent douloureux tout mouvement imprimé au pavillon.

L'eczéma du conduit peut être :

1° *Localisé* à une paroi ou à une portion plus circonscrite encore ; lorsqu'il n'existe qu'un petit placard d'eczéma à l'entrée du conduit, celui-ci peut être masqué par le speculum et passer inaperçu. Malgré leur peu d'étendue, ces eczémas localisés ne doivent pas être négligés, car ils sont parfois le point de départ de poussées eczémateuses récidivantes du pavillon et même de la face.

2° *Généralisé* à tout le conduit, la membrane du tympan elle-même pouvant participer à l'inflammation eczémateuse. Ici, un symptôme nouveau entre en jeu, c'est la **sténose du conduit.** Cette sténose a pour effet : *a*) de favoriser l'*obstruction* par les produits de desquamation ; *b*) d'amener parfois dans les cas chroniques une *atrésie* définitive, soit par infiltration des parois, soit par soudure de deux parois opposées préalablement ulcérées ; *c*) d'augmenter les *difficultés du traitement*, les parois du conduit étant d'autant moins accessibles à l'exploration et aux pansements que la lumière de celui-ci est plus étroite. Aussi cette localisation de l'eczéma est-elle particulièrement tenace ; c'est par mois, par années qu'il faut en compter la durée dans sa forme chronique.

Qu'il soit circonscrit ou généralisé, l'eczéma chronique du conduit a le fâcheux privilège d'être souvent l'origine de **poussées furonculeuses récidivantes,** dont la pathogénie paraîtra des plus simples si l'on veut bien considérer que l'eczéma provoque la démangeaison, que la démangeaison appelle le grattage, que le grattage détermine une inoculation, et que l'inoculation produit un furoncle ; c'est là une série d'équations dont le dernier terme se trouve relié d'une façon pour ainsi dire mathématique au premier.

A. — Traitement local

Lorsqu'on expose le traitement de l'eczéma, il est impossible d'indiquer une ligne de conduite unique convenant à tous les cas ou plutôt à tous les malades. Il faut tenir compte des susceptibilités individuelles, des caprices extrêmement variés de chaque peau ; de là les contradictions apparentes, pour ne pas dire une confusion, que l'on relève dans divers traités classiques. Nous éviterons, au moins en partie, cet écueil, en nous bornant à indiquer le traitement qui nous paraît le mieux convenir à la majorité des cas, sans entrer dans des détails qui ne feraient qu'obscurcir les idées du lecteur.

Eczéma aigu.

Au point de vue thérapeutique, on peut distinguer dans son évolution deux phases distinctes, comportant deux traitements absolument différents.

1° Première période. — C'est la phase d'irritation. L'indication est de *modérer les douleurs et les démangeaisons* par une **traitement calmant.**

Avant d'indiquer les détails de cette médication, il est une règle générale qu'il importe de faire connaître et à laquelle le médecin doit strictement se conformer. Cette règle consiste à s'abstenir systématiquement de toute application humide, en particulier de lavages et de seringages, car *l'oreille eczémateuse n'aime pas l'eau.* Et ce n'est pas seulement l'eau pure dont vous devez redouter l'emploi, mais encore et surtout l'eau chargée de principes médicamenteux ;

l'eau boriquée, dont on fait un emploi si banal, parce qu'on la considère à tort comme tout à fait inoffensive, est particulièrement nuisible à l'eczéma : elle est susceptible de l'entretenir pendant de longues semaines, parfois même de le provoquer chez un individu prédisposé.

Voici comment sera mis en œuvre le traitement calmant.

A. **Tout au début**, alors qu'il n'existe que de la *rougeur du pavillon*, il faut recouvrir les parties malades de **poudre**.

a. *Comment appliquer la poudre?* — Servez-vous soit d'un insufflateur, soit d'une houppette d'ouate. Si le pavillon seul est atteint, ayez soin d'obturer le méat avec un peu de coton, afin que la poudre ne s'accumule pas dans le conduit.

Protégez ensuite les parties malades avec une couche d'ouate maintenue par un foulard. Comme la poudre tient difficilement en place, malgré la présence de ce bandage protecteur, il faut en renouveler l'application trois ou quatre fois par jour.

b. *Quelle poudre employer?* — Une poudre inerte ou très légèrement astringente, mais en tout cas antifermentescible, car les produits de décomposition, plus ou moins irritants, donneraient une poussée nouvelle à l'eczéma : proscrivez donc l'amidon, le lycopode, etc., et choisissez de préférence la poudre de talc ou de kaolin associée ou non à l'oxyde de zinc dans la proportion suivante :

Poudre de talc.	30 grammes,
Poudre d'oxyde de zinc . . .	10 —

c. *Comment agit la poudre?* — Simplement en

mettant les parties malades à l'abri du contact de l'air ; on sait que c'est là une condition essentielle pour faire cesser les démangeaisons. Voilà pourquoi il suffit d'une poudre inerte : elle fait un pansement occlusif.

B. **Plus tard**, quand les surfaces malades sont le siège d'un *suintement et de productions croûteuses*, le traitement précédent ne saurait plus convenir.

Il faut alors :

1° *Décaper les téguments* avant toute chose, c'est-à-dire faire tomber les croûtes qui les recouvrent. Comme l'emploi de l'humidité vous est interdit, servez-vous, pour ramollir ces croûtes, d'un *corps gras inerte*, tel que l'huile d'olives stérilisée, l'huile de vaseline, l'axonge fraîche, dont vous étendez une couche sur toutes les parties malades, en ayant soin de la faire pénétrer avec un pinceau ou un porte-ouate dans tous les plis du pavillon, dans le méat, dans le conduit ; recouvrez l'oreille d'une couche d'ouate fixée par un foulard et laissez agir vingt-quatre-heures.

Le lendemain, vous détacherez les croûtes ramollies en frottant les surfaces malades, lentement et avec une grande douceur, à l'aide d'un tampon d'ouate. Lorsque les croûtes ont été convenablement pénétrées par le corps gras, elles tombent sans suintement sanguin. Il faut s'attacher à bien décaper surtout : *a*) les anfractuosités du pavillon ; *b*) le conduit auditif, en remplaçant l'application du speculum, ici douloureuse, par l'écartement du méat avec les doigts.

2° *Appliquer en permanence un corps gras*, une **pommade**, sur les téguments préalablement décapés.

a. *Quelle pommade employer?* — C'est surtout ici qu'il faut tenir compte des caprices de la peau au double point de vue de l'excipient et de la substance active.

α. Parmi les divers *excipients*, il n'en est que deux à retenir : la vaseline et l'axonge. A la vaseline, plus ou moins fluide en été, on peut ajouter partie égale de lanoline qui donne au mélange une consistance plus grande. L'axonge est d'ordinaire mieux tolérée par les peaux susceptibles, mais à une condition, pas toujours réalisée, c'est qu'elle soit très fraîche. Le cold-cream réussit parfois.

β. Comme *substance active*, n'employez à cette période que des produits inoffensifs, en petite quantité ; car la pommade n'a pas d'autre but que : 1° de préserver les téguments du contact de l'air qui est la principale cause des démangeaisons ; 2° d'empêcher la formation des croûtes qui sont une cause d'irritation pour la peau. La pommade type est une pommade à l'oxyde de zinc à 1/10e conforme à la prescription suivante :

Axonge fraîche ou vaseline blanche . .	20 grammes.
Oxyde de zinc pulvérisé	2 —

b. *Comment appliquer la pommade?* — Pour simple à résoudre qu'elle paraisse, la question n'est pas oiseuse, car de l'application du remède dépend le succès. La manière de donner vaut mieux que ce qu'on donne.

α. *Application sur le pavillon.* — Étalez une couche de pommade sur une toile très fine et enveloppez le pavillon dans ce linge gras, en ayant soin d'en tamponner bien exactement toutes les dépressions ; recouvrez d'une couche d'ouate et fixez le tout à l'aide d'une bande. Renouvelez le pansement chaque jour jusqu'à ce que les croûtes cessent de se reproduire ; tant qu'elles reparaissent, enlevez-les comme il a été déjà indiqué.

β. *Application dans le conduit.* — Elle est plus difficile, car ici il va falloir lutter contre la sténose. On commence par débarrasser le conduit de l'exsudat plus ou moins concrété qui l'encombre, à l'aide d'un porte-coton enduit de corps gras; il ne faut pas oublier, en effet, que tout lavage est interdit. Cela fait, on introduit, aussi profondément que possible dans le conduit, une mèche d'ouate pommadée à l'aide d'une pince à mors lisses ou mieux d'un stylet dont on coiffe l'extrémité avec la mèche repliée en deux. Le pansement est renouvelé toutes les vingt-quatre heures ; on augmente chaque fois la grosseur de la mèche, proportionnellement à l'élargissement progressif de la lumière du conduit.

2° Deuxième période. — L'irritation est calmée. L'indication consiste à *éviter le passage à la chronicité* par un **traitement modificateur**. Ici encore la prudence se recommande : ne prescrivez pas d'emblée des topiques manifestement irritants qui pourraient provoquer une poussée aiguë nouvelle ; tâtez la susceptibilité de la peau dans chaque cas ; commencez par des préparations à peu près inoffensives pour arriver progressivement à des topiques de plus en plus actifs.

A. Dans les cas les plus simples, dès que les croûtes cessent de se reproduire, suspendez les enveloppements gras et protégez pendant quelque temps l'épiderme nouveau avec la *pâte de Lassar* dont voici la composition :

Vaseline.		20 grammes.
Poudre d'amidon.	ââ	10 —
Poudre d'oxyde de zinc . . .		
Acide salicylique.		0 gr. 50 centigr.

B. Si ce traitement anodin ne suffit pas, vous vous adresserez alors, mais alors seulement, à des *pommades plus actives*. Les plus efficaces sont : les pommades au calomel ou à l'oxyde jaune de mercure qui s'emploient à 1/20ᵉ ; celles à l'ichtyol ou à l'huile de cade qu'on prescrit à 1/10ᵉ.

La substance active doit être incorporée dans de la vaseline ou de l'axonge fraîche pour le pavillon, dans de l'huile d'olives ou de la vaseline liquide pour le conduit ; on l'introduit dans ce dernier à l'aide d'un pinceau.

Tous les deux ou trois jours, l'oreille est examinée par le médecin qui la nettoie au porte-coton, afin d'éviter l'encombrement du conduit par les produits de desquamation.

C. Les pommades modificatrices peuvent rester sans effet et l'eczéma aigu tend à passer à l'état chronique ; c'est surtout dans le conduit qu'on observe cette tendance.

Il convient alors de s'adresser au **nitrate d'argent**, médicament particulièrement efficace dans le cas où le conduit se remplit incessamment de squames humides et épaisses.

Il s'emploie de deux façons :

1° Le conduit ayant été préalablement nettoyé soigneusement avec un porte-ouate, *on y introduit une mèche de coton imbibée d'une solution de nitrate d'argent à* 1/40ᵉ, et on laisse les choses en place pendant quarante-huit heures. Pour éviter que la solution ne se répande dans la conque et sur les parties voisines qu'elle noircirait, on a soin de boucher le méat avec un tampon de coton sec enduit de vaseline. Au bout de deux jours : *a*) ou bien le suintement aura cessé, la peau du conduit sera d'un rose vif et à peine recouverte de quelque squames sèches : l'application d'une pommade inerte suffira à achever la guérison ; *b*) ou bien le conduit sera encore humide : il faudra alors introduire une nouvelle mèche imbibée de la solution de nitrate et recommencer jusqu'à siccité complète.

2° Si l'on n'arrive pas à obtenir la siccité par ce moyen, on *verse dans l'oreille*, après avoir fait incliner la tête du côté opposé, *une solution de nitrate d'argent à* 1/10e et on l'y laisse séjourner trois minutes ; au bout de ce temps, on fait écouler le liquide de l'oreille et on le remplace par de l'eau salée, afin de neutraliser ce qui reste de solution argentique dans le conduit. Cette eau salée étant à son tour chassée de l'oreille après un séjour de quelques instants, on sèche le conduit avec le plus grand soin, car on vient d'enfreindre la règle formulée au début de ce chapitre, qui interdit l'emploi des pansements humides. Pour finir, on introduit dans l'oreille une mèche enduite de pommade inerte, ce qui est toujours le dernier terme du traitement. Il est bon de continuer l'usage de la pommade pendant quelques jours après la cessation complète de tout phénomène inflammatoire.

D. Dernière et importante recommandation. Que le malade n'introduise pas d'eau dans son oreille, qu'il ne la lave pas pendant les trois ou quatre semaines qui suivent sa guérison ; le nettoyage à sec doit être substitué à l'introduction d'éponges ou de linges humides.

Eczéma chronique.

C'est presque toujours un eczéma sec ; et il siège de préférence dans le conduit.

1° Eczéma sec du conduit. — Il faut distinguer deux cas suivant l'intensité des lésions :

A. *L'eczéma est* **très léger** et se traduit par un peu de desquamation furfuracée.

Le malade devra :

1° S'abstenir totalement de faire pénétrer de l'eau dans le conduit ;

2° Badigeonner trois fois par jour le conduit avec un pinceau imbibé de :

Huile de vaseline	10 grammes.
Menthol.	1 —

ou bien, si l'on veut employer une substance plus active :

Huile de vaseline	10 grammes.
Goudron ou huile de cade. .	1 —

ou encore :

Huile de vaseline	20 grammes.
Acide salicylique	0gr.10 centigr.

B. *Les lésions sont* **plus accentuées**, le conduit est rempli de squames épidermiques très adhérentes aux parois et formant un bouchon occlusif. Ici c'est le médecin lui-même qui doit intervenir, en enlevant les squames qui empêchent toute application médicamenteuse. Il faut se garder de les détacher brutalement avec la pince ; en les arrachant ainsi on créerait des érosions sur les parois du conduit qui s'infecteraient. Mieux vaut faire momentanément une nouvelle infraction à la règle de conduite qui doit présider au traitement de l'eczéma et ramollir d'abord le bouchon épidermique à l'aide de pansements humides. A cet effet, on verse matin et soir dans le conduit, qu'on ferme ensuite avec un tampon de coton non hydrophile, et on y laisse séjourner dix gouttes de la solution suivante :

Carbonate de soude.	0gr,10 centigr.
Glycérine neutre	10 grammes.

Au bout de quarante-huit heures, on fait une irrigation douce avec de l'eau bouillie ; les squames se détachent alors aisément.

Le conduit, bien séché au porte-ouate, est dès lors prêt à subir efficacement l'application des divers topiques déjà prescrits à la deuxième période de l'eczéma aigu, c'est-à-dire des *corps gras*, qu'il n'est pas rare de voir échouer dans le cas actuel, ou du *nitrate d'argent*, qui réussit plus souvent.

2° Eczéma sec du pavillon. — Deux cas sont à considérer.

A. Si l'eczéma est **léger**, il cède à l'emploi des pommades qui conviennent à l'eczéma subaigu à sa deuxième période.

B. Si l'eczéma est **intense**, s'il s'accompagne d'un épaississement marqué des couches cornées de l'épiderme et d'une infiltration profonde du derme (eczéma lichénifié), d'excoriations, de fissures, il réclame un traitement spécial.

Ici les mêmes ménagements ne sont plus à garder et les **topiques irritants** trouvent leur application.

Il est de toute nécessité de faire d'abord le *décapage du pavillon*, c'est-à-dire d'obtenir le ramollissement et la chute des couches épidermiques cornées. A cet effet, le *savon mou de potasse* en solution alcoolique a une action rapide et sûre. On frictionne énergiquement la peau, avec de l'ouate imprégnée de la solution suivante :

Savon noir.	40	grammes.
Alcool à 90°	60	—
Eau distillée	100	—

On essuie soigneusement les parties décapées et on les recouvre d'une couche de pommade active, telle que la suivante :

Vaseline.	20	grammes.
Ichtyol ou styrax	2	—

On renouvelle le décapage tous les trois ou quatre jours, tant qu'il est nécessaire.

La forme *séborrhéique* sera plus spécialement traitée par les pommades soufrées.

Lorsqu'il existe des *rhagades*, on les touche soit avec un pinceau trempé dans une solution de nitrate d'argent à 1/5e, soit directement avec la pierre infernale taillée en fine pointe.

Quand l'amélioration est notable, on revient aux pommades diverses prescrites plus haut.

B. — Traitement général

Il est indispensable, surtout dans l'eczéma chronique, et doit être mené parallèlement au traitement local. Tel eczéma de l'oreille, qui résiste au traitement local le mieux conduit, guérit rapidement à partir du moment où l'on ajoute aux soins locaux une médication générale appropriée.

Nous ne faisons que rappeler ce que doit être le traitement général d'un eczémateux.

A. **Régime**. — Interdire les boissons et mets excitants : le vin pur, le café, l'alcool, les liqueurs ; la charcuterie, le gibier, les aliments épicés, les salaisons, les fromages faits, les poissons de mer, les coquillages.

B. **Hygiène**. — Assurer à l'aide de laxatifs, s'il en est besoin, des garde-robes régulières et quotidiennes.

Éviter les bains trop chauds qui congestionnent la peau.

C. **Médication générale**. — Elle a pour but de modifier le terrain.

Aux *arthritiques* conviennent les alcalins (saison à Vichy ou à Royat) ;

Aux *goutteux*, la lithine (saison à Contréxeville ou à Vittel) ;

Aux *scrofuleux*, l'huile de foie de morue et l'iode (saison aux eaux salines, Salies, Kreuznach ; arsenicales, La Bourboule ; ou sulfureuses, surtout à Uriage) ;

Aux *névropathes*, la valériane et les bromures, les douches tièdes (saison à Néris ou à Bagnères-de-Bigorre).

Il n'y a pas de médicament spécifique de l'eczéma ; et l'arsenic, si souvent employé, n'a pas cette propriété plus que toute autre substance.

Faut-il le prescrire ?

Non, tant qu'il y a le moindre état inflammatoire, car c'est un excitant de la peau.

Oui, dans les eczémas secs, chroniques et torpides, sortes d'eczémas pityriasiques ou lichénoïdes. On fait prendre de une à quatre cuillerées à café par jour de la solution suivante :

Arseniate de soude	0gr.10 centigr.
Eau de laurier cerise . . .	50 grammes.
Eau	200 —

C. — Traitement prophylactique

Il faut distinguer deux cas suivant que l'eczéma est de cause générale ou de cause locale.

1° Dans **l'eczéma de cause générale**, le traitement général indiqué ci-dessus devra être continué alors même que l'éruption aura disparu, afin de prévenir ou d'éloigner les récidives.

2° Dans **l'eczéma de cause locale**, — où il s'agit plutôt de dermite que d'eczéma au sens français du mot, — il faut s'attaquer à la cause, afin de supprimer l'effet. Cette cause sera représentée :

a. Par le *contact d'un pus irritant*, chez un malade atteint d'otite moyenne suppurée. Il convient alors de faire des pansements plus fréquents afin d'éviter le séjour et la décomposition des sécrétions dans le conduit ; le nettoyage de celui-ci doit être effectué à sec.

b. Par l'*emploi, comme pansement, de substances non tolérées* par certaines oreilles, telles que l'iodoforme, le salol, l'acide phénique en solution aqueuse. Dans certains cas, il suffit de cesser l'usage de ces substances, dès l'apparition des premiers phénomènes d'irritation, pour voir la dermite artificielle rétrocéder rapidement. Toutefois, il n'en est pas toujours ainsi, l'agent irritant pouvant n'avoir joué que le rôle de cause occasionnelle en provoquant l'apparition d'un véritable eczéma chez un individu prédisposé.

c. Par une *dermatose des régions voisines*, en particulier le pityriasis ou la phtiriase du cuir chevelu ; la dermite polymorphe provoquée par cette dernière s'étend facilement au pavillon.

. . . . . .

RÉTRÉCISSEMENTS
DU CONDUIT AUDITIF

Ils sont *acquis* ou *congénitaux*.

A. — Les **rétrécissements acquis** reconnaissent pour cause :

1° Un *épaississement de la peau*, une infiltration des téguments à la suite de poussées répétées d'eczéma ou de dermite ; ils occupent alors en profondeur une étendue assez considérable du conduit ;

2° Le *collapsus de la paroi postéro-supérieure* du conduit cartilagineux chez certains vieillards ; la sténose siège à l'entrée du conduit ; le méat prend la forme d'une fente verticale ;

3° Une *cicatrice consécutive à une érosion ou à une ulcération* de cause quelconque.

Ces rétrécissements cicatriciels sont ceux qui demandent le plus souvent une intervention. La structure en est *membraneuse*, *fibreuse* ou *osseuse*.

a. Le *rétrécissement membraneux* siège en un point limité, à l'entrée, au milieu ou au fond du conduit. Il offre l'aspect d'une cloison plus ou moins mince, opaque ou transparente, rosée ou blanchâtre, parfois si brillante qu'on est exposé à la confondre avec une membrane tympanique intacte ou perforée. Les éléments de diagnostic sont alors fournis, d'une part, par la distance relativement rapprochée à laquelle le diaphragme se trouve du méat, de l'autre, par l'absence du manche du marteau dans son épaisseur.

b. Le *rétrécissement fibreux* occupe en profondeur une portion plus étendue du conduit. Si la sténose est *partielle*, c'est à un véritable trajet de plusieurs millimètres, d'un demi-centimètre au plus, qu'on a affaire. Si elle est *totale*, toute la portion du conduit située au delà du point où commence l'occlusion peut être comblée par du tissu fibreux de nouvelle formation.

c. Le *rétrécissement osseux*, exceptionnel, est dû à la participation du périoste ou de l'os sous-jacent au processus d'irritation : il s'agit alors d'une périostose ou d'une hyperostose.

B. — Les **rétrécissements congénitaux** sont également *membraneux*, *fibreux* ou *osseux*. Ils sont habituellement associés à un arrêt de développement du pavillon ou de l'oreille moyenne, plus rarement du labyrinthe. Dans les atrésies congénitales typiques, le conduit se termine en cul-de-sac à quelques millimètres du méat ; celui-ci peut même manquer et être remplacé par une simple dépression.

Traitement. — Au point de vue de l'action thérapeutique, il importe de distinguer le *rétrécissement partiel*, consistant en une simple diminution de diamètre du conduit, de l'*occlusion*, c'est-à-dire de l'oblitération totale de la lumière de celui-ci.

A. — Le **rétrécissement partiel** peut être fort bien toléré, l'audition persistant tant qu'il existe un passage, si petit soit-il, pour les ondes sonores.

La question de l'intervention ne se pose que dans les deux conditions suivantes où elle doit être résolue par l'affirmative :

1° Lorsque l'obstruction du point sténosé par du cérumen, du pus, des produits de desquamation épidermique, *provoque la surdité ;*

2° Lorsqu'il existe, en arrière du rétrécissement, une lésion dont celui-ci *empêche la guérison* ou le traitement; en cas de suppuration de l'oreille moyenne, par exemple, la rétention du pus derrière le rétrécissement est une indication formelle à intervenir.

B. — **L'occlusion totale** s'accompagne toujours d'une diminution plus ou moins notable de l'ouïe; mais cette diminution peut être très faible en cas d'atrésie membraneuse, où la voix parlée est parfois encore entendue à distance. Les occlusions fibreuses et, à plus forte raison, osseuses, sont au contraire toujours accompagnées d'une surdité marquée.

Avant d'intervenir dans ces cas, assurez-vous que la dureté de l'ouïe est uniquement due à l'obstruction du conduit et qu'il n'existe pas de lésion concomitante de la caisse ou du labyrinthe.

L'examen avec le diapason vous renseignera sur l'état de l'*oreille interne*. Si, en cas d'atrésie unilatérale, le diapason placé sur la ligne médiane du crâne n'est perçu que du côté sain, l'existence d'une malformation labyrinthique est probable : n'intervenez pas. Toutefois, si vous avez affaire à un jeune enfant, tenez-vous sur vos gardes, car les épreuves de l'audition fournissent à cet âge des résultats trop incertains pour que vous puissiez en tenir compte ; remettez à plus tard le diagnostic et l'intervention, s'il y a lieu de songer à celle-ci.

Il est plus difficile de décider si l'*oreille moyenne* est normale ou non. Vous pourrez cependant présumer son état en ayant présentes à l'esprit les deux formules suivantes établies par la pratique :

1° L'hypothèse d'une malformation de la caisse ou du labyrinthe peut être éliminée, lorsque la voix chuchotée est perçue à l'aide du tube acoustique (tube flexible de Dunker).

2° En cas d'occlusion congénitale, l'intervention opératoire n'a chance de donner un résultat favorable au point de vue auditif que chez les sujets atteints de rétrécissement membraneux ; les atrésies osseuses sont, en effet, toujours accompagnées de lésions analogues de la caisse et d'anomalies des osselets. La structure osseuse d'un rétrécissement se reconnaît à l'aide du toucher avec le stylet, d'une ponction ou même au besoin d'une incision exploratrice. La nature osseuse de la sténose étant reconnue, n'intervenez qu'à la demande expresse du malade et après lui avoir fait connaître le peu de chance de succès de l'opération.

Suivant les indications fournies per ces différents cas, le traitement sera *préventif*, *palliatif* ou *curatif*.

A. — Traitement préventif

Les rétrécissements du conduit, ceux qui s'acquièrent tout au moins, sont plus faciles à prévenir qu'à guérir. Ils ne se produisent guère qu'à la suite d'affections auriculaires négligées ou mal soignées.

Le traitement préventif consiste donc à traiter l'eczéma, les dermites du conduit provoquées par les suppurations chroniques de l'oreille moyenne ; à réprimer ou à enlever les granulations qui peuvent se développer sur les parois du conduit et se transformer en tissu fibreux rétractile ; à veiller de près sur les érosions et les ulcérations du conduit ; à hâter et à guider leur cicatrisation par des pansements quotidiens ou presque quotidiens; à lutter contre la sténose dès qu'elle commence à se produire, sans attendre qu'elle aboutisse à une atrésie complète.

B. — Traitement palliatif

Il n'est applicable qu'aux rétrécissements partiels.

Il consiste à empêcher toute accumulation de cérumen, de débris épidermiques ou de pus au delà du point rétréci, à l'aide de lavages faits avec une canule assez fine pour que son extrémité puisse franchir le rétrécissement, tout en permettant au liquide de refluer entre la canule et les parois du canal sténosé.

En cas de collapsus, on améliore l'audition en plaçant un petit tube en métal ou en ébonite à l'entrée du conduit dont il maintient la lumière ouverte.

C. — Traitement curatif

Il est loin d'être aisé et donne souvent lieu à des déceptions, surtout en cas de rétrécissements fibreux ou osseux. Il varie avec la nature du rétrécissement.

1° **Rétrécissements membraneux.** — *a.* Lorsqu'il s'agit d'un diaphragme très mince et très tendu, une simple **incision** peut suffire : les deux moitiés de la membrane se rétractent instantanément sous l'œil de l'opérateur, comme le ferait une membrane élastique qu'on crèverait au moment où elle est fortement tendue. Ces cas sont exceptionnels ; le plus souvent l'incision doit être suivie d'une excision.

b. **L'excision** se fait par l'un des deux procédés suivants : α) *incision cruciforme* et formation de quatre lambeaux que l'on excise l'un après l'autre ; β) *incision circulaire* périphérique suivant la ligne d'insertion du diaphragme, de façon à le détacher d'emblée en totalité. Dans les deux cas, ponctionner d'abord la membrane à l'aide d'un bistouri pointu, puis achever l'opération avec un bistouri boutonné.

c. Le diaphragme enlevé a grande tendance à se reproduire ; pour *s'opposer à sa reproduction* il convient de faire un **tamponnement** méthodique qu'on renouvelle jusqu'à cicatrisation complète ; ou bien encore faire porter au malade, pendant plusieurs semaines ou plusieurs mois, un tube d'ébonite de dimensions appropriées dont on facilite l'introduction en l'enduisant d'une pommade antiseptique.

2° Rétrécissements fibreux. — *a*. Il convient tout d'abord d'essayer de la **dilatation méthodique et progressive** à l'aide de tampons de coton, ou si ceux-ci sont insuffisants, à l'aide de tiges de laminaire : ces dernières doivent être préalablement stérilisées par un séjour dans l'éther iodoformé à 1/30e et être munies à leur extrémité libre d'un fil qui permette de les extraire. On laisse séjourner chacune d'elles de six à vingt-quatre heures. La douleur qu'elles provoquent doit rester modérée ; s'il en était autrement, on les retirerait avant le temps fixé pour leur extraction.

b. Si le rétrécissement tend à se reproduire rapidement après la cessation de la dilatation, ou s'il s'agit d'une sténose cicatricielle, il faut, avant d'introduire les tiges de laminaire, pratiquer en un ou plusieurs points des parois sténosées des **incisions rayonnées** aussi profondes que possible (stricturotomie); puis, une fois la dilatation obtenue, faire porter au malade pendant plusieurs mois un tube d'ébonite qui empêche la récidive.

c. Le conduit est-il tout à fait obstrué, la thérapeutique la plus sûre et la moins dangereuse consiste à **décoller le pavillon et le conduit** et à exciser toute la portion atrésiée de celui-ci; on tamponne ensuite à la gaze jusqu'à épidermisation complète, comme après l'ouverture large des cavités de l'oreille moyenne dont cette opération représente le premier temps (voir t. II, p. 112).

3° Rétrécissements osseux. — Aux sténoses osseuses, même *partielles*, on applique le même traitement qu'aux exostoses.

Si l'occlusion est *totale*, il faut, après décollement du pavillon et de la portion non obstruée du conduit, creuser un chemin avec la gouge et le maillet dans la direction du conduit normal; si l'on hésite sur cette direction, mieux vaut donner à la voie nouvelle une direction oblique en bas et en dedans et empiéter au besoin sur la région mastoïdienne.

En cas d'atrésie osseuse *congénitale*, on n'a pas à ménager la membrane du tympan, car celle-ci fait constamment défaut; on doit s'attacher uniquement à mettre à nu la paroi labyrinthique afin de permettre aux ondes sonores d'y accéder directement.

EXOSTOSES DU CONDUIT AUDITIF

Généralement, les exostoses du conduit ne provoquent aucune gêne et ne réclament aucun traitement. Il est cependant des cas où elles sont assez volumineuses ou assez nombreuses pour obturer en totalité ou du moins en grande partie la lumière de ce canal ; elles provoquent alors de la surdité, des bruits subjectifs, parfois même des douleurs, auxquels il y a lieu de remédier par un traitement soit *palliatif*, soit *curatif*.

A. — Traitement palliatif

Il consiste à maintenir ouverte la portion plus ou moins restreinte de la lumière du conduit qui reste perméable entre l'exostose et la paroi opposée : il suffit, en effet, d'un passage libre, si minime soit-il, en ce point, pour que les vibrations sonores puissent se transmettre à la membrane, et, par conséquent, pour que l'audition persiste.

Or, très souvent cet espace vient à être obturé, soit par des débris épidermiques ou du cérumen, soit par l'inflammation et la tuméfaction du revêtement cutané du conduit à ce niveau ; et cette obstruction est d'autant plus réalisable que l'orifice est plus petit.

Il suffit donc de dégager ce passage pour rétablir instantanément l'audition.

a. S'il s'agit de squames épidermiques ou de cérumen accumulés *au niveau du point rétréci*, on dégage celui-ci avec l'extrémité d'un stylet garni d'une mince couche de coton ; l'instrument doit être manié avec une grande douceur, car son contact avec l'exostose est d'ordinaire fort douloureux.

b. Si des masses épidermiques ou cérumineuses se sont accumulées sous forme de bouchon *en arrière de l'exostose* et sont emprisonnées entre elle et le tympan, il faut d'abord les ramollir en faisant pénétrer au delà du point sténosé quelques gouttes d'une solution glycérinée de carbonate de soude à 1/20e. A cet effet, on se sert d'une petite seringue munie d'un embout en caoutchouc, mince et effilé, susceptible d'être introduit à travers le rétrécissement au delà de l'exostose ; ou bien, plus simplement, on fait pencher la tête du malade sur l'épaule opposée et l'on verse quelques gouttes de glycérine à l'entrée du conduit : on appuie alors à plusieurs reprises sur le tragus, de façon à refouler le liquide dans la profondeur et à lui faire franchir le point sténosé sous l'effet de cette pression. Le bouchon est ensuite expulsé à l'aide d'une irrigation.

c. L'*inflammation* et la *tuméfaction des téguments* qui recouvrent le sommet de l'exostose sont justiciables d'attouchements avec une solution de nitrate d'argent à 1/100e. D'ailleurs, il est facile de prévenir ces poussées inflammatoires, car elles sont rarement spontanées ; elles résultent ordinairement de l'introduction dans l'oreille d'instruments rigides (cure-oreille, épingles à cheveux, etc.) dont le malade se sert pour nettoyer son conduit ou pour calmer ses démangeaisons ; il faut appeler son attention sur les inconvénients de leur emploi.

En outre, il est indispensable d'instruire le malade de la gravité que pourrait revêtir chez lui le développement d'une suppuration de la caisse et de l'engager à montrer son oreille au médecin à la première alerte douloureuse.

B. — Traitement curatif

I. Traitement général. — Il n'y a lieu de prescrire un traitement général que si l'on a des raisons de croire à la nature *syphilitique* de l'exostose. Le traitement spécifique peut alors rendre les mêmes services que pour les exostoses syphilitiques développées en d'autres points du corps. Cependant il faut savoir que les exostoses du conduit ont assez rarement cette origine.

II. Traitement local. — Il consiste à rétablir chirurgicalement la perméabilité du conduit auditif.

Quelques auteurs ont préconisé la simple *perforation* de l'exostose, c'est-à-dire la création d'un canal artificiel au centre du néoplasme et du conduit, à l'aide d'une tréphine mue par un tour électrique. C'est une opération dangereuse et incomplète : *a*) *dangereuse*, parce que, après avoir traversé du tissu très résistant sous une forte pression de la main, la tréphine peut aller heurter brusquement le fond du conduit, traumatiser la membrane, les osselets, le facial, la paroi labyrinthique; *b*) *incomplète*, parce que l'exostose n'est pas totalement détruite et peut se reproduire; de plus, le canal ainsi creusé ne tarde pas à être obstrué par des bourgeons charnus ou du tissu de cicatrice, si bien que le bénéfice de l'intervention n'est que passager.

La meilleure méthode est l'**excision**.

1° Indications et contre-indications. — L'ablation

des exostoses du conduit est indiquée lorsqu'elles sont assez volumineuses ou assez nombreuses pour restreindre la lumière de ce canal au point de déterminer :

a. Une *surdité* marquée et persistante, à la condition toutefois : 1° que cette diminution de l'ouïe soit due uniquement à la présence du néoplasme ; il faut donc, avant d'intervenir, avoir soin de s'assurer que l'appareil de perception est intact et qu'il n'existe pas de lésions de la caisse susceptibles de s'opposer à la transmission des ondes sonores ; 2° que l'autre oreille soit elle-même affectée d'une surdité incurable notable.

Il y a alors une *indication fonctionnelle* capitale à remplir, puisque l'ablation de l'exostose est le seul moyen de rétablir l'audition. Cette indication peut être étendue aux cas où la surdité est due à l'obstruction réitérée du conduit rétréci par du cérumen ou des squames épidermiques et où le malade veut à tout prix être débarrassé de ses crises de surdité récidivante.

b. Des *phénomènes de rétention* dans l'oreille moyenne atteinte d'inflammation aiguë ou chronique, l'exostose étant un obstacle mécanique à l'élimination des sécrétions.

Il y a alors une *indication vitale* à remplir, soit d'urgence lorsque les phénomènes de rétention ont déjà éclaté, soit par mesure préventive lorsque le développement d'accidents est seulement à craindre ; dans ce dernier cas, il y a lieu de ne pas trop différer l'intervention, car des complications graves peuvent alors éclater soudainement et sans avertissement préalable.

2° Technique.— L'opération se fait sous le chloroforme. Un bon éclairage est nécessaire : la lumière du jour est rarement suffisante ; mieux vaut s'éclairer avec une lampe électrique fixée au front. Munissez-vous d'un bistouri ordinaire, d'un bistouri boutonné, de quelques pinces à forcipressure, d'une pince à oreille, d'une rugine, d'un petit ciseau de 2 à 4 millimètres de largeur ou mieux d'une gouge ayant la même concavité que la paroi du conduit occupée par l'exostose, d'un maillet, d'une aiguille et de fils à suture.

L'antisepsie la plus stricte doit être appliquée au champ opératoire, aux instruments et aux mains.

Il faut distinguer deux cas, selon le siège de la tumeur à l'entrée ou au fond du conduit, selon son mode d'insertion par un pédicule ou par une large base.

Premier cas : **L'exostose est peu profonde.** — L'ablation peut se faire *rapidement* et *sans danger* par les voies naturelles. On extrait l'exostose en totalité d'un *seul coup* et non par morceaux.

A cet effet, sans vous occuper de la peau, d'ailleurs très distendue et très amincie, qui revêt l'exostose, placez la gouge à la base du néoplasme et creusez lentement, patiemment, en ce point un sillon de plus en plus profond ; si le méat est très étroit, vous faciliterez l'opération en le faisant distendre par un aide au moyen d'un écarteur. Les tissus à entamer offrent d'ordinaire une très grande résistance en raison de leur structure plus ou moins éburnée. Lorsque l'exostose ne tient plus que par un point, on la fait sauter en imprimant à la gouge un mouvement de levier ; un lambeau cutané retient encore la tumeur par sa base, il ne reste qu'à le sectionner avec le bistouri mousse ; et on retire l'exostose avec une pince. Comme pansement, tamponnement du conduit avec de la gaze stérilisée ou antiseptique ; une couche d'ouate sur le pavillon ; tours de bande.

Second cas : **L'exostose est profonde.** — Elle n'est plus abordable aisément par le conduit : il faut se faire du jour en décollant préalablement le pavillon pour mettre à nu le conduit auditif osseux. L'intervention est : *a*) *difficile*, parce qu'on opère au fond d'un canal étroit et plus ou moins mal éclairé; *b*) *dangereuse*, parce qu'on porte les instruments, d'une part, au voisinage de la caisse qu'il faut à tout prix respecter pour ne pas compromettre le rétablissement de l'audition, de l'autre, au voisinage du facial, qui se trouve en rapport avec la paroi postérieure du conduit, siège le plus fréquent des exostoses.

La technique opératoire diffère selon que l'exostose est pédiculée ou sessile.

a. *Si l'exostose est nettement pédiculée*, on se comporte comme s'il s'agissait d'un corps étranger enclavé dans le fond du conduit. On décolle le pavillon, sans toucher au périoste, on sectionne le conduit cartilagineux à son union avec le conduit osseux, et l'on enlève ensuite le néoplasme par le procédé indiqué plus haut.

b. *Si l'exostose a une large base d'implantation*, il faut, après avoir fait l'incision rétro-auriculaire, inciser le périoste et le décoller à l'aide de la rugine, en même temps que le pavillon et le conduit membraneux, aussi profondément qu'il est nécessaire pour mettre l'exostose complètement à nu. Dans un deuxième temps, on procède à l'hémostase en pinçant les vaisseaux qui donnent et en faisant un tamponnement serré à la gaze. Ce n'est que lorsque l'hémostase est complète, absolue, lorsque aucun suintement sanguin ne vient plus masquer le champ opératoire, qu'on procède à l'excision de l'exostose. Si le tissu néoplasique est trop dur pour être entamé par la gouge, il ne faut pas craindre de mordre un peu sur la paroi osseuse sous-jacente, afin de travailler dans une couche moins éburnée. L'exostose étant extirpée, on régularise la plaie osseuse, on enlève les esquilles qui peuvent s'y trouver, et l'on réapplique le périoste et le conduit membraneux en les maintenant en place à l'aide d'un tamponnement du conduit à la gaze iodoformée ; on suture enfin la plaie rétro-auriculaire sur laquelle on applique un pansement extérieur (gaze iodoformée, ouate et bande). La réunion doit se faire par première intention.

Ce procédé de résection sous-périostée a plusieurs avantages : *a*) il amène une guérison plus rapide, car la peau et le périoste forment un lambeau bien nourri qui se recolle aisément à l'os sous-jacent ; *b*) il donne lieu à un moindre écoulement de sang et permet par conséquent d'opérer dans de meilleures conditions ; *c*) il expose moins à la blessure de la membrane qui se trouve protégée par la paroi du conduit réclinée en avant. Il n'est praticable, il est vrai, que si la tumeur est implantée sur la paroi postérieure du conduit ou à son voisinage : mais c'est précisément le siège habituel de ces néoplasmes.

3° Suites et soins consécutifs. — Le pansement est renouvelé : *a*) tous les cinq ou six jours, s'il n'y a pas d'indication (otite moyenne préexistante, douleurs, fièvre, etc.) à le changer plus souvent ; *b*) toutes les vingt-quatre ou trente-six heures, si l'on a opéré au cours d'une otite moyenne suppurée.

Lorsqu'on a enlevé l'exostose par le premier procédé, c'est-à-dire avec les téguments qui la recouvrent, il faut surveiller la plaie faite au conduit et réprimer les granulations exubérantes qui peuvent s'y développer. Dans ces mêmes conditions opératoires, on observe assez fréquemment, pendant les premiers jours, une tuméfaction douloureuse du conduit ; ce gonflement est d'ailleurs fugace. Il n'est pas rare non plus qu'il se fasse, pendant les cinq ou six premiers jours, un écoulement séro-sanguinolent assez abondant pour forcer à changer souvent le pansement.

Quel que soit le procédé opératoire choisi, il faut savoir que, le plus souvent, le premier effet de l'opération est de provoquer une *diminution de l'ouïe* plus ou moins marquée, qui dure en moyenne deux ou trois semaines ; c'est seulement au bout de ce temps que se produit l'amélioration escomptée de l'audition. Cette surdité, qui peut s'accompagner de bruits subjectifs et de vertiges, doit être attribuée à la commotion du nerf acoustique ou à la production de petites extravasations sanguines dans le labyrinthe, dues à l'ébranlement du crâne pendant l'opération. Le repos, l'application de sangsues derrière l'oreille, les dérivatifs intestinaux semblent abréger cette période de surdité, qu'on a vu, mais à titre exceptionnel, se prolonger pendant un an et plus.

Quoi qu'il en soit, la notion de cet incident post-opératoire doit rendre prudent, quand les deux oreilles sont atteintes d'exostoses ; sauf le cas d'urgence, il convient de n'opérer qu'un seul côté à la fois.

On a observé dans deux ou trois cas une *paralysie faciale* de plusieurs mois de durée, due sans doute à une propagation inflammatoire.

Les exostoses ne *récidivent* que si l'ablation en a été incomplète ; il faut donc en exciser la base avec soin.

CONSIDÉRATIONS GÉNÉRALES SUR LE TRAITEMENT DES OTITES MOYENNES AIGUES

A. — Nécessité du traitement des otites moyennes aiguës

Une otite moyenne aiguë est une affection toujours sérieuse, grave souvent, et dont les caprices sont parfois terribles. C'est une inflammation qui part du nez, remonte la trompe d'Eustache, gagne l'oreille moyenne où elle fait une halte plus ou moins prolongée, visite souvent l'apophyse mastoïde, et se permet quelques incursions dans la cavité cranienne : on dirait que le coryza cherche alors à justifier son surnom de rhume de cerveau. Tout individu, dont l'oreille suppure, porte en soi une cause de mort ; le passage à la chronicité, la surdité définitive, les bourdonnements persistants ne sont pas les pires conséquences des otites moyennes aiguës.

Or, tous ces dangers peuvent être conjurés par un traitement rationnel : une otite aiguë convenablement soignée doit presque toujours guérir, vite et radicalement.

1° Elle ne doit presque jamais provoquer de

mastoïdite, si l'incision et le drainage de l'abcès de la caisse sont faits à temps ;

2° Elle ne doit pas passer à la *chronicité*, si l'on n'a pas infecté l'oreille par un pansement sale ;

3° Elle ne doit pas laisser à sa suite de *surdité*, si l'on n'a pas provoqué des dégâts dans la caisse par un traitement intempestif (cautérisations, etc.);

4° Elle ne doit pas amener la *mort*, si l'on a su éviter la rétention du pus.

Exception doit être faite à cette règle pour quelques *cas particuliers* où le pronostic se montre d'emblée beaucoup plus sévère. L'otite aiguë revêt parfois une gravité extrême : α) par la *violence de l'infection* ; tels sont les cas d'otites aiguës des scarlatines graves compliquées de diphtérie, telles les infections auriculaires de certaines épidémies d'influenza où l'auriste ne peut arrêter l'extension rapide de l'inflammation de la caisse ; β) par la *nature du terrain* sur lequel germe l'otite ; ainsi, chez les diabétiques, le pronostic est souvent malgré tout fatal ; γ) par la *latence de son évolution*, comme chez les aliénés, les typhiques, où souvent rien ne fait soupçonner une otite aiguë avant l'explosion des accidents ultimes.

Malheureusement, on rencontre dans la mise en œuvre du traitement des *difficultés* de divers ordres, dont il faut chercher la source dans deux éléments :

I. D'une part, dans les **préjugés des malades**.

N'est-ce pas une opinion communément répandue qu'une otite est une affection banale, qu'ont et que doivent avoir tous les enfants, à l'égal de la rougeole et de la coqueluche? et qu'une suppuration d'oreille doit être respectée comme un flux salutaire ? N'est-il pas fréquent également qu'une otite soit prise pour un mal de dents et comme telle soit complètement négligée ?

II. D'autre part, dans **l'ignorance des médecins**, auxquels on peut faire quatre reproches.

1° *Ils tiennent l'otite pour une chose insignifiante*, qui guérit presque toujours seule. Or c'est là une grossière erreur très répandue, et à laquelle l'auriste doit la réfutation que voici :

a. On peut faire la même réflexion à propos de toutes les maladies. Il n'en est guère qui ne puissent guérir seules, mais en laissant le plus souvent, il est vrai, des traces indélébiles ; n'est-ce pas le cas du panaris qui guérit de lui-même, mais après élimination d'une phalange ? n'est-ce pas le fait de la syphilis qui guérit seule également, mais avec des dégâts considérables ? En appliquant ce principe à la lettre, le médecin proclamerait sa non-raison d'être !

b. On s'exagère singulièrement la bénignité des otites ; on ne se rend pas compte : α) de la *fréquence des accidents cérébraux otogènes* que les praticiens rattachent si volontiers à d'autres causes ; la méningite tuberculeuse, en particulier, est là toute prête à endosser leurs erreurs et à les couvrir de sa réputation d'incurabilité ; β) de la *fréquence extrême des suppurations chroniques de l'oreille* qui ont débuté par une phase aiguë et qui auraient guéri si elles avaient été convenablement traitées ; γ) des *surdités tardives post-otitiques* qui ne deviennent manifestes que longtemps après la disparition des phénomènes inflammatoires, alors que malade et médecin ont oublié l'existence antérieure de l'otite.

2° *Ils traitent*, il est vrai, *l'otite d'une façon quelconque*, mais c'est *uniquement pour la forme* et sans s'apercevoir que leur thérapeutique est plus nuisible qu'utile;

3° *Ils ne se doutent pas que l'antisepsie doit être appliquée à l'oreille* comme aux autres organes; en prescrivant le laudanum, la décoction de guimauve ou de pavot, les huiles, les baumes, ils ne réfléchissent pas qu'ils encrassent et infectent un conduit qui est à la veille de servir de drain naturel à une suppuration profonde.

4° *Ils s'opposent à toute idée de paracentèse*, se figurant que « crever le tympan » mène à la surdité.

B. — Principes du traitement des otites moyennes aiguës

Le traitement rationnel des otites moyennes aiguës a pour base la connaissance de leur pathogénie.

Presque toujours, l'otite moyenne aiguë est le résultat d'une *infection du rhino-pharynx*, ayant elle-même pour origine une rhinite ou une pharyngite : l'infection se propage du cavum à l'oreille moyenne par l'intermédiaire de la trompe.

L'*otite hématogène*, décrite par certains auteurs, est exceptionnelle; d'ailleurs, c'est presque toujours une otite interne, labyrinthique.

Le premier effet de cette infection tubaire ascendante est de provoquer de la part de la muqueuse de la caisse, et parfois aussi de celle de l'aditus et de l'antre, une *réaction de défense*, qui se traduit par la formation d'un exsudat muqueux, séreux, hémorragique ou purulent. Cet exsudat ne trouvant qu'une *issue insuffisante* par la trompe, dont la lumière est plus ou moins rétrécie par la tuméfaction inflammatoire de sa muqueuse, s'accumule sous pression dans l'oreille moyenne.

De là deux conséquences :

1° L'*apparition de douleurs*, dues à la compression des filets nerveux de la muqueuse ;

2° Le *refoulement des parois* de la cavité en leurs points faibles : *a*) normalement, la *paroi externe de la caisse*, c'est-à-dire la membrane tympanique, est seule dépressible ; elle se laisse donc refouler et bombe du côté du conduit ; *b*) en cas de *déhiscences anormales*, le liquide s'infiltre dans les fentes ou les orifices que présentent les parois, vers la cavité crânienne, la fosse jugulaire, etc. ; c'est un danger surajouté à ceux qui menacent le malade dans les cas normaux.

A ce moment, la membrane du tympan distendue cède ou ne cède pas sous la poussée de l'exsudat.

A. **Si le tympan cède**, il en résulte un soulagement immédiat, mais qui n'est pas toujours durable. Cette perforation spontanée n'est en réalité qu'une *fistule* qui présente deux grands dangers :

1° En raison de ses dimensions restreintes, elle ne laisse sortir que le *trop plein* de la caisse sans remédier aux inconvénients de la rétention. Elle est, en outre, exposée à se *fermer prématurément* avant l'évacuation complète de l'exsudat : de là, la réapparition des souffrances, qui reviennent ainsi par crises intermittentes.

2° Si par hasard la perforation est assez large pour donner issue complète au pus, il n'en reste pas moins deux inconvénients à redouter : *a*) l'*infection secondaire* de la caisse par le conduit et le passage à la chronicité ; *b*) une grande *lenteur d'évolution* et, comme conséquence, la dissociation des osselets, des rétractions cicatricielles, l'épaississement définitif de la muqueuse, l'atrophie de la membrane, etc.

B. **Si le tympan ne cède pas** ou si la perforation tympanique est insuffisante, le pus *fuse* aux environs, comme dans tout abcès non ouvert, et produit des décollements. C'est alors qu'on assiste : *a*) au refoulement du *périoste du conduit ; b*) à l'envahissement clinique des *cellules mastoïdiennes ; c*) à la perforation de la mastoïde qui, selon qu'elle se fait en dehors, en avant ou en arrière, a pour conséquence un *abcès sous-cutané*, la chute de la *paroi postéro-supérieure du conduit*, la formation d'une *collection péri-sinusienne.*

La sérénité du médecin n'est-elle pas encore troublée et sa confiance dans une guérison spontanée n'est-elle pas encore ébranlée? il n'aura souvent que peu de temps à attendre pour voir se produire, selon la direction dans laquelle s'est porté le pus, un décollement du cuir chevelu, un abcès du cou, une phlébite du sinus latéral, une méningite purulente.

Lorsqu'il aura assisté à cette évolution et qu'il aura compris la genèse de ces accidents, peut-être enfin sera-t-il convaincu que l'otite moyenne aiguë est un abcès qu'il faut ouvrir et *ouvrir antiseptiquement ;* que la règle de conduite à suivre vis-à-vis d'elle ne diffère pas de celle qui s'impose pour tout abcès; et que cette règle doit même être appliquée ici avec d'autant plus de rigueur que la région est plus dangereuse.

C. — Division des otites moyennes aigues

Les otites moyennes sont dues à des *microbes* de *nature* (pneumocoques, streptocoques, anaérobies, etc.)

et de *virulence* diverses, évoluant sur des *terrains* de résistance variée (rougeole, grippe, scarlatine et diphtérie associées, etc.) : rien de surprenant à ce que le tableau n'en soit pas toujours identique. Elles revêtent plusieurs formes d'où l'on peut faire ressortir trois types principaux :

1° L'otite moyenne aiguë *catarrhale;*
2° L'otite moyenne aiguë *exsudative;*
3° L'otite moyenne aiguë *purulente.*

Bien que, au cours de leur évolution, ces variétés se transforment parfois l'une dans l'autre et que chacune puisse alors être considérée comme un degré plus avancé de la précédente; bien qu'au début d'une otite, il soit impossible de prévoir comment elle évoluera : cependant il y a intérêt pour l'étude à considérer ces trois types comme trois *formes* différentes. Elles s'individualisent, d'ailleurs, fréquemment en clinique, et, à part quelques règles générales de traitement qui leur sont communes, elles réclament chacune dès soins particuliers.

D. — Prophylaxie des otites moyennes aigues

Elle est *nécessaire* à instituer ; elle est *possible* à réaliser : car l'otite est toujours précédée d'un premier acte morbide, rhinite ou pharyngite. Ce traitement prophylactique doit être envisagé à deux points de vue : *a*) suivant que l'imminence d'une infection tubaire oblige à réaliser une prophylaxie d'urgence ; *b*) suivant qu'il s'agit de prévenir le développement d'une otite chez un individu prédisposé, en l'absence de tout accident pressant.

A. **Prophylaxie à chaud.** — Elle consiste dans le

traitement de la *rhinite* ou de la *pharyngite* qui menace de se propager à la trompe et à la caisse.

Cinq indications sont à remplir pour prévenir le développement d'une otite.

1° **Éviter tout refroidissement.** — Un coup de froid sur un nez sain produit un coryza; un coup de froid sur un nez enrhumé engendre une otite, assez souvent. Si vous avez affaire à un adulte, faites-lui garder la chambre; s'il s'agit d'un enfant, maintenez-le au lit avec des bottes d'ouate autour des jambes, surtout si, lors de coryzas antérieurs, il y a eu menace ou réalisation de complications auriculaires.

2° **Pratiquer l'antisepsie du nez et du pharynx** :

a. Chez l'*enfant*, en introduisant quatre fois par jour, à l'aide d'une petite cuiller ou mieux avec une *seringue nasale de Marfan*, la tête étant renversée en arrière, cinq ou six gouttes de la solution suivante dans chaque narine :

Huile d'olives	50 grammes.
Menthol.	1 —

S'il y a de la pharyngite, faites badigeonner la gorge, trois ou quatre fois par jour, avec un pinceau imprégné de glycérine salolée à 1/20e.

b. Chez l'*adulte*, en prescrivant l'usage de la vaseline boriquée à 1/5e à laquelle on pourra ajouter un peu de menthol :

Vaseline	20 grammes.
Acide borique.	4 —
Menthol.	0 gr. 10 centigr.

ou bien encore en faisant priser quatre ou cinq fois par jour une pincée de la poudre suivante :

Acide borique.	16 grammes.
Salol.	4 —
Menthol.	0gr.25 centigr.
Chlorhydrate de cocaïne.	0gr.50 centigr.

Si l'obstruction nasale est intense, conseiller l'instillation, renouvelée toutes les trois heures, de quelques gouttes d'une solution de chlorhydrate de cocaïne à 1/100e : la solution doit être fraîche et avoir été faite avec de l'eau bouillie.

Pour faire l'antisepsie de la bouche et du pharynx, on ordonne des *gargarismes* salolés; le malade peut les préparer extemporanément en versant dans un verre d'eau une cuillerée à café de la solution suivante :

Alcool	100 grammes.
Salol.	4 —
Saccharine	0gr.50
Teinture de vanille.	ãã X gouttes.
Essence de menthe.	

Dans les cas où les phénomènes inflammatoires atteignent simultanément le nez, l'arrière-nez et le pharynx, on prescrit avec avantage des *inhalations* de vapeurs chaudes renfermant du menthol. A cet effet, on fait verser une cuillerée à café d'alcool mentholé à 1/25e dans un bol d'eau très chaude et l'on fait inhaler par le nez les vapeurs qui se dégagent du mélange à l'aide d'un *bocalrhine Moura* (fig. 52); l'inhalation doit durer dix minutes et être répétée toutes les quatre heures.

3° **Prescrire un traitement général**, consistant dans l'administration;

a. D'une bonne dose de sulfate de quinine ;

b. D'un dérivatif, bain de pieds chaud ou purgatif, s'il y a ébauche d'embarras gastrique.

4° **Ordonner une hygiène auriculaire**, c'est-à-dire :

a. Faire fermer l'entrée du conduit avec de la ouate, si le malade est obligé de s'exposer au froid ;

b. Éviter tout ce qui aurait pour effet de projeter dans la caisse par la voie tubaire quelque embolie de mucosité septique venue du nez. A cet effet il faut : 1° recommander au malade de se moucher sans effort, en ayant soin de ne boucher qu'une narine à la fois; 2° proscrire toute irrigation nasale.

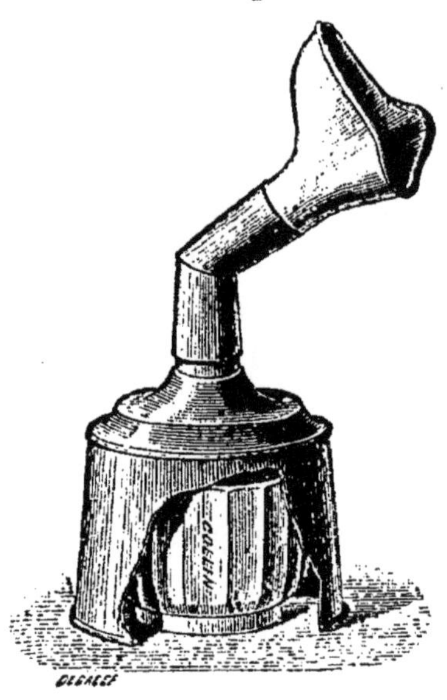

Fig. 52.
Bocalrhine de Moura.

5° **Isoler les otitiques.** — Des recherches cliniques récentes (Lermoyez) confirmées par des preuves expérimentales (Bezançon et Labbé), démontrent la *contagiosité* des otites moyennes aiguës. Aussi, lorsque dans une même famille, plusieurs enfants étant simultanément atteints de rougeole, de grippe, l'un d'eux vient à être pris d'otite moyenne aiguë, il importe, afin de sauvegarder l'oreille des autres, de l'*isoler*, tout comme on le ferait s'il était atteint de bronchopneumonie secondaire.

B. **Prophylaxie à froid**. — Bien que le bénéfice ne s'en fasse sentir qu'à échéance plus lointaine, elle est non moins utile et souvent plus efficace. Elle consiste à traiter à froid tout individu atteint de lésions du nez, du cavum, du pharynx ; car ce sont là des germes d'otites qui n'attendent, pour éclore, que la venue d'un coryza ou d'une angine qui les réchauffe.

a. *Dans le nez :* recherchez et traitez la rhinite chronique, l'ozène, les éperons et les déviations de la cloison, mais surtout les queues de cornet hypertrophiées.

b. *Dans le cavum :* attaquez-vous aux **végétations adénoïdes** en faisant surtout un grattage soigneux des fossettes de Rosenmüller ; si vous ne savez les opérer vous-même, apprenez du moins à les dépister et à les reconnaître chez les individus, les enfants surtout, qui respirent la bouche ouverte et ne savent pas se moucher ; et chargez un spécialiste de les enlever à froid. Cherchez à modifier et à guérir le catarrhe chronique de la voûte.

c. *Dans le pharynx :* enlevez les grosses amygdales et discisez les amygdales cryptiques.

Complétez votre traitement prophylactique en prescrivant diverses pratiques hydrothérapiques (tub, douches, etc.) ; l'usage de l'eau froide est le meilleur préservatif contre les rhumes.

OTITE MOYENNE AIGUE CATARRHALE

C'est une otite qui se traduit anatomiquement par une simple hyperhémie de la muqueuse sans production appréciable d'exsudat. C'est *la plus fréquente* et aussi *la moins soignée* des otites moyennes aiguës. Elle ne tue jamais, il est vrai ; elle n'en est pas moins très dangereuse, car en raison de son insidiosité d'une part, de sa tendance aux récidives de l'autre, elle est une des causes les plus fréquentes de surdité.

Il faut donc la traiter :

1° Parce qu'il y a grand intérêt à prévenir l'établissement d'une otite moyenne catarrhale *chronique*.

2° Parce que, lorsqu'elle commence, on ne sait jamais comment elle finira ; bien fin qui pourrait dire à ce moment si elle n'est pas le début d'une otite *exsudative* ou *purulente*.

Elle revêt deux types cliniques habituels :

a. Les *otalgies* des enfants adénoïdiens, otalgies fugaces, mais souvent répétées, d'intensité variable, d'ordinaire modérée ;

b. Les *sensations de bouchon* dans l'oreille, accusées par les malades atteints de coryza.

Parfois l'otite *congestive* se traduit par une crise douloureuse, violente, atroce, mais de courte durée, qui rappelle de si près une crise de névralgie dentaire que le malade l'attribue communément à une dent cariée. C'est surtout dans l'influenza qu'on observe cette otalgie intense.

Traitement. — Le médecin doit poursuivre un triple but :

1° Avant tout, *calmer la douleur ;*

2° Ensuite, *rétablir l'audition* en favorisant la résolution des lésions, de façon à : *a*) raccourcir la durée de l'otite ; *b*) prévenir la formation d'un exsudat séreux ou purulent ; *c*) empêcher la production de synéchies, d'un épaississement de la membrane, d'une perforation.

3° Ultérieurement, *éloigner les récidives*, si communes dans cette forme.

I. — Calmer la douleur

Nous avons à notre disposition trois séries de moyens pour calmer la douleur, ce sont : *a*) les instillations intra-auriculaires ; *b*) les applications péri-auriculaires ; *c*) le traitement général.

A. **Traitement intra-auriculaire.** — Il consiste à instiller dans le conduit des *solution analgésiantes*. Mais tous les liquides qui possèdent des propriétés calmantes ne sont pas également bons à employer. On doit faire d'une pierre deux coups, et, tout en pensant au présent, tout en atténuant la douleur, songer à l'avenir en faisant l'antisepsie du conduit, afin que, si le tympan vient à s'ouvrir ou à être ouvert, la caisse communique avec un conduit aseptique qui ne puisse la surinfecter.

a. Ce n'est donc ni aux huiles calmantes, ni au baume tranquille, ni au laudanum que vous devrez vous adresser. Il n'y a guère qu'un mélange qui réponde à ces deux indications, c'est-à-dire qui soit à la fois analgésique et antiseptique, c'est la *glycérine phéniquée* ainsi formulée :

Glycérine neutre anglaise	10 grammes.
Phénol absolu.	1 —

pour les adultes ; chez les jeunes enfants, il faut employer une solution moitié moins forte, c'est-à-dire à 1/20. Toutes les quatre heures, faites tiédir une dizaine de gouttes de ce mélange dans une petite cuiller et versez-les dans le conduit que vous boucherez avec un petit tampon d'ouate *non* hydrophile.

L'innocuité d'une solution phéniquée aussi concentrée peut paraître singulière : elle est réelle ; c'est une propriété de la glycérine d'enlever à l'acide phénique ses effets irritants et caustiques. Une solution aqueuse au même titre produirait infailliblement des eschares du conduit ; si vous vouliez employer une solution dans l'eau, ce n'est plus à 1/10, mais à 1/100 qu'il faudrait la prescrire ; encore faudrait-il y ajouter une petite quantité de chlorure de sodium (1 p. 100), afin d'empêcher la macération de l'épiderme du conduit et de la membrane.

b. Si la douleur ne se calme pas, on peut essayer de provoquer une **sédation passagère** :

α. Soit en instillant dans le conduit une solution aseptique tiède de *chlorhydrate de cocaïne* à 1/5 faite avec de l'eau bouillie ou bien composée selon la formule suivante :

Eau phéniquée au 100e.	10 grammes.
Chlorhydrate de cocaïne.	2 —

Avant d'employer cette solution, il convient de s'assurer que la membrane ne présente ni perforation ni éraillure par laquelle elle pourrait pénétrer dans la caisse et être absorbée : car, chez les enfants tout au moins, il y aurait danger d'accidents cocaïniques graves.

β. Soit en donnant plusieurs fois par jour des *bains d'oreille*, d'un quart d'heure de durée, avec de l'eau bouillie salée aussi chaude qu'elle peut être supportée et qu'on renouvelle de minute en minute pendant la durée du bain.

c. A côté de ce qu'il faut faire, il est bon de se souvenir de **ce qu'il faut ne pas faire**. On doit s'abstenir de toute médication qui, traumatisant le tympan, augmenterait les souffrances du malade. Donc :

α. *Pas d'injections* dans le conduit, ce qui serait d'ailleurs un non-sens, puisque, le conduit ne renfermant pas de pus, il n'y a pas lieu de le laver ;

β. *Pas de douches d'air par le nez*, car elles ne manqueraient pas de produire une exacerbation des douleurs ;

γ. *Pas de nettoyage au porte-coton.*

Ce traitement réussit d'ordinaire à calmer les souffrances dans les otites catarrhales aiguës légères.

B. **Traitement péri-auriculaire.** — Si les moyens précédents sont insuffisants, médecin n'est pas désarmé : il a trois modes traitement à essayer successivement.

a. *Prescrire d'abord des applications humides chaudes permanentes.* On enveloppe le pavillon, la région mastoïdienne et même presque toute la moitié correspondante de la tête avec des compresses de tarlatane imbibées d'eau bouillie tiède ou un peu chaude, en ayant soin d'interposer une compresse humide entre le pavillon et l'apophyse pour éviter une compression douloureuse. On recouvre d'une feuille de taffetas chiffon pour empêcher l'évaporation, puis d'une couche d'ouate non hydrophile ; et on fixe le tout avec une bande de crépon. Ce pansement est renouvelé trois fois par jour.

b. Si ce traitement échoue, on a recours aux *applications permanentes de glace*. On remplit de glace grossièrement pilée un sac de caoutchouc en forme de haricot (fig. 53) qu'on applique sur la mastoïde soit directement, soit en interposant un morceau de flanelle entre le sac et les téguments ; on le recouvre d'une couche d'ouate et on le fixe à l'aide d'une bande. A défaut de ces sacs, un *condom de baudruche* rend le même service.

Il faut éviter : 1° de laisser couler de l'eau glacée

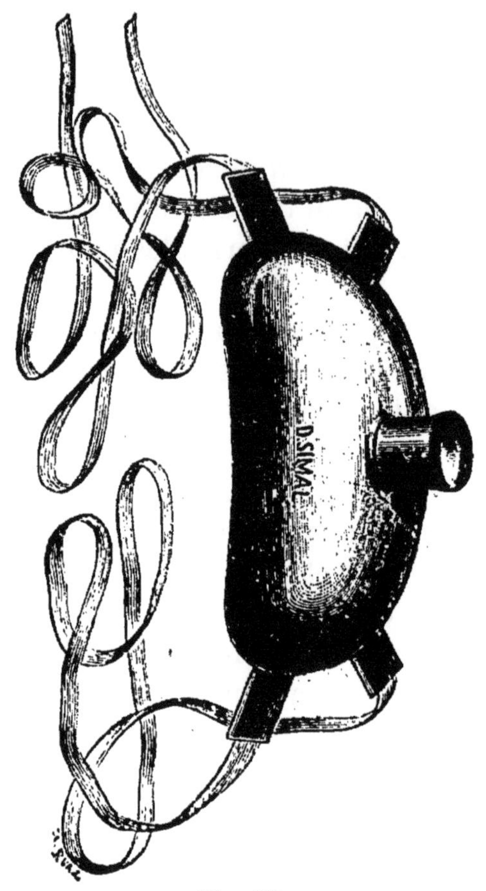

Fig. 53.
Sac de caoutchouc pour applications de glace sur l'apophyse mastoïde.

dans le conduit, sous peine de provoquer une recrudescence des douleurs : le froid ne doit être employé qu'en application externe ; à l'intérieur du conduit, on continuera à instiller la glycérine phéniquée chaude ; *chaleur intus, froid extra*, tel est le principe qui doit nous guider; 2° de laisser non renouvelée la glace fondue, car alors il se produit une réaction extrêmement pénible.

Le traitement par la glace doit être continué tant qu'il procure un soulagement au patient : dès qu'il devient désagréable, il cesse d'être utile.

Parfois la glace n'est pas tolérée ; loin de soulager les douleurs, elle les aggrave ; c'est ce qu'on observe communément chez les rhumatisants ou bien quand il y a coexistence d'une angine aiguë.

c. On peut alors *appliquer deux à quatre sangsues au-devant du tragus*, mais non sur la mastoïde. Il y a à cette préférence de lieu deux raisons : 1° la peau mastoïdienne doit demeurer intacte afin qu'on puisse éventuellement diagnostiquer une mastoïdite dès ses premiers signes ; 2° il ne faut pas qu'elle soit exposée à s'infecter dans le cas où l'on aurait ultérieurement à y intervenir.

Si les souffrances restent aussi violentes malgré ces diverses médications, y a-t-il lieu de faire une paracentèse du tympan ? C'est certes un excellent moyen d'amener la diminution ou même la cessation des douleurs. Toutefois, dans le cas présent, tant qu'il n'y a pas de pus dans l'oreille, il faut tâcher de l'éviter : car, en ouvrant la caisse, on risque d'en déterminer la suppuration par une faute d'asepsie très facile à commettre.

C. **Traitement général.** — Au traitement local de l'oreille il faut adjoindre :

1° *Une médication calmante;* prescrivez les analgésiques, par exemple 2 ou 3 grammes d'antipyrine par jour, auxquels vous ajouterez 1 gramme de sulfate de quinine dans le but de décongestionner l'oreille. La phénacétine, à la dose de 50 centigrammes à 1 gramme, est également un excellent analgésique pour calmer les crises otalgiques. Surtout, faites dormir votre malade la nuit : souvent, le patient qui a pris quelques heures de sommeil se réveille soulagé. A cet effet, c'est au *chloral* que vous vous adresserez de préférence, tandis qu'au contraire vous vous abstiendrez de toute préparation opiacée qui, en provoquant une poussée de fluxion céphalique, accentuerait la douleur au réveil.

2° *Une médication dérivative* ayant pour but de décongestionner la tête à l'aide : *a*) d'un purgatif, mais d'un purgatif *qui ne fasse pas vomir* le malade, car les efforts nauséeux réveilleraient de vives douleurs auriculaires ; *b*) de bains de pieds chauds fréquemment répétés.

3° *Des soins hygiéniques sévères : a*) dans les *cas bénins*, le malade gardera l'appartement, surtout en hiver ; il usera d'une alimentation légère, d'où seront exclus le vin, le café et les liqueurs ; qu'il ne fume pas, qu'il se garde de tout travail de tête ; enfin, pour éviter tout refroidissement local et le réveil des douleurs qui en serait la conséquence, qu'il se lave la figure à l'eau tiède et non à l'eau froide ; *b*) dans les *cas graves*, s'il a de la fièvre et de violentes douleurs, le malade gardera le lit, la tête un peu haute, le cou libre, couché de préférence sur l'oreille saine, dans une chambre fraîche. On le mettra à la diète, tout en lui permettant des boissons chaudes, afin de provoquer la transpiration.

A ces différents moyens qui concourent à diminuer les phénomènes inflammatoires, il faut ajouter **l'antisepsie du nez et de la gorge** qui doit être strictement appliquée pendant et après les otites : car atténuer la cause, n'est-ce pas diminuer l'effet ?

Le traitement étant ainsi institué, il va se passer de deux choses l'une :

1° Ou bien, en dépit des soins prescrits, on constate une *aggravation ;* les douleurs persistent et il se forme un exsudat séreux ou purulent : des indications nouvelles surgissent qui seront indiquées plus loin.

2° Ou bien il se fait une *amélioration* évidente; les douleurs cessent en même temps que la membrane reprend son aspect normal; mais l'ouïe ne revient pas encore complètement : il reste alors à remplir la seconde indication, à rétablir l'audition.

II. — Rétablir l'audition

Un grand nombre d'otites aiguës catarrhales légères, abandonnées à elles-mêmes, guérissent radicalement sans compromettre l'audition. Il serait cependant imprudent de compter toujours sur une issue aussi favorable : car, sans qu'on puisse le prévoir à leur début, ces mêmes otites laissent parfois comme traces un enfoncement anormal de la membrane, des synéchies, une immobilité des osselets qui sont la cause de troubles auditifs durables.

Pour empêcher ces lésions de s'établir à poste fixe et pour hâter leur résolution, nous disposons de deux moyens d'inégale valeur :

1° L'*aération de la caisse* par le procédé de Politzer, dont l'efficacité est à peu près certaine ;

2° Le *massage externe*, qui est insuffisant à lui seul, mais qui peut servir d'adjuvant à l'aération.

A. **Aération de la caisse.** — Elle doit se faire avec certaines précautions.

1° On ne doit commencer l'administration des douches d'air qu'*après la disparition des phénomènes aigus*. Il faut donc attendre : *a*) que toute douleur spontanée ait absolument cessé, car les mouvements imprimés aux osselets et à la membrane ramèneraient l'otalgie et les phénomènes inflammatoires ; *b*) que toute rougeur de la membrane ait disparu.

2° Avant de donner la douche, on fera moucher le malade et on s'assurera que les *fosses nasales sont propres;* si le nez est sale, si l'on y constate les signes de l'ozène ou du coryza purulent, mieux vaut s'abstenir de l'aération, car elle n'est pas toujours indispensable, et, dans le cas présent, elle serait dangereuse.

3° La douche sera donnée avec le *degré de force minimum* nécessaire à la pénétration de l'air dans la caisse ; on commencera donc par une pression faible qu'on augmentera progressivement jusqu'à ce que l'air entre dans l'oreille moyenne, ce dont on s'assure par l'auscultation et par l'examen de la membrane au speculum. Pour mieux graduer cette pression, on peut, à l'exemple de Politzer, comprimer la poire successivement avec deux, trois, quatre et cinq doigts. Subjectivement, la pénétration de l'air dans la caisse se traduit par l'amélioration brusque de l'audition et par la cessation immédiate des bourdonnements.

La *fréquence* et la *durée* du traitement varieront suivant les résultats obtenus : si l'amélioration de l'ouïe ne dure que peu d'heures, on renouvellera l'aération tous les jours ; si l'amélioration dure plusieurs jours, on ne fera que deux séances de politzération par semaine. Le traitement sera continué jusqu'à la disparition complète et définitive des troubles auriculaires. Ce résultat n'est d'ordinaire obtenu qu'au bout d'un espace de temps qui varie de trois à six semaines. Il est bon que le malade porte de l'ouate dans l'oreille jusqu'à complète guérison. On s'assure du retour de la membrane à l'état normal par des examens souvent répétés.

B. **Massage externe.** — Si la résolution traîne en longueur, il faut aider l'action de la douche d'air par le massage externe, selon la pratique de Zaufal. Avec le bord radial de l'éminence thénar, on exerce des frictions lentes et soutenues, dirigées de haut en bas, d'une part en suivant le creux parotidien et le bord inférieur de la mâchoire, d'autre part le long du bord antérieur du sterno-mastoïdien : cette direction est celle des vaisseaux lymphatiques émanés de l'oreille. Les séances de massage doivent durer cinq minutes et être répétées trois fois par jour.

III. — Prévenir les récidives

Le traitement prophylactique est ici bien plus nécessaire et aussi beaucoup plus efficace que dans les autres variétés d'otites aiguës : *a*) parce que l'otite moyenne catarrhale est particulièrement sujette aux *récidives ; b*) parce qu'elle est presque toujours liée à l'existence d'une *lésion nasale ou rétro-nasale* dont le traitement peut seul prévenir les poussées inflammatoires nouvelles d'otite. Les règles de cette prophylaxie à froid ont été indiquées précédemment.

OTITE MOYENNE AIGUE EXSUDATIVE

Cette variété d'otite aiguë présente comme caractère distinctif la formation dans la caisse d'un *exsudat séreux* ou *séro-muqueux* dû : *a*) soit à la nature primitivement exsudative de l'inflammation ; *b*) soit à une hydropisie *ex vacuo* consécutive à l'occlusion de la trompe d'Eustache.

C'est une affection fréquente qui reconnaît deux causes principales : le coup de froid et la grippe. Si elle débute assez souvent avec tous les signes d'une simple otite catarrhale qui se transforme ensuite en otite exsudative, si parfois, quoique rarement, elle aboutit à l'otite purulente, il n'en est pas moins vrai qu'en général elle s'individualise et conserve pendant toute son évolution un type bien défini qui répond au schéma suivant :

1° Subjectivement : *a*. Peu ou pas de *douleurs*, sauf au début qui peut être signalé, comme celui des autres variétés d'otites, par de vives souffrances ; à la période d'état, les douleurs se réduisent à quelques élancements en coups d'aiguilles, légers et intermittents ; souvent elles disparaissent complètement.

b. *Surdité* marquée et caractéristique, car elle présente les modifications considérables et brusques d'un instant à l'autre ; les changements de position du liquide, la pénétration subite de l'air dans la caisse pendant l'action de se moucher ou par les mouvements de déglutition, expliquent ces variations subites.

2° Objectivement : *a*. *Teinte rose ou rouge* de la

membrane dont l'éclat est parfois si vif qu'elle prend l'aspect d'une plaque de cuivre rouge.

b. Ligne de niveau plus ou moins apparente selon la translucidité de la membrane et se déplaçant dans les mouvements d'inclinaison de la tête.

L'*examen otoscopique* permet le plus souvent de résoudre les trois questions suivantes, dont la solution permet de prévoir dans une certaine mesure la résistance qu'offrira l'affection au traitement.

1° *Quelle est l'abondance de l'exsudat?* Le siège plus ou moins élevé de la ligne de niveau l'indique.

2° *Quelle est la nature de l'exsudat?* Si la ligne de niveau se déplace rapidement à chaque mouvement de la tête, et si par conséquent le liquide est très mobile, l'exsudat est *séreux;* si la ligne de niveau ne change que lentement, paresseusement, de position, on en conclut que le liquide est épais et visqueux, que l'exsudat est *muqueux.*

3° *Quel est le degré de perméabilité de la trompe d'Eustache?* Deux signes indiquent que l'air a pénétré largement dans la caisse au moment d'une politzérisation :

a. La ligne de niveau s'abaisse, parce que la caisse s'agrandit par refoulement de la membrane du tympan au dehors.

b. Des bulles d'air se mêlent au liquide et apparaissent derrière la membrane, sous l'aspect de taches rondes à contours noirs ou miroitants.

Le *pronostic* est plus sérieux et le traitement plus utile encore que dans l'otite catarrhale : l'évolution varie d'ailleurs selon la thérapeutique employée. En général cependant, on peut dire que le pronostic est relativement favorable, car, en l'absence de traitement intempestif (injections, paracentèse septique, instillations d'huiles et de baumes, etc.) *la suppuration est exceptionnelle :* il n'y a donc à redouter ni mastoïdite, ni accidents septiques, ni complications cérébrales. Sans doute, on peut observer à un moment donné des phénomènes de méningisme dus à la compression du labyrinthe par un exsudat très abondant : mais ces phénomènes cèdent à une douche d'air.

Par contre, deux éventualités assombrissent le pronostic, ce sont :

1° *La tendance à la chronicité.* Elle est fréquente et s'observe surtout lorsque le début a été insidieux ; à cet égard, mieux vaut une otite aiguë à frigore qu'une otite survenant sournoisement au cours d'une affection chronique du nez ou de l'arrière-nez. Ici l'hygiène et la sagesse du malade jouent un grand rôle : si le patient commet des imprudences, s'il s'expose aux refroidissements, continue à fumer, néglige de se traiter, l'otite passe presque fatalement à l'état chronique.

2° *La tendance aux récidives.* La moindre faute d'hygiène, le plus léger refroidissement suffisent à ramener l'affection, surtout chez les adénoïdiens dont les oreilles sont si susceptibles ; de là ces abonnements aux poussées saisonnières d'otites, survenant principalement au printemps et à l'automne, laissant chacune une trace de leur passage et aboutissant en fin de compte à la chronicité et à l'établissement de lésions indélébiles.

Ce sont là des points noirs qui doivent vous engager à faire des réserves sur l'avenir de votre malade. Soyez prudent vis-à-vis de vous-même. Faites le bilan de ce que vous pouvez et de ce que vous ne pouvez pas lui assurer. Ne lui promettez ni une prompte guérison, ni l'absence de récidives, ni même la disparition complète de la surdité et des bourdonnements, car des adhérences peuvent survivre à la poussée aiguë. Mais promettez-lui par contre, s'il se soumet aux règles d'hygiène que vous lui prescrirez et si vous êtes en mesure d'appliquer un traitement convenable, qu'il ne suppurera pas et qu'il n'aura pas de complications. En ce qui concerne la durée du traitement, ne lui fixez pas une limite précise : prévoyez seulement un traitement particulièrement long s'il résulte de votre examen : *a*) que le liquide est abondant et de *consistance épaisse; b*) que la *trompe est peu perméable* et que cette imperméabilité résiste au traitement, car elle favorisera l'hydropisie *ex vacuo* de la caisse et la reproduction incessante du liquide.

Traitement. — L'indication capitale est de **vider la caisse**; la médication sédative passe ici au second plan, à moins que la période initiale soit douloureuse, auquel cas il convient d'appliquer d'abord le traitement de l'otite catarrhale simple et d'*attendre, pour vider la caisse, que toute douleur ait disparu*.

On vide la caisse par l'un des deux procédés suivants :

1° Par la *douche d'air*, aidée ou non de moyens accessoires tels que les applications résolutives et le massage.

2° Par une *ouverture* faite à la membrane.

I. — Évacuation de l'exsudat par la douche d'air

C'est en quelque sorte le pivot du traitement de l'otite moyenne exsudative.

1° Mode d'action. — Son mode d'action est complexe :

a. Elle soulage le labyrinthe en refoulant en dehors la membrane et la chaîne des osselets ;

b. Elle empêche la production de synéchies entre la membrane et le promontoire ;

c. Elle supprime immédiatement la pression négative qui favorise l'hydropisie *ex vacuo* dans la caisse ;

d. Elle étale l'exsudat sur toute la surface de la caisse et en favorise la résorption ;

e. Enfin elle chasse une partie de l'exsudat hors de la caisse par la voie de la trompe.

2° Technique. — La *façon de la donner* n'est pas indifférente. Si l'on compare à cet égard le procédé de Valsalva, celui de Politzer et le cathétérisme, on arrive à cette conclusion que, dans le cas présent :

1° Le **Valsalva** *est toujours contre-indiqué*, car ce procédé ne permet pas d'insuffler l'air sous une tension suffisante ; il a, de plus, l'inconvénient de provoquer une stase veineuse céphalique et par conséquent une hyperhémie de l'oreille moyenne qui ne peut que favoriser la production de l'exsudat ; enfin, il présente des dangers en cas d'athérome cérébral ou d'emphysème pulmonaire.

2° Le **Politzer** *est indiqué* (et, par conséquent, le cathétérisme est contre-indiqué) :

a. Si le malade doit se soigner lui-même ;

b. S'il est entre les mains d'un praticien inexpérimenté ;

c. Si le passage d'une sonde est rendu difficile, même pour un auriste, par une atrésie des fosses nasales, par des réflexes pharyngiens violents, par l'âge ou la pusillanimité du malade.

3° Le **cathétérisme** *est indiqué* (et par conséquent le Politzer contre-indiqué) :

a. Si l'obstruction tubaire est unilatérale et surtout si la membrane tympanique du côté opposé est relâchée (danger de distension) ou perforée (fuite d'air empêchant l'aération de l'autre côté) ;

b. Si le Politzer est rendu impuissant par une sténose tubaire ou par une lésion du voile du palais.

Dans les cas douteux *on doit toujours préférer le Politzer : a)* parce qu'il est moins pénible, *b)* qu'il aère plus brusquement la caisse, *c)* qu'il permet enfin au malade de se soigner entre deux consultations.

Mais, quel que soit le procédé choisi, il convient de faire l'insufflation d'air avec *une grande douceur*, car le ramollissement des ligaments de la chaîne des osselets par imbibition rend le vertige très facile à produire.

3° **Effet**. — L'effet de la douche d'air se traduit par des modifications subjectives et objectives. Si l'air pénètre convenablement dans la caisse, on constate :

a. *Subjectivement*, un soulagement pour ainsi dire miraculeux : bourdonnements, sensation de bouchon dans le conduit, autophonie, surdité disparaissent instantanément et comme par enchantement. C'est ici le triomphe du procédé de Politzer.

b. A l'*acoumètre*, une amélioration surprenante

de l'audition qui de quelques centimètres passe parfois à plusieurs mètres,

c. A l'*auscultation*, un bruit de claquement correspondant à la pénétration brusque de l'air dans la caisse et, immédiatement après, un bruit de râles humides plus ou moins abondants.

d. A l'*examen au speculum*, un redressement de la membrane, qui d'enfoncée devient plane et parfois bombée; la disparition du pli postérieur; un abaissement plus ou moins marqué de la ligne de niveau du liquide épanché; enfin la présence dans ce liquide de bulles d'air plus ou moins nombreuses.

Ce résultat brillant n'est malheureusement que *passager ;* car la sténose tubaire persiste et ramène très vite la pression négative dans la caisse avec toutes ses conséquences : reproduction du liquide, enfoncement de la membrane, etc.

La *douche d'air doit donc être répétée* à intervalles d'autant plus rapprochés que ses effets sont plus fugaces. Lorsque ceux-ci ne persistent pas plus de quelques heures, la douche d'air doit être donnée tous les jours ; mais, dès que l'amélioration obtenue par la douche dure vingt-quatre heures, on ne répète plus celle-ci que tous les deux jours, puis tous les trois jours et enfin une fois par semaine, mais en continuant alors longtemps ce traitement hebdomadaire.

4° Moyens adjuvants. — En cas d'échec de la douche d'air, administrée par les procédés usuels, il ne faut pas renoncer immédiatement à faire diminuer la quantité de l'exsudat par les procédés simples. Avant de recourir au traitement chirurgical, il convient d'essayer divers moyens adjuvants.

Il en est quatre principaux :

1° La **manœuvre de Politzer**, qui consiste à faire tenir la tête du malade penchée en avant et inclinée du côté sain pendant une ou deux minutes avant de donner la douche d'air ; de cette façon l'exsudat vient s'assembler par la pesanteur au niveau de l'orifice supérieur de la trompe, qui se trouve ainsi au point le plus déclive de la caisse. Sans changer la position du patient, on donne alors un vigoureux coup de poire ; la chute dans le nez d'une petite quantité de liquide ou d'un peloton muqueux, coïncidant avec une amélioration instantanée des symptômes otiques, montre que la caisse s'est vidée d'un seul coup. Cette manœuvre a surtout chance de réussir dans les otites séreuses, à exsudat très fluide.

2° **L'aspiration par la trompe**, qui se pratique de la façon suivante. Portez dans le pavillon tubaire un cathéter gros et très coudé : introduisez-le le plus profondément possible dans la trompe. Puis, adaptez au cathéter une poire de caoutchouc sans soupape, dont le bec doit y entrer à frottement serré ; cette poire a été préalablement comprimée. Laissez alors la poire se regonfler d'elle-même, tandis que le malade fait plusieurs mouvements de déglutition à vide. La poire étant gonflée, retirez tout ; et, avant de recommencer une nouvelle tentative, soufflez avec la poire dans le cathéter pour le nettoyer : souvent vous en ferez sortir un bouchon de consistance gélatineuse extrait de la caisse par ce moyen.

3° Les **applications chaudes résolutives**, faites *intus* et *extra* sous forme : *a*) d'*instillation dans le conduit* de glycérine phéniquée chaude au vingtième, liquide ayant l'avantage d'antiseptiser le conduit en prévision d'une paracentèse future ; *b*) de *compresses* *humides* chaudes, recouvertes de taffetas chiffon et maintenues en permanence sur tout le pourtour de l'oreille.

4° Le **massage externe de Zaufal**, à raison de trois séances par jour de cinq minutes de durée chacune, suivant les principes énoncés précédemment.

Ces moyens adjuvants sont les seuls dont l'emploi soit permis, en raison de leur innocuité. Les *injections de solutions médicamenteuses* (pilocarpine, iodure, vaseline, etc.) dans la caisse par voie tubaire, conseillées par quelques auteurs, sont dangereuses dans le cas présent : on doit s'en abstenir systématiquement, car elles peuvent : *a*) ramener les phénomènes aigus du début ; *b*) surtout causer l'infection de l'exsudat et par suite sa transformation purulente.

II. — Évacuation de l'exsudat par la paracentèse du tympan

Lorsque l'application de ces procédés, dont le mode d'action est indirect, n'a amené aucun résultat, il faut se décider à *inciser le tympan*. C'est le moyen le meilleur pour évacuer l'exsudat ; il amène la guérison à coup sûr et raccourcit beaucoup la durée de la maladie, mais à la condition que l'opération soit faite suivant les règles de l'antisepsie la plus minutieuse.

La paracentèse présente en effet un inconvénient : et c'est cet inconvénient qui doit empêcher d'employer systématiquement dès le début, ainsi que certains auteurs le conseillent, un moyen aussi héroïque. Inciser la membrane, c'est jouer quitte ou double ; c'est offrir au malade de grandes chances de guérison en quelques jours, parfois en quarante-huit heures : mais c'est aussi l'exposer au danger d'une infection secondaire de la caisse qui transforme l'otite exsudative en otite purulente. La paracentèse ne doit donc pas être *systématique*, elle doit être *opportune*.

A. **Indications.** — Dans l'otite exsudative aiguë, la paracentèse est indiquée :

1° *Au bout de quinze jours*, quand le traitement précédent n'a pas amené une diminution notable de l'exsudat et une amélioration durable de l'ouïe ;

2° *Beaucoup plus tôt : a*) si l'exsudat remplit toute la caisse et si l'air n'y pénètre pas du tout par la trompe ; *b*) si l'exsudat, même peu abondant, est très visqueux, car alors il y a peu de chance pour que la douche d'air réussisse à en provoquer l'évacuation.

B. **Technique.** — 1° **Choix de l'instrument.** — On se sert d'une lancette ou d'un fin bistouri construit exprès pour cet usage. L'aiguille lancéolée, dite *aiguille à paracentèse,* est préférable, parce qu'il suffit de l'enfoncer directement dans la membrane pour qu'elle y fasse une ouverture relativement large, ses bords tranchants y pénétrant obliquement d'autant plus qu'on la pousse plus profondément ; avec la lame droite d'un bistouri, il faudrait, après avoir ponctionné la membrane, faire dans un second temps une véritable incision pour obtenir une ouverture suffisante. Goris a fait construire une aiguille en demi-fer de lance qui permet d'obtenir par une simple ponction une ouverture particulièrement large. Les lancettes à paracentèse sont parfois munies, au niveau du point où se termine chaque arête coupante, d'une saillie formant talon et destinée à empêcher la pointe de l'instrument de pénétrer trop profondément dans la caisse : c'est là une complication inutile et qui donne une assurance trompeuse.

Une bonne aiguille à paracentèse doit présenter trois qualités principales :

a. Elle doit être *finement aiguisée*, sinon, au lieu

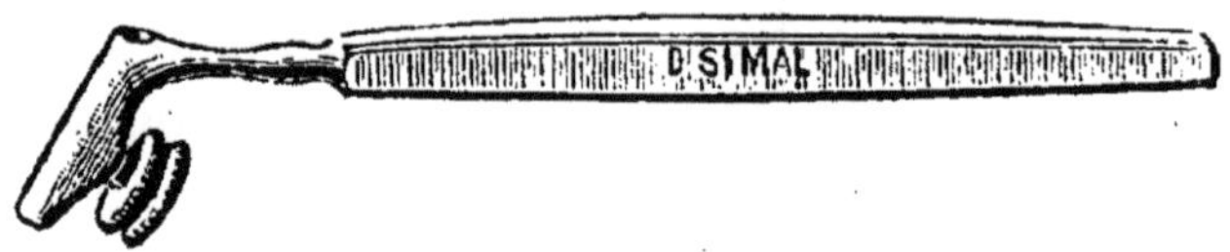

Fig. 54.
Manche à angle obtus.

de couper la membrane, on la déchire et on provoque ainsi une souffrance beaucoup plus vive ; comme sa pointe s'émousse facilement, il est sage de l'examiner à la loupe avant chaque paracentèse.

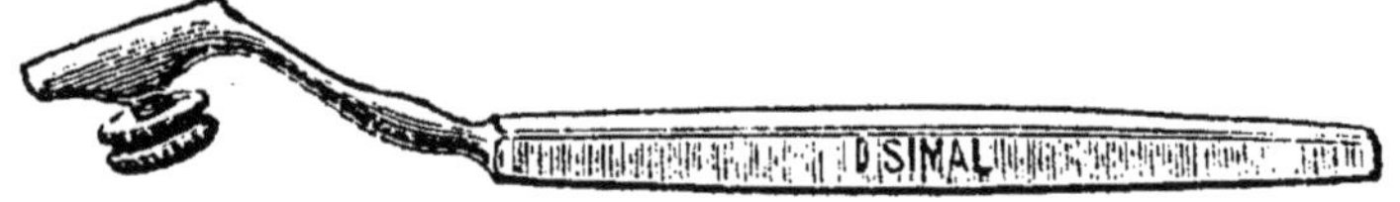

Fig. 55.
Manche en baïonnette contre-coudée.

b. Elle sera *indépendante du manche* sur lequel elle sera fixée par une vis de pression (fig. 54 et 55), disposition qui permet de donner au tranchant de l'aiguille des inclinaisons variables, afin d'éviter l'obstacle apporté par l'épaule du malade, qui tend toujours à se soulever en un geste instinctif de défense ; à la disposition classique à *angle obtus* (fig. 56) on préférera la disposition en *baïonnette* (fig. 57), en ayant toutefois soin que cette dernière soit *contre-coudée*, pour que la pointe de l'aiguille se trouve sur le prolongement direct de l'axe du manche (Gellé) ; l'instrument se meut alors avec autant de sûreté et de précision que s'il était rectiligne, ce qui n'est pas le cas pour les instruments

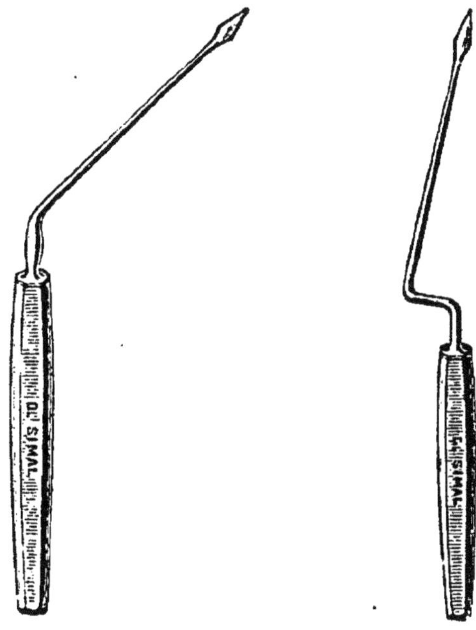

Fig. 56. Aiguille à paracentèse coudée à angle obtus.

Fig. 57. Aiguille à paracentèse en baïonnette contre-coudée.

à manche coudé à angle droit, dont le maniement est toujours un peu gauche.

c. Elle doit être *stérilisée :* le meilleur moyen d'obtenir sa stérilisation consiste à la laisser séjourner pendant dix minutes dans du chloroforme, car l'ébullition ou le flambage l'émousserait à coup sûr. A cet effet, on se sert d'un flacon de chloroforme à large ouverture, dans le fond duquel on a disposé une petite rondelle de feutre, ou, plus simplement, une forte couche d'ouate bien tassée, sur laquelle viendra reposer la pointe de l'instrument. Pendant le temps nécessaire à la stérilisation de celui-ci, on procède à la désinfection de l'oreille.

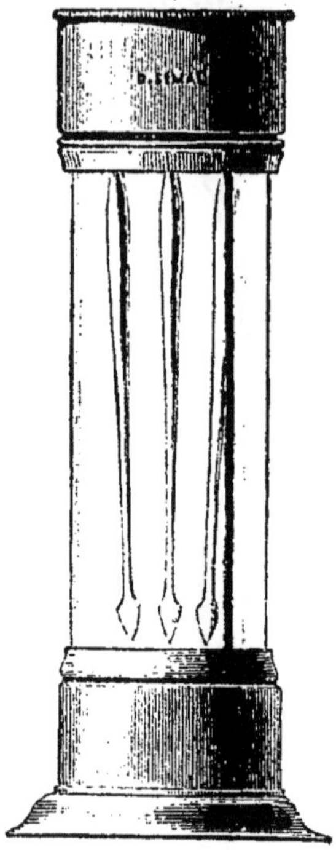

Fig. 58.
Tube du Dr Lormoyez pour conserver les aiguilles à paracentèse aseptiques.

L'un de nous a fait construire un *tube-étui* dans lequel les aiguilles à paracentèse baignent au milieu du chloroforme et sont ainsi toujours aseptiques, prêtes à être extemporanément utilisées. Ce tube est fermé par un couvercle vissé, lequel porte à sa face inférieure de petites gaines à ressorts permettant d'y accrocher les aiguilles, curettes et autres instruments de petite chirurgie otique. Les instruments, à condition d'avoir été préalablement bien séchés, peuvent y séjourner plusieurs mois sans que leur tranchant soit altéré (fig. 58).

2° **Désinfection du conduit.** — C'est une précaution capitale qui a pour but d'*éviter l'infection secondaire de la caisse.* Elle est inutile lorsqu'on a fait verser depuis plusieurs jours de la glycérine phéniquée dans l'oreille. Elle est indispensable s'il n'y a eu aucun traitement antérieur, et, à plus forte raison, si l'on a fait des pansements sales au laudanum, au baume tranquille, à l'huile de jusquiame, etc. On l'obtient au moyen des trois opérations suivantes qui s'appliquent à la désinfection de toutes les surfaces cutanées : *a*) savonnage de la conque et du conduit ; les parois de ce dernier sont frottées avec des tampons de coton montés sur des stylets ; *b*) lavage à l'alcool des mêmes parties ; *c*) bain du conduit avec une solution tiède de sublimé au millième, pendant dix minutes.

3° **Anesthésie de la membrane.** — Elle est difficile à obtenir, car l'épiderme du tympan n'absorbe pas, surtout quand il est enflammé. Il y a cependant intérêt à essayer cette insensibilisation, car c'est tout au moins un moyen de calmer l'anxiété du patient.

Après vous être assuré qu'il n'existe aucune éraillure par laquelle le liquide puisse être absorbé en trop grande quantité, versez dans le conduit une dizaine de gouttes d'une solution tiède, et récemment stérilisée, de chlorhydrate de cocaïne au cinquième, que vous laisserez séjourner dix minutes. Au bout de ce temps, l'effet, s'il doit se produire, sera obtenu.

Ce procédé d'anesthésie échoue si souvent qu'on s'est ingénié à chercher des méthodes d'insensibilisation du tympan plus efficaces.

Bonain a proposé de placer pendant une minute au contact de la membrane un tampon de coton imbibé du mélange suivant :

Acide phénique neigeux.	ââ 2 gr.
Menthol	
Chlorhydrate de cocaïne	

formant un liquide homogène. Ce mélange permet

d'obtenir une meilleure anesthésie que celle que donne la cocaïne seule : mais il a l'inconvénient d'amener parfois sur le tympan la production d'une eschare gênante, si l'on a par mégarde fait entrer une trace d'alcool dans sa préparation.

Gray (de Glasgow) a conseillé récemment une nouvelle méthode d'anesthésie du tympan. Elle est fondée sur la propriété qu'a l'huile d'aniline de rendre les épithéliums cornés perméables. Il se sert du mélange :

Huile d'aniline. . . . . }	ãã 10 gr.
Alcool à 90° . . . . }	
Chlorhydrate de cocaïne	1 gr.

Après avoir *soigneusement séché le conduit auditif,* — car la présence d'une trace d'humidité entrave l'action de ce mélange, — on y verse une dizaine de gouttes au moins d'aniline cocaïnique et on attend un quart d'heure. L'anesthésie se fait d'autant mieux que la quantité de liquide est plus grande et que le courant osmotique s'établit mieux ainsi entre la masse du mélange et le milieu sanguin. La sensation de chaleur produite par le premier contact sur le tympan est fugace et insignifiante.

L'anesthésie obtenue est parfois extraordinaire : dans certains cas, la paracentèse n'est même pas perçue en tant que sensation. Ce mélange a l'inconvénient de blanchir la surface de la membrane et de rendre le champ opératoire un peu confus : inconvénient minime en présence de ses avantages surprenants. Malheureusement, cette anesthésie est infidèle, et, suivant les cas, d'action très inégale.

Toutefois, l'insensibilisation complète du tympan n'est pas indispensable pour une opération aussi rapide; la douleur est extrêmement courte lorsque l'aiguille est bien tranchante et l'opérateur, adroit; l'habileté de l'auriste est encore le meilleur anesthésique. La sensation est presque nulle dans les cas où la membrane est atrophiée ou épaissie par la sclérose.

4° **Mise en position du malade.** — Le patient doit être en position d'examen ostoscopique, et, par conséquent, assis. Sa tête est immobilisée par un aide intelligent, capable d'en prévenir les mouvements instinctifs; il ne suffit pas qu'elle soit seulement appuyée contre un mur ou un dossier de siège. Cette immobilisation a surtout pour but d'éviter la blessure du conduit. Il est également bon de faire maintenir les mains du malade. S'il s'agit d'un enfant fort indocile, et si l'on n'est pas très sûr de soi, mieux vaut lui faire faire quelques inhalations de bromure d'éthyle, surtout si les deux tympans doivent être incisés.

Un speculum aussi large que possible étant alors introduit dans le conduit, on sèche soigneusement celui-ci avec un tampon d'ouate stérilisée, de façon à voir nettement la membrane et choisir du regard le point où l'on va faire la ponction.

5° **Incision du tympan.** — 1° *Siège de l'incision.* — En théorie, le lieu d'élection pour la paracentèse est le *quadrant postéro-inférieur de la membrane*, parce que : *a*) c'est la région la *moins dangereuse*, car c'est celle où la paroi labyrinthique est le plus éloignée de la membrane (2 millimètres et demi à 4 millimètres), et surtout parce qu'en ce point une aiguille enfoncée trop loin vient buter contre le promontoire, où elle ne peut faire de dégâts sérieux; *b*) c'est aussi la *plus accessible*, puisqu'en raison de l'inclinaison de la membrane, elle est la plus rapprochée du méat; elle est surtout plus abordable que le quadrant antéro-inférieur, plus ou moins masqué par la saillie de la paroi antérieure du conduit; *c*) l'incision faite en ce point reste *déclive* aussi bien dans la position verticale que dans la position horizontale de la tête.

En pratique, on tient compte autant que possible de ces données théoriques : mais on est le plus souvent forcé d'inciser où l'on peut, en particulier là où le tympan bombe.

2° *Direction de l'incision.* — La direction à donner à l'incision a peu d'importance.

Théoriquement, une ouverture perpendiculaire aux fibres circulaires de la membrane aurait plus de chance de rester béante, les fibres circulaires ayant une élasticité que ne possèdent pas les fibres radiées. Dans la pratique, toutes les incisions ont une égale tendance à se fermer vite, quelle que soit leur direction ; en général, il est plus commode de donner à l'incision une direction verticale.

3° *Siège de l'incision.* — Etant données la facilité et la rapidité avec lesquelles se ferment en général les plaies opératoires de la membrane, la *longueur* de l'incision n'est jamais trop considérable. Pour faire une longue incision, voici la manière d'opérer :

a. Introduire l'aiguille lentement et prudemment sous le contrôle de la vue, et sans toucher les parois du conduit, jusqu'au voisinage de la membrane, en la maintenant le plus bas possible;

b. Piquer franchement la membrane d'un petit coup sec et brusque. de façon à traverser d'emblée toute son épaisseur et à y faire pénétrer la moitié environ du tranchant de l'aiguille. Si le patient n'est pas solidement maintenu, l'opérateur est le plus souvent forcé de se contenter de cette simple ponction et de retirer immédiatement l'instrument;

c. Dans le cas contraire, il faut agrandir l'incision en relevant la pointe de la lancette de bas en haut;

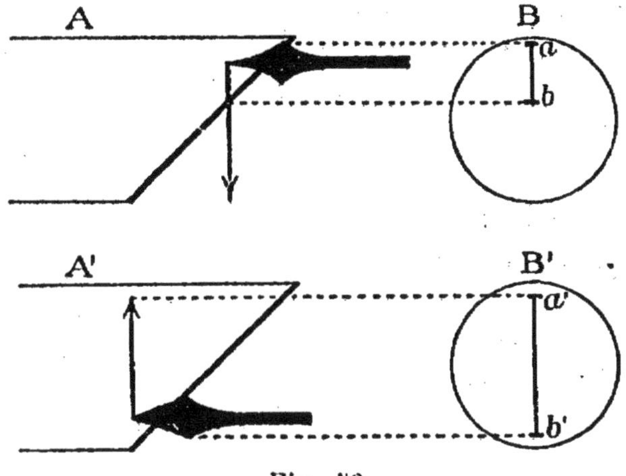

Fig. 59.

A. Paracentèse faite de haut en bas et donnant une courte incision *a b*. — A'. Paracentèse faite de bas en haut et donnant une longue incision *a' b'*.

A gauche de la figure le tympan et le conduit auditif sont figurés en coupe. A droite, le tympan est représenté en plan.

l'incision des tissus dans cette manœuvre est facilitée par l'inclinaison même de la membrane dont la région supérieure, surplombant l'inférieure, vient en quelque sorte s'offrir au tranchant de l'instrument. Si l'on avait commencé par ponctionner la partie supérieure de la membrane et qu'on voulût ensuite agrandir l'incision par en bas, l'aiguille, abaissée directement, sortirait presque immédiatement des lèvres de la plaie; il faudrait alors non seulement abaisser l'aiguille, mais encore l'enfoncer à mesure qu'elle descend, ce qui compliquerait la manœuvre. On peut se rendre compte de ces particularités sur un schéma (fig. 59).

L'incision doit être prolongée le plus haut possible, de façon à fendre verticalement toute la membrane, en mordant au besoin sur la partie supérieure du cadre tympanal. C'est la seule façon d'assurer la sortie de l'exsudat surtout si celui-ci est *visqueux* ou bien encore si, par le fait d'un *cloisonnement* de la caisse, il est enfermé dans des poches séparées (otite cloisonnée).

C. **Fautes et accidents.** — Les débutants sont exposés à commettre une série de fautes, qui, sans être graves par elles-mêmes, c'est-à-dire sans entraîner d'accidents opératoires, ont cependant de sérieuses conséquences : car une paracentèse mal faite, une simili-paracentèse, donne une sécurité trompeuse, la rétention persistant dans la caisse après comme avant l'intervention. Les débutants ont surtout à se garder des fautes suivantes :

1° *Inciser la peau du conduit* au lieu de la membrane : dans certains conduits obliques, en particulier, le mur de la logette, dont la peau est très congestionnée, est aisément pris par un œil non exercé pour le quart supérieur du tympan bombé et refoulé en dehors ;

2° *Faire une incision du tympan* : α. *trop élevée* et qui ne donnera qu'une issue incomplète à l'exsudat ; β. *trop petite* et qui se bouchera facilement ; γ. *non pénétrante*, le derme seul étant traversé par l'aiguille, par suite de la crainte de blesser la caisse.

Cette crainte est d'ailleurs chimérique, puisque les

dangers de la paracentèse sont à peu près nuls : on pourrait les passer sous silence, tellement ils sont insignifiants. Ce sont :

a. La blessure de l'artériole du promontoire, à la suite de laquelle la membrane tout entière prend brusquement une teinte ecchymotique : cette petite hémorragie de la caisse n'a aucune conséquence ;

b. La blessure du plexus nerveux du promontoire, se traduisant par une vive douleur, que la cocaïne calme rapidement ;

c. La blessure de la corde du tympan, produisant quelques troubles désagréables, mais toujours passagers ; tantôt sensation de saveur métallique ou acide dans la moitié correspondante de la langue ; tantôt hémiagueusie, le plus souvent latente et ne se révélant que par une exploration systématique ; parfois un enduit saburral unilatéral. La durée de ces phénomènes varie de plusieurs jours à deux ou trois semaines.

d. La blessure du golfe de la veine jugulaire rendu accessible à l'aiguille par une anomalie congénitale, consistant en une déhiscence du plancher de la caisse avec saillie du vaisseau ; cet accident n'a été observé que deux fois et n'a pas amené d'accidents sérieux ; bien que profuse, l'hémorragie consécutive a été arrêtée rapidement par le tamponnement du conduit.

D. **Suites opératoires et traitement consécutif.** — Les *résultats immédiats* d'une paracentèse bien faite doivent être les suivants :

1° *Objectivement :* un écoulement de quelques gouttes de sang, accompagné ou non d'une très petite quantité d'exsudat séreux. L'écoulement de sang est constant ; il provient des vaisseaux sectionnés de la membrane. La sortie de la sérosité est inconstante parce que les lèvres de la plaie s'agglutinent fréquemment ou sont obturées par un caillot : ce n'est que quelques heures après la paracentèse que les bords de l'incision s'écartent pour donner issue au contenu de la caisse et que s'établit l'écoulement séreux. Les lèvres de l'incision, ainsi que le manche du marteau et le cadre tympanal, rougissent un peu, mais la membrane doit demeurer grise.

Subjectivement : une vive douleur qui cesse en moins d'une minute et est suivie du même soulagement que donne une bonne aération, mais plus durable. Une période de détente, de bien-être, commence alors pour le malade. Rarement la douleur post-opératoire persiste, accompagnée de battements, d'élancements ; on la calme à l'aide d'une instillation de deux à trois gouttes de chlorhydrate de cocaïne en solution stérilisée au dixième. S'il y a des tendances lipothymiques, on fait étendre le malade pendant quelques instants.

L'incision faite, on donne d'abord une *douche d'air de vérification*, puis une série de douches d'air pour vider la caisse. L'air doit passer avec un large bruit de perforation.

Si l'air ne passe pas, cela peut tenir : *a*) à ce que l'*incision a été mal faite*, c'est-à-dire est trop petite, ou n'a pas traversé toute l'épaisseur de la membrane, ou a été pratiquée sur le mur de la logette : il faut alors recommencer; *b*) à ce que la *caisse est cloisonnée :* il faut alors agrandir l'incision ; *c*) plus souvent à ce que le *sang coagulé obture la plaie :* il faut retirer le caillot avec une pince, si la douche d'air ne le chasse pas.

Le liquide, sang et sérosité, ainsi projeté dans le conduit, est épongé soigneusement au porte-coton. Parfois on constate que l'exsudat, à peine refoulé hors de la caisse, *y rentre en partie* par l'effet de la pression atmosphérique ou bien en vertu d'un phé-

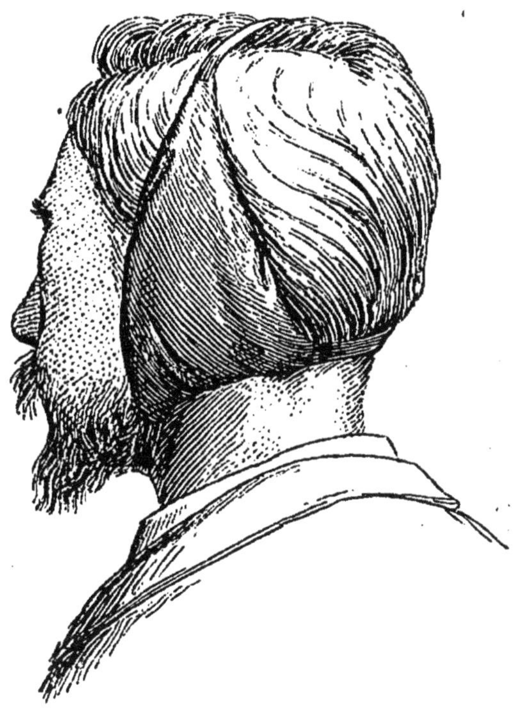

Fig. 60.
Bandage triangulaire d'Hartmann.

nomène de capillarité ; il convient alors d'introduire dans le conduit, jusqu'au niveau de la perforation, une mèche de coton hydrophile qui absorbe l'exsudat à mesure qu'il sort de la caisse et empêche sa réaspiration après la douche.

Pour terminer on fait un **pansement sec** du conduit. A cet effet, on y introduit à l'aide d'une pince une lanière de gaze stérilisée simple ou antiseptique qui peut être indifféremment boriquée, salolée, iodoformée, en évitant que son extrémité ne touche à la membrane. *On se gardera de tout lavage*, de toute injection, car le liquide risquerait de pénétrer dans la caisse et d'y entraîner avec lui des microbes pyogènes. L'oreille sera recouverte d'une couche d'ouate maintenue par quelques tours de bande de crépon. Le *bandage triangulaire d'Hartmann*, en soie noire, assure une même contention d'une façon plus élégante (fig. 60).

Le pansement doit être renouvelé tous les jours par le médecin lui-même *avec les précautions antiseptiques les plus minutieuses*. On ne saurait trop insister sur ce point, tant est grande la facilité avec laquelle une asepsie sceptique peut amener la purulence de l'otite! La mèche, imprégnée du liquide séro-muqueux sorti spontanément de la caisse depuis le pansement précédent, est retirée avec une pince ; on donne plusieurs douches d'air pour expulser la partie de l'exsudat qui reste enfermée dans les régions déclives de la caisse, on sèche le conduit et on introduit une nouvelle mèche.

Dans les cas favorables, l'exsudat diminue rapidement d'abondance et cesse de se reproduire au bout de quelques jours, la perforation se ferme et le tympan reprend son aspect normal.

Parfois cependant, l'incision se cicatrise avant que la source de l'exsudat ne soit tarie : il faut alors faire une nouvelle paracentèse. On peut être ainsi amené à pratiquer successivement deux ou trois paracentèses sur le même malade dans l'espace de quelques jours, d'une ou de deux semaines.

III. — Soins consécutifs

Le traitement local de l'oreille n'est pas suffisant; il y faut joindre :

1° Les *soins hygiéniques*, déjà indiqués à propos de l'otite catarrhale aiguë.

2° Le *traitement concomitant du nez et de la gorge*. Les badigeonnages répétés tous les deux jours de la voûte du pharynx nasal avec une solution de nitrate d'argent à 1/30 ou de glycérine iodée à 1/10 ont sur l'otite une action dérivative évidente. Dans l'intervalle, on aidera leur action en prescrivant des gargarismes avec de l'eau salée très chaude et des inhalations nasales de vapeur d'eau mentholée.

Le retour de l'audition joint à la disparition de l'exsudat est le signal de la *guérison*. Si l'ouïe ne se rétablit pas rapidement après la cessation des phénomènes inflammatoires aigus, on recourra aux moyens qui ont été précédemment indiqués à propos de la même éventualité à la suite de l'otite catarrhale.

Dans tous les cas, si l'on veut éviter que l'otite ne laisse des traces durables de son passage, il faut veiller avec soin à ce que le jeu normal des trompes se rétablisse complètement : l'expérience de Valsalva et celle de Toynbee doivent se faire normalement. Pour arriver à ce résultat, il faut insister auprès du malade guéri pour qu'il se soumette à une *politzération prolongée*. La marche du traitement doit être réglée de la façon suivante :

a. *Premier mois* : trois douches d'air par semaine ;

b. *Deuxième mois :* repos ;

c. *Troisième mois :* une douche d'air par semaine ;

d. *Quatrième mois :* une douche d'air tous les quinze jours.

Il peut être nécessaire de recommencer ce traitement au bout de six mois, si les résultats ne sont pas complètement satisfaisants.

Nous n'avons pas à revenir sur les règles connues de la prophylaxie des *récidives*, toujours tant à craindre.

OTITE MOYENNE PURULENTE AIGUE

Cette affection est généralement soignée à contresens : les traitements usuels, appliqués avec ou sans le conseil des médecins, favorisent, d'une part, la *rétention du pus*, de l'autre, les *infections secondaires ;* c'est-à-dire les deux complications qu'il faut éviter à tout prix. Et pourtant cet écoulement si négligé représente la variété d'otite qui réclame le plus énergiquement un traitement rationnel, car ce n'est pas seulement l'audition, mais encore la vie du malade qu'elle met en danger.

Traitement. — Rarement elle est purulente d'emblée : son traitement diffère donc selon la période à laquelle elle se présente.

A la **première période**, c'est-à-dire avant la formation du pus, le traitement est le même que celui d'une otite moyenne aiguë *catarrhale ;* d'ailleurs, à cette phase, le diagnostic de la nature de l'otite est le plus souvent impossible.

A la **seconde période**, c'est-à-dire quand le pus est formé, il faut considérer deux cas très différents suivant qu'on est appelé auprès du malade :

1° Quand *le tympan n'est pas encore perforé;*

2° Quand *le tympan est déjà perforé.*

A. — Le tympan n'est pas perforé

La nécessité d'agir rapidement et efficacement s'impose dès l'approche du malade. Vous le trouvez en proie à des douleurs plus ou moins violentes, à la fièvre, à une vive agitation; parfois, surtout lorsqu'il s'agit d'un enfant, des accidents de méningisme inquiétants se manifestent (vomissements, vertiges, délires, convulsions). Localement, vous voyez un conduit sec, un tympan rouge, tendu, plus ou moins bombé.

L'indication absolue, constante, urgente est de faire la **paracentèse du tympan** : l'otite moyenne aiguë n'est, somme toute, qu'un abcès chaud de la caisse justiciable du traitement banal de tous les abcès; donner issue au pus, dans l'espèce c'est appliquer à un cas particulier cette loi de chirurgie générale en vertu de laquelle tout abcès doit être ouvert le plus tôt et le plus largement possible.

La valeur de la paracentèse, ses bienfaits sont évidents pour qui a eu l'occasion de la pratiquer, fût-ce une seule fois, dans les conditions que nous venons d'exposer. Aussi l'avis des auristes est-il unanime : la paracentèse du tympan est une opération admirable, qui peut à elle seule sauver la vie d'un malade; elle calme instantanément les douleurs les plus atroces, prévient la diffusion du pus et par conséquent les complications encéphaliques ou pyohémiques auxquelles expose toute suppuration de l'oreille, évite enfin le plus souvent la trépanation de l'apophyse en prévenant la mastoïdite.

Trop timides ou trop peu au courant de la technique otoscopique pour l'entreprendre, les praticiens en méconnaissent d'ordinaire les bienfaits ; beaucoup la considèrent, d'ailleurs, comme dangereuse, non seulement parce qu'ils redoutent de porter un instrument dans une région qui leur est aussi peu accessible, mais aussi parce qu'ils partagent avec le malade cette erreur si répandue « qu'on rend sourd en crevant le tympan. » Ils s'abstiennent par ignorance ou déconseillent par préjugé, et deviennent ainsi la cause des plus graves accidents.

A. **Indications de la paracentèse.** — A cette période initiale il existe *trois indications* majeures de la paracentèse : cependant, on peut poser comme règle que, si l'on hésite sur l'opportunité de l'opération, il faut toujours se décider à la faire, car une paracentèse inutile, mais exécutée aseptiquement, n'a aucun inconvénient, tandis que l'omission d'une paracentèse utile peut amener la mort.

Ces trois indications sont les suivantes :

1° *Bombement de la membrane du tympan* refoulée en dehors par l'exsudat, surtout dans son quart postéro-supérieur où elle présente une teinte d'un rouge plus ou moins vif et parfois un point jaune verdâtre, indice de la présence du pus dont la couleur est rendue perceptible par l'amincissement de la membrane.

2° *Douleurs violentes*, continues, empêchant tout sommeil et ayant résisté aux moyens calmants que nous avons signalés ; ces douleurs sont l'indice de la compression des nerfs de la caisse par un exsudat abondant accumulé dans celle-ci sous une forte tension ; l'indication d'ouvrir la membrane est d'autant plus pressante que l'exploration méthodique de la région mastoïdienne fait déjà découvrir un point douloureux à la pointe de l'apophyse.

3° *Symptômes cérébraux*, se traduisant par de la somnolence, des vomissements, des vertiges, du délire, des convulsions, de l'inégalité du pouls et des pupilles, et reproduisant en un mot le tableau du *méningisme*. C'est surtout chez les enfants qu'on observe ces accidents : sans doute parce qu'à cet âge la suture pétro-squameuse, non encore fermée, permet facilement la propagation des phénomèmes congestifs et inflammatoires de l'oreille à la cavité cranienne. Or, c'est ici le triomphe de la paracentèse : la membrane ouverte, ces symptômes souvent disparaissent comme par enchantement. La perforation spontanée de la membrane a d'ailleurs le même effet ; et c'est précisément ce résultat, presque miraculeux, qui, frappant seul l'attention du malade et de son entourage, est devenu l'origine du préjugé de l'influence salutaire des écoulements d'oreilles. Que de cas étiquetés « commencements de méningite » guérissent ainsi au moment de l'établissement d'une suppuration d'oreilles ! C'est surtout dans le passé des adénoïdiens qu'on rencontre des exemples de ces pseudo-résurrections.

(A ce propos, il convient de faire remarquer combien il serait utile que les oreilles de tout malade, ayant des accidents cérébraux aigus, fussent examinées par un auriste, car il y a un intérêt capital à ce que le diagnostic de l'otite soit fait d'une façon précoce par le médecin et non tardivement par l'oreiller taché de pus.)

A ces trois indications principales on peut encore ajouter la suivante : la paracentèse doit être faite immédiatement et *systématiquement* dans toutes les formes d'otites aiguës survenant au cours de la fièvre typhoïde, de la scarlatine ou des autres *maladies infectieuses graves*, parce que ces otites ont toujours tendance, d'une part, à produire des lésions profondes de la caisse et à laisser à leur suite des traces indélébiles, de l'autre, à se propager au labyrinthe et à la cavité cranienne.

Les *complications périauriculaires* nécessitent également une paracentèse immédiate : si nous ne plaçons pas cette indication au rang des indications primordiales, c'est qu'il n'est question dans ce chapitre que de l'otite purulente aiguë non compliquée.

B. **Technique de la paracentèse.** — Elle a été indiquée précédemment à propos de l'otite exsudative (voy. p. 308). Les résultats sont encore plus brillants que dans cette affection : disparition presque instantanée des douleurs, sensation de bien-être, chute thermique. Au bout de quelques heures s'établit un écoulement plus ou moins abondant. Il est bon de prévenir de cette apparition tardive de la suppuration le malade et son entourage, auxquels on a annoncé l'ouverture d'un abcès et qui, en l'absence de la sortie immédiate du pus, pourraient croire à une faute opératoire.

Si la paracentèse n'est pas suivie d'une détente notable, c'est que : *a*) elle a été *mal faite* : il faut la recommencer ; *b*) elle a été *faite trop tard*, il y a déjà mastoïdite ou abcès sous-dural; l'opération est insuffisante et une trépanation mastoïdienne s'impose.

B. — Le tympan est déja perforé

Deux alternatives se présentent selon que la perforation spontanée est *suffisante* ou *insuffisante*.

1° Perforation suffisante. — On doit considérer la perforation comme suffisante : *a*) si elle siège en un point *déclive ; b*) si elle est assez *grande* pour ne pas se laisser obstruer ; *c*) si elle permet le *drainage facile* de la caisse ; pour vous assurer que ce drainage se fait bien, observez le fond du conduit après avoir soigneusement détergé la membrane à l'aide du porte-coton : si le pus sort alors spontanément sous vos yeux par la perforation, c'est qu'il est soumis dans la caisse à une pression élevée indiquant sa rétention ; la valeur de ce signe est telle que c'est une omission grave que de ne pas le rechercher ; *d*) s'il n'y a *pas de douleurs spontanées* ; *e*) enfin si la *pointe de l'apophyse mastoïde n'est pas douloureuse à la pression.*

Si *toutes ces conditions* se trouvent réunies, l'écoulement du pus est assuré, et il n'y a pas lieu de faire une paracentèse.

2° Perforation insuffisante. — On doit considérer la perforation comme insuffisante : *a*) si les *douleurs spontanées* persistent ; *b*) s'il y a des phénomènes de *méningisme ; c*) si l'*apophyse mastoïde est sensible* à la pression ; *d*) s'il y a de l'*empâtement mastoïdien* ; *e*) si, même en dehors de ces cas d'urgence, la perforation siège à la partie supérieure de la membrane ou bien encore est très petite et occupe, par exemple, le sommet d'une *saillie en cul de poule ; f)* enfin si le *drainage se fait mal*, le pus refluant par la perforation immédiatement après le nettoyage du conduit.

Si *une seule de ces conditions* existe, il faut intervenir : soit en élargissant la perforation si elle est trop petite, soit en faisant une contre-ouverture déclive si elle est située trop haut et que la caisse se vide par regorgement.

C. — Traitement consécutif a l'ouverture du tympan (cas réguliers)

Que l'ouverture suffisante pour l'écoulement du pus ait été spontanée ou artificielle, il est *deux indications primordiales* à remplir. Il faut à tout prix :

1° *Eviter la rétention du pus ;*

2° *Eviter les infections secondaires.*

Première indication : **Eviter la rétention du pus.** — C'est une règle banale de chirurgie que tout abcès ouvert doit être drainé ; mais ici, la conformation particulière de la région impose un procédé de drainage spécial.

Quelques auristes recommandent un *pansement sec* consistant dans l'introduction d'une mèche aseptique ou de tampons d'ouate tassés dans le conduit ; on change cette mèche à mesure qu'elle s'imbibe de pus. Ce traitement aurait deux inconvénients : *a)* il provoquerait parfois des *otites externes* douloureuses ; *b)* il favoriserait la *fermeture hâtive* de la perforation, d'où la nécessité de paracentèses fréquentes.

Aussi vaut-il peut-être mieux, *jusqu'à nouvel*

ordre, s'en tenir au vieux traitement classique qui consiste à prendre le pus entre deux feux, c'est-à-dire : 1° à *déterger le conduit* à l'aide d'injections de liquide tiède; 2° à *vider la caisse* à l'aide de douches d'air administrées par le nez.

A. **Injections.** — Elles ont un double but : *a*) déterger le conduit; *b*) empêcher l'otite externe et les infections cutanées périauriculaires par auto-inoculation du pus. On se sert d'eau bouillie salée ou légèrement antiseptisée, injectée avec une seringue stérilisable et stérilisée (voy. p. 89). Il faut avoir soin de pousser le liquide doucement, très doucement même, car une injection violente réveillerait les douleurs et l'inflammation. Irriguer jusqu'à ce que le lavage ne ramène plus de grumeaux de muco-pus. A sa sortie de l'oreille, le liquide est recueilli dans un vase propre et examiné avec soin, afin qu'on puisse se rendre compte de la quantité et de la nature de l'exsudat. De cette façon le conduit se trouve nettoyé; mais, bien entendu, l'oreille moyenne n'a été nullement détergée, la perforation du tympan étant trop petite pour que le liquide y pénètre.

B. **Douches d'air.** — Elles ont un double but : *a*) vider la caisse du pus qui y stagne et en prévenir la rétention en assurant le drainage; *b*) empêcher la fermeture précoce de la perforation du tympan. — Pour continuer la comparaison si juste entre une otite moyenne suppurée et un abcès, on peut considérer les douches d'air comme l'équivalent des pressions latérales que fait à chaque pansement le chirurgien dans le but de vider les clapiers de la collection purulente.

Ces douches doivent être administrées par le *procédé de Politzer*.

Le cathétérisme aurait ici deux inconvénients : il serait douloureux à cause de la rhinite habituellement concomitante; il traumatiserait la trompe et exaspérerait l'otite.

Le procédé de Valsalva est contr'indiqué parce qu'il congestionne la caisse et réveille les douleurs.

La douche doit être donnée avec une pression douce et progressive : une politzérisation violente provoquerait la déchirure des bords de la perforation, et déterminerait par suite une vive douleur dans le fond du conduit.

A chaque séance, on doit donner au moins deux ou trois coups de poire successifs.

Des *objections* ont été faites à l'administration de la douche d'air dans les cas d'otites aiguës. Certains auristes la craignent, lui reprochant :

1° De *chasser le pus dans les cellules mastoïdiennes* et de provoquer ainsi le développement d'une *mastoïdite*. Or c'est là une erreur : on sait, depuis les expériences de Michael, que la douche chasse le pus dans le conduit et non vers l'antre. D'ailleurs, si l'on s'en rapporte aux examens pratiqués sur les tables d'autopsie, les cellules mastoïdiennes renferment toujours du pus en cas d'otite suppurée ; Politzer a montré que c'est un effet fatal du décubitus et que les insufflations d'air n'y sont pour rien.

2° De *chasser les sécrétions dans l'autre trompe* et de provoquer une *otite du côté opposé*. C'est une crainte chimérique : car l'air, ne trouvant pas de résistance du côté où la membrane est perforée, passe presque en totalité par l'oreille malade. D'ailleurs, il est de règle, avant toute douche d'air, de débarrasser le nez et le cavum du muco-pus qu'ils renferment, soit en faisant moucher le malade, soit en donnant la douche sèche selon le procédé de Hartmann.

Dans le cas où le nez et l'arrière-nez sont pleins de pus et se détergent mal par l'emploi de ce moyen, on pourrait remplacer la politzérisation par la *raréfaction dans le conduit* faite à l'aide du speculum de Siegle, de façon à aspirer l'exsudat au lieu de le refouler.

Cependant la douche d'air a de tels avantages que ceux-ci priment ses inconvénients hypothétiques. Et d'ailleurs, ceux qui renoncent au bénéfice de la douche, peuvent-ils empêcher le malade de se moucher, opération tout aussi dangereuse pour l'intégrité de l'autre oreille ?

DEUXIÈME INDICATION : **Eviter les infections secondaires.** — L'otite est mono-microbienne à son début ; mais des pansements sales ou mal faits favorisent l'invasion de la caisse par d'autres microbes. Or, le danger des infections secondaires au cours des affections protopathiques est connu de tous : dans le cas présent, elles doivent faire redouter des *complications* graves et le passage à la *chronicité*. Il faut donc appliquer au pansement des abcès de la caisse les mêmes principes d'asepsie et d'antisepsie que l'on a coutume de suivre si fidèlement en chirurgie générale. Notre devoir est donc d'assurer ; *a*) l'*asepsie du conduit* et du pavillon ; *b*) l'*asepsie des instruments ;* *c*) l'*asepsie des solutions* injectées ; *d*) l'*asepsie de la gaze et du coton* qui servent aux pansements. Ayez donc une seringue stérilisable à l'eau bouillante ; ne vous servez que de pinces, de speculums et de stylets flambés ; n'employez que solutions bouillies, que gaze et que coton fraîchement et sûrement stérilisés ; veillez à ce que des doigts malpropres, les vôtres le plus souvent, ne viennent souiller au dernier moment les objets de pansement préalablement désinfectés.

Si l'entourage du malade ne vous inspire qu'une médiocre confiance par son défaut de propreté ou de conviction, *faites tous les pansements vous-même*, comme vous les feriez s'il s'agissait d'une plaie quelconque. Soyez d'une propreté non pas médicale, c'est très insuffisant, mais obstétricale. Surtout qu'il ne vous vienne jamais à l'idée d'introduire dans l'oreille ni laudanum, ni huile de camomille, ni baume tranquille, ni la fameuse eau de guimauve ou de pavot qui n'est qu'un bouillon de culture de bacillus subtilis : ce serait encrasser le conduit auditif qui sert de drain à la suppuration profonde et l'infecter plus qu'il ne l'est déjà naturellement. De même n'appliquez ni sangsues, ni vésicatoires sur l'apophyse mastoïde; car vous aurez besoin d'interroger chaque jour la peau de la région mastoïdienne, d'examiner sa couleur, sa consistance, pour vous renseigner sur l'état des parties profondes.

La **technique des pansements** doit être pratiquée méthodiquement d'après les règles que voici :

1° *Retirer les pièces extérieures du pansement précédent;* enlever à la pince et examiner la mèche de gaze qui obturait le méat, afin de constater la quantité, la couleur, la consistance du muco-pus qui s'est déposé sur elle ;

2° *Irriguer le conduit* et contrôler la quantité et

la nature des matières ramenées par l'injection ;

3° *Sécher le conduit* au porte-coton stérilisé ;

4° *Examiner la membrane*, afin de juger des progrès en bien ou en mal de l'otite d'après ses changements de voussure ou de coloration ; se rendre compte du degré de perméabilité de la perforation ; et surtout observer si le pus sort de la caisse sous pression et avec battements par l'orifice tympanique, ce qui est un signe de rétention ;

5° *Donner une douche d'air* et s'assurer qu'elle passe ;

6° *Regarder de nouveau le fond du conduit* : vérifier la sortie d'une certaine quantité de pus et éponger celui-ci ; faire plusieurs insufflations d'air jusqu'à ce que l'examen otoscopique répété après chaque douche fasse constater qu'elle ne chasse plus de pus hors de la caisse. Moins il y a de rétention dans la caisse, moins la douche d'air doit faire refluer de pus dans le conduit. Un Politzer qui passe presque à sec est donc d'un excellent pronostic ;

7° *Verser dans le conduit* cinq à dix gouttes de glycérine phéniquée au vingtième ;

8° *Introduire profondément dans le conduit*, avec la pince, une mèche de gaze qui draine le pus depuis sa sortie de la caisse jusqu'au méat.

9° *Recouvrir le pavillon* d'une couche d'ouate qu'on fixe avec une bande ou un bandage d'Hartmann.

La **fréquence des pansements** est subordonnée à l'abondance de l'écoulement : trop rares, ils favorisent la rétention du pus et le développement d'une otite externe, due au séjour dans le conduit de secrétions irritantes ; trop fréquents, ils fatiguent l'oreille, l'irritent et activent la production de l'exsudat, c'est-à-dire entretiennent l'écoulement. Ils doivent être renouvelés en moyenne deux fois par jour : le matin au réveil, afin de débarrasser le conduit et la caisse du pus qui s'y est accumulé pendant la nuit, et le soir avant le coucher.

On continue le même traitement pendant toute la période d'état, qui dure en moyenne de quinze à trente jours. Puis, dès que l'otite entre en régression, on cesse ce *pansement humide*, qui a pour effet de faire couler l'oreille et entretiendrait longtemps l'otite s'il était indéfiniment appliqué; et on le remplace par un **pansement siccatif** qui tarit l'écoulement et active la cicatrisation de la perforation. La seule difficulté consiste à *bien choisir le moment opportun* pour l'application de ce nouveau mode de pansement : employé trop tôt, il raviverait l'otite et ramènerait les douleurs.

On reconnaît que l'otite entre dans la période de déclin aux signes suivants : 1° les phénomènes généraux (fièvre, malaise, etc.) cessent, l'appétit renaît ; 2° la douleur à la pression de la pointe mastoïdienne disparaît; 3° le tympan, au lieu d'être bombé en dehors, se rétracte et pâlit; 4° l'exsudat tend à devenir clair et filant.

En présence de ces signes, on supprime injections et douches d'air, et l'on donne trois fois par jour, pendant cinq minutes, un bain d'oreille avec de l'*alcool boriqué au vingtième*. La première instillation doit être faite par le médecin lui-même, qui devra se rendre compte du degré de tolérance de l'oreille vis-à-vis du médicament (voy. *Otite suppurée chronique*) et qui, en cas de réaction douloureuse, fera étendre la solution d'une plus ou moins grande quantité d'eau bouillie. Dans l'intervalle de ces bains, on introduit une simple mèche de gaze dans le conduit.

On juge de l'effet produit au bout de quelques jours :

a. Si *le traitement est mal supporté*, il provoque des douleurs et augmente la quantité de l'écoulement : on revient alors au pansement humide.

b. Si *le traitement est bien supporté*, l'écoulement diminue rapidement, la membrane redevient grisâtre, le conduit se sèche et la perforation se rétrécit : pour achever et contrôler la guérison, on applique un **pansement sec** (voy. *Otite suppurée chronique*) ; on remplit le conduit de *poudre d'acide borique* et on place à son entrée un tampon de gaze occlusif. On défend au malade de toucher à ce pansement et surtout de le mouiller pendant les soins de toilette.

Le médecin examine le pansement tous les deux jours : *a*) si l'*acide borique est fondu*, il en débarrasse l'oreille au moyen d'une injection très douce, sèche le conduit, examine la membrane et fait un nouveau pansement sec ; *b*) si l'*acide borique est intact*, il le laisse en place quinze jours ; au bout de ce temps, il l'enlève au moyen d'une injection ou mieux à l'aide d'un stylet ; si le tympan est alors normal, il se contente d'obturer le méat avec un tampon d'ouate destiné à préserver le fond de l'oreille des influences irritantes venant du dehors (poussières, froid, etc.) : ce tampon devra être gardé pendant plusieurs semaines.

Le **traitement général** déjà indiqué à propos de l'otite catarrhale (médication calmante et dérivative, soins hygiéniques, antisepsie du nez et de la gorge) doit être appliqué concurremment. A la période de déclin de l'otite, la moindre imprudence peut ramener les douleurs et provoquer le retour à l'état aigu : les sorties ne doivent être permises qu'avec une grande prudence ; il faut redouter toute atteinte locale ou générale du froid, se garder de fumer, et ne reprendre le genre de vie habituelle qu'après complète guérison.

Lorsqu'il ne survient pas de complication, la durée du traitement est de deux à trois semaines environ chez l'enfant, de trois à six semaines chez l'adulte ; mais ce n'est là qu'une moyenne et l'on ne saurait fixer exactement à l'avance la durée d'une otite aiguë purulente.

D. — Traitement consécutif a l'ouverture du tympan (cas irréguliers)

A. **L'orifice tympanique se ferme trop tôt.** — L'abcès de la caisse doit, suivant la règle classique, guérir de la profondeur vers la surface. La perforation ne doit donc se fermer que lorsque la suppuration des parois de la caisse est tarie, sinon la rétention du pus se reproduit. Celle-ci est annoncée par le retour des douleurs ou de la fièvre ; le tympan est de nouveau refoulé par l'exsudat et bombe en dehors.

Cette fermeture précoce reconnaît des causes variables qui peuvent agir isolément ou s'associer. En règle générale, il y a de grandes chances pour que l'orifice de la paracentèse : a) *se ferme tôt*, si l'incision est petite, si on ne donne pas régulièrement la douche d'air lors des pansements, si la membrane est épaisse et rigide, enfin si des fongosités à développement rapide viennent l'obstruer et empêcher le pus de la maintenir ouverte en s'écoulant; b) *se ferme tard*, si l'on a fait une grande incision et surtout une incision cruciale, si dans la suite la douche d'air est donnée efficacement et régulièrement, si la membrane est mince et atrophiée.

Lorsque l'incision se ferme trop tôt, on peut essayer d'en écarter les bords avec un stylet mousse : mais c'est une manœuvre très douloureuse et qui échoue souvent; mieux vaut franchement *recommencer la paracentèse.*

Il ne faut pas hésiter, d'ailleurs, à recourir à celle-ci *autant de fois qu'il est nécessaire.* Les paracentèses répétées ont, il est vrai, un petit inconvénient : elles favorisent le relâchement et l'atrophie de la membrane dans la région incisée ; mais cela est largement compensé par cet immense avantage de parer aux complications graves et parfois mortelles des otites.

En général, dans les formes légères, une seule paracentèse bien faite suffit.

B. **Il y a tendance à la mastoïdite.** — On doit craindre le développement d'une mastoïdite : *a*) lorsqu'il existe des *douleurs fixes* dans la région mastoïdienne; *b*) lorsque la base ou le bord postérieur de l'apophyse est *sensible à la pression;* *c*) lorsque cette pression y détermine la formation d'un *godet œdémateux; d*) lorsqu'on constate de l'*empâtement rétro-auriculaire* ; *e*) enfin lorsque le pus *reparaît en abondance* immédiatement après le nettoyage du conduit, car la caisse est une cavité trop petite pour en fournir à elle seule, et sans le concours des autres parties de l'oreille moyenne, une quantité aussi considérable.

Le pronostic et la marche à suivre varient suivant les cas.

a. Si le *tympan s'est perforé spontanément* : le pronostic est moins sévère, car il y a de grandes chances pour qu'en mettant en œuvre immédiatement le traitement rationnel de l'otite moyenne aiguë, les phénomènes mastoïdiens s'amendent rapidement. Toutefois, s'il n'y avait pas de rémission au bout de quarante-huit heures, il ne faudrait pas attendre davantage pour se conduire comme dans le cas suivant.

b. Si le *tympan a été paracentésé normalement* : le pronostic est beaucoup plus sérieux, l'envahissement de la mastoïde se faisant malgré le traitement rationnel de l'otite. Il y a alors trois choses à faire : 1° *créer un large orifice tympanique*: à cet effet faire une incision cruciale étendue; enlever, s'il y a lieu, les fongosités qui obstruent l'orifice, ou, s'il existe une fistule au sommet d'une saillie en cul-de-poule, sectionner cette saillie au serre-nœud; 2° *appliquer de la glace* en permanence sur la mastoïde; ou bien, si le froid n'est pas supporté, faire des applications humides chaudes continues; pas de sangsues, car elles laissent des plaies susceptibles de s'infecter et qui altèrent l'aspect de la région; et surtout jamais de vésicatoires qui infecteraient presque à coup sûr la peau; 3° *faire des lavages de la caisse par la trompe* : c'est un traitement d'une très grande efficacité et qui ferait éviter bien des trépanations mastoïdiennes s'il était plus répandu (voy. p. 106). Ces lavages, très chauds, doivent être faits au moins deux fois par jour; on les renouvelle plus fréquemment si le soulagement consécutif n'est que passager. La quantité de liquide à injecter à chaque séance est variable : on ne s'arrête que lorsque le liquide sort clair par le conduit.

En général, ce traitement ne doit pas être continué pendant plus de deux ou trois jours : au bout de ce temps : *a*) ou bien il y a une amélioration marquée, surprenante, et il faut revenir au traitement simple de l'otite aiguë ; *b*) ou bien les symptômes ne s'amendent pas : il faut alors trépaner l'apophyse mastoïde.

C. **Il y a tendance à la chronicité.** — Plusieurs signes indiquent cette tendance. Ce sont : *a*) la *persistance de la suppuration* qui reste au même taux pendant plusieurs semaines ; *b*) l'écoulement d'un *pus sanguinolent* ; *c*) le développement incessant de *fongosités* faisant hernie à travers la perforation tympanique ; *d*) l'*élargissement ulcéreux* de cette perforation.

Ce passage à l'état chronique est favorisé par ; *a*) un *mauvais terrain* : le diabète et la scrofule prédisposent particulièrement à la chronicisation de l'otite ; *b*) par la *violence du processus morbide*, qui peut provoquer une mortification étendue de la muqueuse de la caisse, suivie d'une nécrose des osselets ou des parois osseuses ; *c*) par les affections chroniques du *nez* et du *nasopharynx*, au nombre desquelles l'ozène et les végétations adénoïdes doivent le plus souvent être incriminées ; *d*) par des *pansements défectueux* et surtout malpropres.

Cette menace de chronicisation fait naître des indications nouvelles. Trois choses sont à faire :

1° *Redoubler de précautions antiseptiques*, car nous avons déjà vu l'influence favorisante que l'introduction dans la caisse de germes, primitivement étrangers à l'écoulement, exerce sur le passage à l'état chronique ;

2° *Changer la médication locale* et la changer souvent ; on ne doit pas s'attarder plus de dix jours à l'emploi du même médicament, quitte à y revenir plus tard : car l'oreille s'accoutume rapidement à l'action des substances antiseptiques ou modificatrices, et il arrive fréquemment qu'on réussisse, lors d'une seconde tentative, avec un médicament qui avait échoué précédemment.

Supprimez donc tout d'abord le traitement humide appliqué jusque-là et remplacez-le par celui-ci : nettoyage de l'oreille *à sec,* au lieu d'y faire des lavages, et instillation dans le conduit d'*alcool* plus ou moins coupé d'eau, au lieu de glycérine phéniquée. Pour tâter la susceptibilité de l'oreille, employez d'abord de l'alcool à 40°, puis arrivez progressivement à l'alcool à 60°, à 70°, à 80° ; si ces instillations ramenaient une poussée aiguë, il faudrait en suspendre immédiatement l'emploi et revenir à la glycérine phéniquée ; ou bien essayer d'autres liquides antiseptiques tels que la glycérine au sublimé (glycérine et liqueur de Van Swieten ãã) ou l'huile de vaseline iodolée au trentième.

Les granulations qui font hernie au travers de la perforation ou qui en tapissent les bords, sont extraites ou détruites sur place par les procédés qui seront indiqués au chapitre de l'Otite moyenne suppurée chronique.

3° *Instituer un traitement général*, qui peut avoir ici d'excellents effets. Il consiste à traiter le diabète par un régime sévère ; le lymphatisme par l'iode, l'huile de foie de morue, l'arsenic ; la dépression générale par les glycéro-phosphates, la kola, etc.

Parfois *un changement d'air* fait merveille : sous son influence, on peut voir se tarir en quelques jours une suppuration qui avait résisté jusque-là à tous les moyens locaux.

E. — Traitement de quelques formes spéciales d'otites aiguës

Il est deux formes principales d'otites sur le traitement desquelles il y a lieu d'attirer l'attention. Ce sont les *otites purulentes enkystées* et l'*otite scléreuse à tympan épais.*

1° Otites enkystées. — Cette forme s'observe surtout dans l'*influenza ;* le plus souvent, les lésions sont limitées à la poche postérieure de Tröltsch et c'est le quadrant postéro-supérieur de la membrane qui présente seul les signes inflammatoires et la voussure que nous avons signalés dans l'otite aiguë.

Ici encore il faut inciser largement la poche ; car, bien que les lésions soient circonscrites, leur siège permet des fusées faciles vers l'attique et vers l'antre. Après la paracentèse, donnez un Politzer de vérification ; et alors : *a*) si l'*air ne passe pas par la perforation*, c'est que l'otite est totalement enkystée ; vous n'avez alors rien de plus à faire ; contentez-vous de l'incision supérieure et pratiquez des pansements antiseptiques comme dans toute otite aiguë ; *b*) si l'*air passe*, c'est que l'enkystement est partiel : faites une contre-ouverture dans un point déclive pour mieux assurer l'évacuation du pus.

2° Otite des scléreux à tympan épais. — C'est une forme extrêmement dangereuse pour deux raisons :

1° parce que *la membrane épaissie et rigide joue le rôle d'aponévrose* et ne se laisse pas perforer : de là le danger de fusées purulentes vers la mastoïde et la région cervicale, d'une part, vers le crâne et le cerveau, de l'autre ; 2° parce que *la marche de l'otite est sournoise*, attendu qu'il n'y a pas d'écoulement qui en révèle l'existence au dehors ; les douleurs sont légères ou nulles à cause des altérations préexistantes et de l'atrophie de la muqueuse de la caisse ; le tympan est à peine rosé et ne bombe pas. De là une cause d'erreur facile de diagnostic, même pour un auriste, et à plus forte raison pour un praticien.

L'*examen de l'oreille opposée*, y montrant des lésions scléreuses généralement parallèles à celles de l'oreille malade, fournit un précieux élément de diagnostic.

L'otite aiguë des scléreux réclame une *paracentèse large et immédiate*, même en l'absence de toute indication classique à inciser. En pareil cas la temporisation engage gravement la responsabilité du médecin.

F. — Traitement consécutif à la guérison

Lorsque des bourdonnements et de la diminution de l'ouïe survivent à la disparition de l'écoulement, on peut être utile au malade de diverses façons.

1° *S'il n'y a pas de lésion apparente du tympan ni de la caisse*, la politzération et le massage externe sont indiqués, comme après l'otite catarrhale : ce sont les meilleurs moyens de hâter la résolution.

2° *Si la perforation tympanique persiste*, il faut chercher à la fermer au moyen de cautérisations à l'acide trichloracétique (voy. t. II, p. 246) ; et, si l'on n'y parvient pas, tâcher de pallier les effets de cette persistance à l'aide d'un tympan artificiel (voy. t. I, p. 182). Ces interventions ne doivent d'ailleurs pas se faire avant qu'on se soit assuré, autant qu'il est possible, que toute chance de ramener une poussée aiguë a disparu ; plusieurs mois doivent se passer avant leur mise en œuvre.

3° *S'il existe des synéchies*, il faut les détruire chirurgicalement ; contrairement à ce qui se passe dans l'otite scléreuse où la chirurgie de la caisse est impuissante, l'intervention opératoire donne souvent ici des résultats nets et heureux.

4° Enfin, bien que les *récidives* des otites purulentes aiguës soient bien moins à craindre que celles des otites catarrhales, il n'en est pas moins nécessaire d'appliquer les règles générales de la prophylaxie des otites. Il faut s'attacher à convaincre le malade et surtout son médecin de la nécessité qui s'impose de traiter, s'il y a lieu, les affections chroniques nasales et naso-pharyngiennes d'où pourraient naître plus tard de nouvelles otites.

MASTOÏDITE AIGUE

Il serait difficile de formuler les indications opératoires fournies par cette complication des otites, d'exposer la nature et l'étendue variable de l'intervention qu'elle impose, si l'on ne montrait auparavant ce qu'est exactement une mastoïdite, comment et pourquoi elle se développe, quelle évolution elle présente. En définissant la mastoïdite, en exposant en quelques mots sa pathogénie et sa physiologie pathologique, nous ne ferons donc pas une œuvre superflue ; nous rappellerons des notions qui constituent une introduction indispensable à l'étude du traitement de cette affection, car elles seront ensuite utilisées presque à chaque page sous forme de déductions thérapeutiques.

C'est une double et grave erreur que de trépaner au cours d'une otite aiguë toute mastoïde qui souffre, ou de respecter systématiquement une apophyse qui n'extériorise pas ses réactions. Mais l'erreur est classique et vient de si loin que force est, pour la pouvoir combattre, de remonter à son point de départ.

Qu'est-ce qu'une otite? qu'est-ce qu'une mastoïdite ? Bien simple, n'est-ce pas, va être la réponse : l'otite, c'est la suppuration de la caisse du tympan ; la mastoïdite, c'est la suppuration de la mastoïde. Rien de plus logique, et rien de plus faux ! Réfléchissons un instant que toutes les cavités constituant l'oreille moyenne, caisse, attique, aditus, antre, cellules périantrales, communiquent largement entre elles; et que du pus ne peut exister dans l'une sans se répandre dans les autres : la capillarité de conduits étroits et surtout la déclivité de la mastoïde par rapport à la caisse du tympan pendant le décubitus dorsal rendent cette diffusion fatale. De sorte que dans toute otite purulente aiguë — à l'exception des cas légers où la suppuration ne dépasse pas l'antre — il y a toujours du pus dans les espaces mastoïdiens ; et par conséquent, un chirurgien qui systématiquement trépanerait la mastoïde de tous les otitiques, toujours y rencontrerait de la suppuration et toujours se trouverait justifié dans son intransigeance : sophisme pyogénique qui, d'ailleurs, plus d'une fois couvre nos erreurs.

C'est qu'il est très différent de constater *anatomiquement* ou *cliniquement* la présence du pus mastoïdien. Dans le premier cas, banal, presque constant, les alvéoles osseuses de la mastoïde sont de simples réservoirs du pus fourni par la muqueuse de l'oreille, et ne réagissent pas : il y a seulement *empyème mastoïdien*, sans nulle expression clinique. Dans le second cas, plus rare, le tissu osseux réagit vis-à-vis du pus ; une ostéite mastoïdienne éclôt, qui s'extériorise cliniquement par le classique syndrome rétro-auriculaire : il y a alors *mastoïdite vraie*. Cependant, dans ces deux cas, une gouge systématique eût également rencontré le pus.

Voici donc un premier point acquis : le fait de rencontrer du pus dans une mastoïde ne prouve pas du tout qu'on ait eu raison de la trépaner.

A. — Pathogénie et physiologie pathologique

L'ostéite mastoïdienne peut être : a) *primitive ;* b) *secondaire*.

1° Mastoïdite primitive.— En *théorie*, son existence paraît rationnelle. Il semble, en effet, logique d'admettre que le temporal puisse être infecté par la voie sanguine comme les autres os; et l'on n'a pas de raison de douter qu'à la suite de l'influenza, de la fièvre typhoïde, de la pneumonie, une ostéomyélite puisse se localiser sur la mastoïde aussi bien qu'ailleurs ; formé dans l'os, le pus se déverserait secondairement dans l'antre et la caisse.

En *pratique,* cette conception ne trouve pas sa justification. La mastoïdite primitive est, en effet, tout au moins exceptionnelle ; son existence demeure même fort discutable et fort discutée : c'est qu'elle peut aisément être simulée par une mastoïdite secondaire, lorsque l'otite causale initiale a été assez légère pour passer inaperçue ou est déjà guérie sans avoir laissé de souvenir. La grippe nous montre des faits de ce genre ; on pourrait dire d'eux que l'infection naso-pharyngienne, remontant par voie tubaire, lèche la caisse et mord la mastoïde.

2° **Mastoïdite secondaire.** — Elle est consécutive à une otite : c'est la forme banale, celle que l'on rencontre communément dans la pratique. Elle paraît se développer d'autant plus facilement que l'otite est plus intense; toutefois, ce n'est pas là une règle absolue; et l'on peut voir une otite légère donner naissance à des complications mastoïdiennes étendues et graves.

Pourquoi et comment est produite une mastoïdite? En d'autres termes, comment la maladie passe-t-elle de l'étape anatomique, empyème mastoïdien, à l'étape clinique, ostéite mastoïdienne ? De trois façons qui, le plus souvent, se combinent.

A. **Propagation par continuité** de l'inflammation de la muqueuse antro-cellulaire à l'os sous-jacent. — Cette propagation est facilitée par : *a*) la *virulence extrême de l'infection*, parfois si prononcée que la mastoïdite éclate presque en même temps que l'otite, comme cela se voit dans l'influenza, la scarlatine, etc. ; *b*) le *défaut de résistance du terrain* présenté, par exemple, par les enfants débilités, issus de souche tuberculeuse ou syphilitique, par les diabétiques, les albuminuriques, les cachectiques, etc.

B. **Rétention du pus.** — Ceci est la condition

majeure de la genèse de la mastoïdite. Le pus, contenu dans le système antro-cellulaire, rencontrant un obstacle qui s'oppose à sa sortie par la voie naturelle du conduit, cherche à gagner directement l'extérieur et se fraye une voie vers la corticale. On a beaucoup discuté pour déterminer en quel lieu habituel se trouve ce barrage; en réalité, il peut s'établir en divers points.

Considérons deux cas cliniques bien distincts :

Premier cas. — Le *tympan n'est pas perforé ;* le pus est ainsi emprisonné dans l'oreille moyenne qui le sécrète; et la trompe d'Eustache, très rétrécie par la tuméfaction inflammatoire de sa muqueuse, ne lui est plus qu'un drain naturel très insuffisant. Accumulé sous pression, comme dans tout abcès clos, il produit des décollements, des fusées, dont l'expression la plus habituelle est ici la mastoïdite. A la longue, le tympan cède et se perfore. Mais cette ouverture ne suffit pas toujours à écarter le danger : elle est trop tardive ; elle est souvent trop haut placée ; elle est trop petite ; par elle, l'oreille moyenne se vide mal, en se vidant par regorgement, d'où persistance de la rétention. En un mot, cette ouverture spontanée est une *fistule*, dont elle a tous les inconvénients, tous les dangers; et voilà à quoi peut aboutir le traitement dit médical des otites ! Que tout autre est l'effet de l'ouverture artificielle, de la paracentèse du tympan, que l'on fait large, déclive et précoce, et qui souvent sauve la mastoïde au moment où tout semble perdu pour elle !

D'où cet axiome : *la mastoïdite est très rare chez les otitiques paracentésés.* Et son corollaire : *la paracentèse du tympan, faite à temps, figure excep-*

tionnellement dans le traitement antérieur des mastoïdiens.

Deuxième cas. — Le *tympan est perforé ;* mais, le plus souvent, par la perforation tardive, spontanée, médicale, qui n'est qu'un trompe-l'œil et donne une fausse sécurité. Cependant, quand même l'orifice tympanique suffit à sa tâche, quand même l'écoulement du pus semble se faire normalement, il y a parfois dans la profondeur une rétention qui, pour être partielle, n'en est pas moins grave. Le barrage siège alors : *a*) exceptionnellement au niveau des *plis muqueux* de la caisse ; *b*) rarement au niveau de *l'aditus*, car l'aditus est relativement large et par conséquent difficile à obstruer ; d'ailleurs, on le trouve le plus souvent libre lors de la trépanation ; *c*) le plus souvent au niveau de *l'abouchement des cellules mastoïdiennes dans l'antre ;* ces cavités pneumatiques, disposées autour de l'antre comme les rayons d'une roue autour du moyeu, s'ouvrent dans celui-ci par des orifices rétrécis, que la moindre tuméfaction de la muqueuse obstrue facilement ; la voie de sortie étant bouchée, le pus stagne dans les cavités cellulaires, exerce une pression sur les parois de celles-ci ; l'inflammation gagne alors la couche profonde de la fibro-muqueuse de revêtement, c'est-à-dire le périoste ; l'os sous-jacent se prend à son tour ; les cloisons interalvéolaires fondent d'autant plus facilement qu'elles sont plus minces ; une communication s'établit entre deux ou plusieurs cellules ; des clapiers se forment où le pus séjourne ; finalement l'écorce de l'apophyse elle-même est atteinte et se perfore. Plus les cellules sont nombreuses, c'est-à-dire plus l'apophyse est pneumatique, plus la mastoïdite est facile à réaliser.

C. Ultérieurement, si, l'une des cellules étant prise, on tarde à trépaner, il se fait une infection secondaire des parties diploétiques voisines ; cette **ostéomyélite secondaire** (Habermann) peut s'étendre fort loin, gagner la pointe du rocher, l'enveloppe osseuse du labyrinthe, l'écaille de l'occipital, etc.

Ainsi l'abcès mastoïdien s'est formé. Le pus, à qui la route normale tympanique est fermée, cherche à se frayer une voie vers l'extérieur. **Comment** et **où** *le pus va-t-il s'extérioriser ?* Deux points importants à connaître, pour pouvoir préciser les indications opératoires.

Comment s'extériorise le pus ? Par quatre voies principales :

1° **Par les fissures naturelles des os.** — Le temporal est formé de trois pièces osseuses : écaille, rocher, os tympanal, qui ne se soudent définitivement que dans la seconde enfance, à une époque variable. Chez le nourrisson, la suture pétro-squameuse demeure souvent béante et, sans effraction osseuse, permet au pus venu de la caisse, soit de fuser vers le crâne, soit de venir s'étaler sous le périoste externe de la mastoïde. Cette disposition établit un facile va-et-vient entre les deux abcès intra- et périmastoïdien : d'où résulte que la simple incision de Wilde peut suffire à guérir les mastoïdites vraies des nouveau-nés, et que même un abcès mastoïdien, dûment constaté, peut disparaître et guérir spontanément en se drainant suffisamment vers la caisse à travers la suture pétro-squameuse. Cela ne se voit jamais chez l'adulte, dont les sutures temporales sont depuis longtemps fermées.

2° **Par la voie vasculaire.** — C'est une route fréquemment suivie, ainsi que le démontrent les nombreux cas où, lors de l'intervention, on trouve un abcès sous-périosté sans fistule osseuse ; entre la collection sous-périostée et le pus de l'antre, il y a une simple zone d'ostéite.

C'est encore surtout chez l'enfant qu'on observe ce mécanisme, parce que chez lui les voies anastomotiques sont très larges : de nombreux canaux vasculaires s'étendent directement de l'antre à la corticale, où ils viennent émerger en un point circonscrit situé derrière le méat et appelé pour cette raison *espace criblé rétroméatique ;* c'est là que l'on doit porter la curette pour pénétrer directement dans l'antre du jeune enfant.

Chez l'adulte, ce mécanisme n'est d'ailleurs pas non plus exceptionnel : mais c'est alors presque exclusivement dans les apophyses diploétiques qu'il se réalise ; la zone vasculaire en question est visible dans la même région, en arrière de l'épine de Henle, juste en face de l'antre.

Ces cas d'abcès sous-périostés sans fistule incitent parfois l'opérateur à se contenter de l'incision de Wilde ; nous verrons qu'il ne faut jamais en rester là et qu'il faut toujours trépaner l'antre.

3° **Par la voie sous-périostée.** — La réalisation de ce mécanisme constitue *l'otite périostique de Duplay.* Le pus, venu de l'antre, arriverait par un mouvement tournant à la surface de la mastoïde, après avoir ulcéré et décollé la fibro-muqueuse de la caisse ainsi que la paroi postérieure du conduit.

Si tant est qu'elle existe, cette variété de complication mastoïdienne est, en tout cas, extrêmement rare ; sa réalité peut, d'ailleurs, être mise en doute, si l'on considère qu'elle est facilement simulée par l'abaissement de la paroi postéro-supérieure du conduit dans la mastoïdite avec ostéite.

4° **Par voie d'effraction.** — Le pus fait de vive force une trouée vers l'extérieur à travers les parois osseuses qui le cernent. Et c'est là son mode de sortie le plus ordinaire, son type habituel d'extériorisation chez l'adulte, dont les sutures temporales sont soudées et dont les voies vasculaires osseuses s'obstruent. Dans ce cas, en l'absence de voies de sortie préexistantes qui le guident, il semble que le pus doive se frayer une issue quelconque, au hasard des perforations. Il n'en est rien. L'architecture de la mastoïde, quoique très sujette aux variations individuelles, conserve cependant un type général assez régulier suivant les âges : il en résulte que les points de perforation corticale qu'elle commande, sont divers, multiples, mais non point quelconques. Leur connaissance exacte est d'une utilité précieuse pour qui est appelé à déterminer l'opportunité d'une trépanation mastoïdienne.

Où le pus s'extériorise-t-il ? En cinq directions différentes.

La schématisation s'impose, évidemment, dans une question aussi mal connue du public médical ; heureusement, elle peut s'établir sans forcer les faits.

Première direction : **En dehors, vers la peau.**

a. Chez l'enfant, c'est heureusement la *règle*, bien que la suture pétro-squameuse non fermée fasse aisément communiquer l'oreille moyenne avec la cavité cranienne. Il est vrai qu'il importe d'établir ici une distinction capitale, suivant que la suppuration

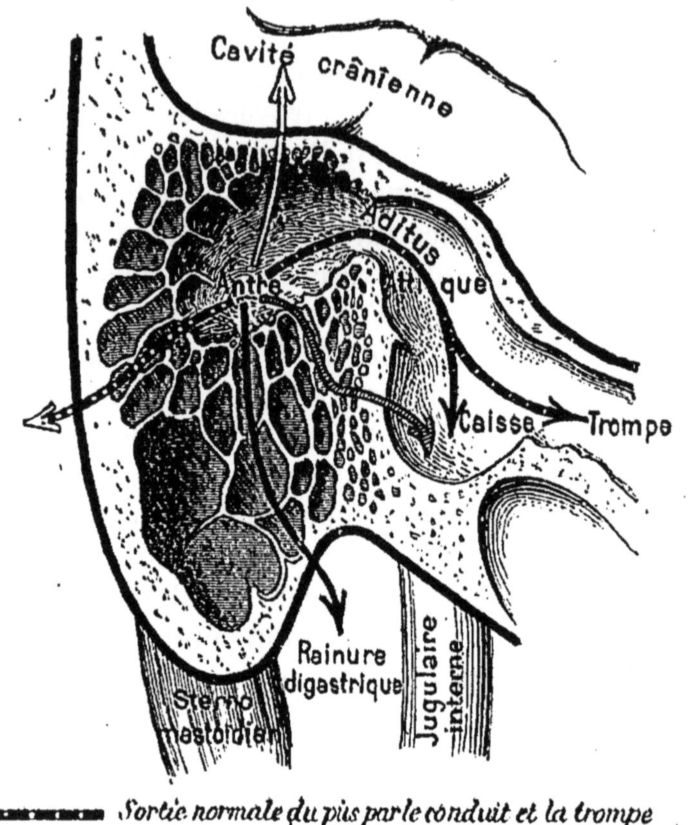

Fig. 61.
Schéma de la marche du pus au départ de l'antre mastoïdien.

aiguë envahit : α) une *mastoïde infantile saine*, dans laquelle les voies vasculaires mènent alors facilement le pus vers l'espace criblé rétro-méatique ;

β) une *mastoïde infantile sclérosée* par une otorrhée ancienne, dans laquelle les voies vasculaires centrifuges, étant obstruées, engagent le pus à gagner la cavité cranienne par les voies centripètes des sutures, demeurées béantes sur le toit attico-antral.

b. Chez l'adulte, la migration du pus de l'antre à la peau se fait suivant deux types : α) dans les *apophyses diploétiques*, l'abcès cortical sous-périosté se collecte généralement en arrière du méat auditif, au niveau de l'antre, sans qu'il y ait perforation de la surface osseuse ; β) dans les *apophyses pneumatiques*, l'abcès se fait plus bas, très en contrebas de l'antre, par perforation corticale déclive. Et ceci s'explique par la disposition rayonnée des cellules périantrales qui, par une condition heureuse, tendent à conduire le pus en bas et en dehors, en l'éloignant des zones dangereuses. En effet, la stagnation du pus est difficile dans les cellules sises au-dessus ou en avant de l'antre, parce que celles-ci ne sont pas déclives et que, disposées sur un seul rang, elles s'abouchent toutes directement dans la cavité antrale. Cette rétention est, au contraire, presque fatale dans les cellules basses, inférieures, en raison de leur déclivité et à cause de leur multiplicité, qui font d'elles un système lacunaire complexe dont les voies de sortie sont tortueuses et coupées de nombreux étranglements. D'où la tendance qu'ont, dans les apophyses pneumatiques, les perforations externes à se faire vers la pointe (fig. 61).

DEUXIÈME DIRECTION : **En bas, vers le cou.**

Dans certaines apophyses mastoïdes, surtout dans les mastoïdes âgées — puisqu'on sait que la pneumaticité mastoïdienne s'accroît avec l'âge — le système cellulaire qui évide la pointe est disposé de telle façon que la paroi la plus mince de la corticale se trouve correspondre en bas et en dedans à la rainure d'insertion du muscle digastrique. Là est un point faible et déclive, qui appelle une perforation à siège atypique. Par elle le pus fuse profondément sous le sterno-mastoïdien, au milieu des masses musculaires cervicales ; au tableau classique de la mastoïdite banale se substitue celui d'un abcès profond du cou. Cet abcès sous-rétro-mastoïdien constitue la *mastoïdite de Bezold*.

TROISIÈME DIRECTION : **En avant, vers le conduit auditif.**

La jetée osseuse qui sépare l'antre du conduit, appelée par Gellé le *massif osseux du facial*, est creusée de cellules communiquant avec l'antre. Ce sont les cellules dites *limitrophes*. De toutes les cellules périantrales, ce sont les plus précoces dans leur développement, les plus constantes dans leur existence. Tandis que, tout à l'heure, les cellules inférieures menaient le pus vers les téguments, maintenant ces cellules antérieures le dirigent, pour des raisons identiques, vers le conduit auditif.

Ainsi, indifféremment, une mastoïdite aiguë peut s'ouvrir en dehors, en produisant le classique abcès sous-périosté, ou peut s'évacuer vers le conduit, dont elle décolle, abaisse et troue la paroi membraneuse postérieure.

Dans ces deux cas, tout est semblable, sauf le siège, *sauf aussi le diagnostic* : car le chirurgien, qui n'aurait garde de laisser échapper l'abcès mastoïdien externe, encore moins une fistule corticale, méconnaît régulièrement l'abcès mastoïdien antérieur fistulisé dans le conduit, parce que celui-ci ne se laisse voir qu'aux yeux qui savent le regarder à travers un spéculum. Et ceci est une indication obligatoire de trépanation à côté de laquelle on passe presque toujours : sournoisement alors s'installe la chronique otorrhée traîtresse.

QUATRIÈME DIRECTION : **En haut, vers le crâne.**

Le plafond de l'attique et de l'antre est d'une épaisseur très variable ; c'est souvent, vu à l'autopsie, une lamelle transparente, si fragile qu'on s'effraie à la pensée que sa seule minceur ferme aux otitiques l'entrée d'un monde meilleur. Comment le pus, enfermé sous pression dans le réduit de l'oreille moyenne, cherchant en vain à forcer un tympan que le traitement médical se refuse à lui ouvrir, comment le pus ne renverse-t-il pas toujours cette faible cloison pour se répandre dans le crâne ?

Parce que cette condition défavorable est corrigée : *a*) *chez l'enfant*, par le drainage vasculaire qui conduit le pus vers la tache criblée rétro-méatique ; *b*) *chez l'adulte*, par la déclivité des cellules de pointe qui jouent le rôle de réservoir de dérivation. N'empêche que le plafond de l'oreille ne cède assez souvent dans l'otite non paracentésée à temps ; le *Bulletin municipal de statistique* enregistre chaque semaine à Paris une vingtaine de morts par méningite simple et tout est dit.

CINQUIÈME DIRECTION : **En arrière et en dedans, vers le sinus latéral.**

Le pus fuse très rarement en arrière chez l'enfant ; chez celui-ci l'antre est petit, les cellules rétro-antrales manquent : sinus latéral et cervelet sont à l'abri. Il n'en est pas de même chez l'adulte, où souvent l'abcès mastoïdien, à la faveur d'un système cellulaire plus développé, perfore la paroi du sillon sigmoïdal et prend contact avec le sinus latéral. Tant que le grand frisson de l'infection purulente ne révèle pas la dernière étape de cette marche du pus, celle-ci demeure tout à fait ignorée du médecin, qui vit confiant et rassuré entre une oreille qui coule bien et une mastoïde qui ne donne pas sa réaction classique. Or, la corticale interne d'une mastoïde adulte est beaucoup plus mince que sa corticale externe, d'où le nom de *lame vitrée* qu'elle mérite ; sous la poussée du pus, la première cède beaucoup plus souvent, beaucoup plus facilement que la seconde ; que de fois l'on trouve le sinus latéral dénudé au fond d'un clapier mastoïdien dont la gouge avait eu peine à entamer la paroi externe intacte !

Il est une vérité que toujours nous devons avoir présente à l'esprit : c'est que, dans toute mastoïdite aiguë, pendant que nous surveillons la corticale externe, il se produit à notre insu, vers la corticale interne, des lésions plus rapides, plus constantes et bien autrement graves. Nous observons la paroi externe de la mastoïde, mais nous ignorons ce qui se trame dans la profondeur : elle est le mur derrière lequel il se passe quelque chose et qui malheureusement n'en témoigne rien.

B. — DIAGNOSTIC

Le diagnostic commande naturellement l'indication opératoire : car il faut d'abord reconnaître l'existence réelle d'une mastoïdite aiguë avant de rechercher s'il y a bien indication de trépaner.

Or, tout individu qui présente des signes d'inflammation du côté de son apophyse mastoïde, *n'a pas pour cela une mastoïdite.*

Deux cas bien distincts sont à considérer, suivant qu'il *n'y a pas* ou qu'il *y a* des symptômes concomitants du côté du conduit auditif.

Premier cas. — **Les manifestations mastoïdiennes sont indépendantes de tout phénomène auriculaire vrai**, c'est-à-dire qu'il n'y a ni otalgie, ni surdité, ni écoulement d'oreille; et il n'y en a pas eu auparavant.

Deux affections se montrent ainsi :

a. **L'adénophlegmon du ganglion rétro-auriculaire**, abcès *sus-périosté,* fréquent chez l'enfant, et dont il faut le plus souvent rechercher l'origine dans une érosion du cuir chevelu; dans ce cas, un simple débridement de la peau est suffisant.

b. La **périostite mastoïdienne primitive**, abcès *sous-périosté*, sans lésion osseuse initiale. Or, si rare, si exceptionnelle est la périostite mastoïdienne primitive, qu'on peut, en saine clinique, en faire abstraction. Mieux vaut admettre que toute périostite mastoïdienne est fonction d'ostéite et se comporter dans ce sens : car, s'il n'y a que peu d'inconvénient à faire une trépanation blanche dans une mastoïde saine supposée malade, l'erreur inverse peut être mortelle, à savoir se contenter d'une incision de Wilde, qui laisse évoluer des lésions profondes au sein d'une mastoïde malade supposée saine. De même il est moins grave de faire une laparotomie exploratrice dans un ventre indemne, que de laisser évoluer sans secours une péritonite purulente. Donc, posons comme règle que *toute périostite mastoïdienne équivaut opératoirement à une mastoïdite*, l'oreille fût-elle intacte en apparence.

Exception doit être faite pourtant pour quelques rares cas de périostite isolée où, à la suite d'une otite aiguë légère et très passagère, on voit apparaître au-dessus du pavillon un gonflement œdémateux s'étendant à la tempe et même à la paupière correspondante, avec fluctuation profonde sous-périostée; il y a chute de la paroi supérieure du conduit, mais pas de douleur à la pression mastoïdienne. Dans trois cas de ce genre, Luc a obtenu en moins de huit jours la guérison, en faisant une incision large et profonde de la paroi supérieure du conduit et en drainant le foyer par ce point déclive.

DEUXIÈME CAS. — **Les manifestations mastoïdiennes s'accompagnent de phénomènes auriculaires :** otalgie, surdité, écoulement d'oreille, etc. En deux mots, l'oreille coule, la mastoïde gonfle. Est-ce là le syndrome certain d'une mastoïdite ? Nullement, car il peut être, sinon réalisé, du moins simulé par une lésion de pronostic bien plus bénin, la **furonculose du conduit**, compliquée de lymphangite péri-auriculaire. Or, ce diagnostic différentiel classique entre le furoncle du conduit et la mastoïdite se pose toujours dès l'abord d'un individu qui a le pourtour de l'oreille rouge, tendu, douloureux. Seuls, les débutants sont excusables de commettre en l'espèce une méprise. On trouvera réunis dans le tableau suivant les signes multiples qui leur permettent de l'éviter.

LYMPHANGITE MASTOÏDIENNE CONSÉCUTIVE A UN FURONCLE DU CONDUIT		MASTOÏDITE AIGUE CONSÉCUTIVE A UNE OTITE MOYENNE
Exagérées par la *mastication.*	*Douleurs spontanées.*	Non influencées par la *mastication.*
Maximum de douleur à la pression *pré* ou *sous-auriculaire.*	*Douleurs provoquées.*	Maximum de douleur à la pression *rétro-auriculaire.*
Douleur réveillée par la *pression oblique* sur le conduit cartilagineux.	»	Douleur réveillée par la *pression perpendiculaire* à la surface osseuse.
Traction du pavillon *très douloureuse.*	»	Traction du pavillon *indolore.*
Tuméfaction à maximum *sous-auriculaire.*	*Peau.*	Tuméfaction à maximum *rétro-auriculaire.*
Gonflement *constant*, occupant le *conduit cartilagineux.*	*Conduit.*	Gonflement *inconstant*, situé dans le *conduit osseux.*
Tuméfaction souvent *circulaire.*	»	Tuméfaction *latérale*, postéro-supérieure.
Saillies *multiples* et *acuminées.*	»	Saillie *unique* et *aplatie.*
Normal, sauf macération.	*Tympan.*	*Bombé*, rouge, ordinairement *perforé.*
Ramènent des *squames épidermiques.*	*Injections.*	Ramènent du *muco-pus.*
Pas de bruit de perforation.	*Valsalva.*	*Bruit* de perforation tympanique.
Peu abaissée.	*Audition.*	*Très* abaissée.
Tuméfaction péri-auriculaire *précoce*, dès le deuxième ou troisième jour.	*Evolution.*	Tuméfaction péri-auriculaire *tardive*, vers la deuxième ou troisième semaine.

Toutefois, la constatation d'une furonculose auriculaire n'exclut pas l'existence possible d'une otite moyenne concomitante ; il n'est pas rare que le pus, venu de la caisse du tympan, inocule les glandes cérumineuses du conduit et détermine l'éclosion de furoncles secondaires. Le speculum dilatateur de Mahu, en permettant de voir le tympan malgré la tuméfaction des parois du conduit, permettra de poser ce diagnostic combiné.

Un premier fait est donc acquis au diagnostic ; il y a réellement une ostéo-périostite mastoïdienne, fonction d'otite moyenne.

Reste à préciser un second point.

Est-ce une suppuration mastoïdienne **franchement aiguë**, ou n'est-ce que le réchauffement accidentel d'une suppuration mastoïdienne **ancienne et chronicisée ?**

Ce diagnostic différentiel, trop souvent omis, est d'une importance capitale. En effet :

1° S'agit-il d'une *mastoïdite* AIGUE *vraie?* On a le devoir d'essayer pendant quelques jours du *traitement abortif* (large paracentèse du tympan, lavages chauds par la trompe, glace sur l'apophyse) ; et on n'a le droit de pratiquer, en cas d'échec, qu'une *trépanation simple*, opération restreinte, avec ouverture limitée à l'antre et aux cellules mastoïdiennes, et guérison par réunion secondaire.

2° S'agit-il d'une *mastoïdite* CHRONIQUE *réchauffée ?* Inutile de s'attarder au traitement abortif, qui, alors même qu'il calmerait l'exacerbation passagère, ne modifierait en rien le danger fondamental de la suppuration chronique ; inutile de pratiquer la trépanation simple, opération forcément incomplète ; il faut faire un *évidement pétro-mastoïdien*, opération radicale, avec ouverture de toutes les cavités de l'oreille moyenne et guérison par épidermisation.

Or, rien n'est souvent plus difficile que de faire ce

diagnostic différentiel. On a, pour s'y reconnaître : 1° l'*anamnèse;* mais que d'erreurs involontaires dans le récit du malade qui, bien souvent, porte depuis des années une otorrhée absolument méconnue ! 2° l'*otoscopie*, où la chronicité de la lésion auriculaire se révèle par les larges destructions tympaniques, les masses cholestéatomateuses, les lésions des osselets. Et, malgré cela, l'erreur est facile ; rappelons-nous ces opérations mastoïdiennes que nous commençons en trépanation et que nous finissons en évidement, ayant la main forcée par des lésions chroniques découvertes seulement au cours de l'intervention ; la plupart de nos évidés sont des mastoïdiens à qui la chirurgie générale a fait une trépanation insuffisante et qui, demeurés fistuleux par la peau ou par le conduit, sont venus demander à notre otologie de guérir enfin leur suppuration d'oreille.

Maintenant deux points sont acquis au diagnostic : 1° l'oreille moyenne est bien en jeu ; 2° ses lésions sont nettement aiguës. Reste une dernière question à élucider : *Quel est le degré des lésions mastoïdiennes?* Sont-elles ou non justiciables d'une intervention ? Jusqu'ici, nous n'avons appris qu'à reconnaître l'existence et l'acuité d'une mastoïdite : nous avons maintenant à poser ses indications opératoires.

C. — Indications opératoires

Ces indications sont, en général, également méconnues par les médecins, qui font opérer les mastoïdites *trop tard* et *trop rarement*, — chose dangereuse — et par les chirurgiens, qui les opèrent *trop tôt* et *trop souvent*, — chose inoffensive, mais vraiment superflue. Avant tout, méfions-nous des appâts simplistes et captieux de la thérapeutique d'équation et ne disons pas : « Mastoïdite = trépanation. » Les choses sont malheureusement plus complexes.

Certes, l'expérience clinique personnelle est ici, plus peut-être qu'ailleurs, un des principaux facteurs de notre détermination chirurgicale. Cependant, un certain nombre de règles peuvent être posées, dont l'observance aidera beaucoup les débutants.

Nous avons deux sources de renseignements où puiser nos indications opératoires :

1° La *marche de la maladie :* malheureusement, elle est fallacieuse; et, d'ailleurs, rien n'est plus sujet à caution que l'anamnèse d'une oreille; celle-ci est un organe dont malade et médecin se préoccupent si peu, en temps ordinaire, que le récit de ses souffrances est, en général, un composé d'erreurs, d'oublis et d'inventions;

2° La *constatation des symptômes actuels :* signe de tout autre valeur, puisque nous l'avons dans la main, que nous sommes maîtres de le contrôler, à ce point que, parfois, un seul symptôme devient une indication absolue à trépaner. Nous serons ainsi renseignés : *a*) par les *phénomènes réactionnels :* fièvre, état général, douleurs, vertiges, symptômes cérébraux, etc.; *b*) par l'*examen local;* mais on ne saurait trop répéter que cette exploration, pour être complète, doit porter sur trois points : la mastoïde le conduit, le tympan; se limiter volontairement à la seule exploration de la mastoïde, ainsi que s'en contente souvent la chirurgie générale, c'est courir audevant de l'erreur.

Pendant que nous nous livrons à cette recherche, ayons toujours en mémoire deux vérités fondamentales :

La peau est un miroir infidèle de la mastoïde. Il n'y a pas de parallélisme entre les lésions de surface et les dégâts en profondeur. Que de fois nous sommes frappés par le contraste qui s'établit entre les mastoïdites infantiles, si bruyamment extériorisées, pourtant bénignes, et ces formes d'ostéite latente, sournoise, survenant chez les adultes atteints d'otite sèche, et qui cheminent de leur marche centripète sans que rien s'en trahisse au dehors !

Les lésions mastoïdiennes sont toujours plus étendues qu'on ne le suppose. De là, des surprises opératoires désagréables qu'on évitera en n'oubliant jamais que la paroi interne, surtout juxta-sinusale, de la mastoïde, est plus mince que la corticale externe et, par conséquent, plus prompte à céder.

Suivant les symptômes présentés par le malade *a*) la trépanation mastoïdienne peut être urgente : dans ce cas, sa *nécessité* ne saurait faire doute ; *b*) ou bien elle n'est qu'utile : on est alors en droit de discuter son *opportunité*. De là, une division qui s'impose.

A. Trépanation de nécessité.

Il la faut admettre sans discussion.

Deux indications nous y contraignent.

1° Fistule cutanée. — Elle peut indifféremment occuper la face *externe* ou la face *antérieure* de la mastoïde.

a. **Fistule externe**, menant à l'extérieur de la mastoïde : très facile à reconnaître. Surtout n'y introduisons pas de stylet, qui ne nous apprendrait rien de plus que ce que nous voyons, et qui pourrait crever le sinus latéral ; tout de suite la gouge et le maillet, sans autre forme de procès.

b. **Fistule antérieure**, aboutissant dans le conduit. Impossible à reconnaître si on ne fait pas l'otoscopie. Que le pus, venant de l'oreille moyenne, sorte normalement par une perforation tympanique, ou qu'il se soit frayé une voie à travers les cellules limitrophes, c'est tout un pour qui n'y regarde pas : mais, pour l'auriste, quelle différence de pronostic ! Il est vrai que le diagnostic n'est facile qu'à un œil exercé et surtout à une main sachant bien manier le stylet auriculaire.

Certes, on a exceptionnellement observé chez l'enfant la guérison spontanée des fistules mastoïdiennes ; certes, on a pu drainer et guérir une mastoïdite en élargissant à la curette une fistule du conduit : mais ce sont là des cas si rares qu'ils n'ôtent rien à la force de cette règle : au cours d'une mastoïdite aiguë, toute fistule à la peau ou dans le conduit oblige à trépaner, *n'y eût-il aucun autre symptôme.*

2° Abcès sous-périosté. — Même indication, en somme, que la précédente, avec cette simple différence que la maladie est à un stade moins avancé, la peau n'ayant pas encore cédé. Elle donne la certitude que le pus s'est extériorisé vers une des faces de la mastoïde ; négliger ou même différer alors la trépanation, c'est favoriser de gaieté de cœur les fusées purulentes. Et surtout, jamais d'incision de Wilde, toujours une trépanation osseuse ; il y a un abcès en bouton de chemise dont il faut nécessairement ouvrir le clapier profond, c'est-à-dire l'antre mastoïdien.

L'extériorisation de la suppuration intra-mastoïdienne peut se faire en un grand nombre de points dont *trois* seulement sont accessibles à notre investigation directe.

a. **En dehors :** sur la *face externe de l'apophyse mastoïde.* Ici la fluctuation appelle la trépanation. Les choses se présentent, en général, sous deux aspects très différents :

α) Tantôt la fluctuation est *très facile* à percevoir : c'est qu'alors on a trop différé d'intervenir. Chez l'*enfant*, le pavillon est refoulé en bas et en avant par une tuméfaction arrondie, poche de pus limitée par une peau violacée, tendue, prête à se rompre ; chez l'*adulte*, le cuir chevelu est décollé sur une grande étendue au-dessus et en arrière de l'oreille. L'indication opératoire est en ces cas des plus nettes, mais elle aurait dû être posée beaucoup plus tôt ;

β) Tantôt la fluctuation est *très difficile* à déterminer ; c'est ce qui arrive généralement chez le malade vu à temps. Les causes d'erreur sont multiples : parfois la fluctuation rétro-auriculaire est circonscrite en un point très limité ; ordinairement elle est masquée par l'énorme infiltration des parties molles ; souvent elle est facilement simulée par la sensation de rétinence offerte par les ganglions rétro-auriculaires enflammés. Seul un palper très exercé ne s'y trompe pas.

b. **En bas :** vers la *rainure digastrique* (mastoïdite dite de Bezold). Le pus se collecte sous le sterno-mastoïdien. Ici se rencontrent les difficultés ordinaires du diagnostic d'un abcès profond du cou. Seul, un signe est pathognomonique : *l'issue abondante du pus par le conduit auditif* quand on presse sur la tuméfaction sous-rétro-mastoïdienne. En pareil cas, il faut de toute nécessité : 1° ouvrir l'abcès du cou; 2° trépaner la mastoïde.

c. **En avant :** dans le *conduit auditif;* c'est-à-dire que le pus a perforé la corticale des cellules limitrophes et a décollé la couche cutanéo-périostée du conduit. Ceci se reconnaît à un signe otoscopique caractéristique : *l'abaissement de la paroi postéro-supérieure du conduit*, signe très simple à constater pour celui dont c'est le métier de le rechercher, et qui a, au point de vue de l'indication d'une trépanation de nécessité, la même valeur que la fluctuation mastoïdienne externe.

B. Trépanation d'opportunité.

C'est celle qui ne se décide qu'après discussion, qui sait peser la valeur pronostique des symptômes, qui évite la précipitation ignorante et inutile, qui, sauf les deux cas précédemment indiqués, cède tout d'abord la place au traitement rationnel et abortif; c'est la vraie trépanation otologique.

Cinq indications principales peuvent la déterminer.

1° Douleur. — De valeur indicatrice variable suivant qu'elle est *spontanée* ou *provoquée*.

a. **Douleur spontanée.** — Ne pas tenir grand compte de son intensité, très inégale suivant la nervosité du patient; mais considérer sa *ténacité* dans certaines circonstances données.

Voici, par exemple, qu'un grippé est brusquement pris d'une atroce douleur d'oreille. Que fait-on ? Que doit-on faire ?

Ce qu'on fait ? Ordinairement on prescrit une

foule de choses inutiles ou nuisibles : laudanum dans le conduit, vésicatoires ou sangsues sur la mastoïde, cachets d'antipyrine ou pilules d'opium. Et, si la douleur ne cède pas, le chirurgien intervient et trépane la mastoïde. C'est là un traitement au jugé.

Ce qu'on doit faire? Rien qui ne soit très rationnel. Que signifie cette otalgie? Que du pus accumulé sous pression dans la cavité de l'oreille moyenne comprime des filets nerveux, absolument comme dans le panaris. Donc, absolument comme dans le panaris, pour faire cesser la douleur, il faut et il suffit de débrider, c'est-à-dire *d'inciser le tympan*, même si ce dernier s'est perforé spontanément.

Cela fait, on attendra vingt-quatre heures. Si, au bout de ce temps, la douleur persiste, bien que l'ouverture du tympan soit béante, c'est qu'elle a une autre cause : cette cause, c'est la rétention du pus dans les cellules mastoïdiennes; une mastoïdite se prépare. Faut-il alors trépaner? Pas encore. On appliquera, avec surveillance quotidienne, le *traitement abortif* de la mastoïdite, *pendant quatre jours au plus* (lavages chauds par la trompe, glace sur l'apophyse, etc. Voy. p. 339). Et si, au bout de ce temps, la douleur violente dure encore, alors on trépanera sans hésitation, même si, à l'extérieur, la mastoïde semble chirurgicalement saine; même si tous les autres symptômes paraissent s'amender. Sinon, gare à la thrombose du sinus latéral ou à l'abcès sous-dural!

b. **Douleur provoquée.** — Tout médecin, appelé à soigner une otite, commence par presser machinalement de son doigt l'apophyse mastoïde pour interroger sa sensibilité. Que vaut ce renseignement ? D'une façon générale, on peut dire que la douleur mastoïdienne provoquée évolue parallèlement à la douleur spontanée et fournit les mêmes indications.

Son *intensité* a peu de valeur. Certaines mastoïdites profondes, donc graves, sont presque indolores à la pression ; ce sont surtout les apophyses mastoïdes pneumatiques, les moins dangereuses, qui offrent une hyperesthésie de surface extrême.

Sa *ténacité* est inquiétante ; de même valeur que celle de la douleur spontanée. Remarquons, cependant, que sa disparition est bien plus lente après paracentèse efficace du tympan.

Son *siège* surtout nous doit mettre en éveil : α) *à la pointe de la mastoïde :* elle est constante dans toute otite aiguë et ne signifie rien ; β) *à la base de la mastoïde :* elle est anormale et doit faire craindre une mastoïdite ; γ) sur le *bord postérieur de la mastoïde :* elle est plus inquiétante encore ; elle fait prévoir une prochaine mastoïdite de Bezold et dissipe la dernière hésitation de l'opérateur.

Le **torticolis** n'est qu'un mode d'extériorisation de la douleur. Cette contracture réflexe du sterno-mastoïdien est un signe de mauvais augure ; elle indique qu'un abcès mastoïdien se forme, qui tend à fuser en profondeur dans le cou ; pour peu qu'elle persiste, c'est une obligation à intervenir.

Mais gardons-nous d'une colossale erreur de diagnostic dont ce signe peut être le prétexte ! Il n'est pas rare que, chez les enfants lymphatiques, à la suite d'une otite aiguë, même légère, les ganglions sous-sterno-mastoïdiens supérieurs se tuméfient; l'otite guérit, éphémère; l'adénopathie reste et provoque un torticolis réflexe de voisinage. On pose l'équation : otite + torticolis = mastoïdite ; et l'on ouvre une mastoïde saine, alors qu'un cataplasme sur le cou aurait suffi.

2° **Gonflement.** — Ici encore, autre thérapeutique d'équation, pourtant banale, à éviter. Ne pas dire : otite + gonflement rétro auriculaire = mastoïdite = trépanation. Cette otologie algébrique serait vraiment trop facile.

Distinguons trois cas.

a. **Tuméfaction de la peau mastoïdienne avec rougeur plus ou moins accentuée, sans œdème.** — Elle n'est pas très rare au cours de l'otite aiguë simple, surtout chez les sujets lymphatiques à tissu cellulaire lâche. Quelques compresses humides sous un taffetas gommé en ont facilement raison.

b. **Tuméfaction des parties molles avec œdème et écartement du pavillon.** — Elle indique que le pus marche vers la corticale externe ; sa signification est surtout grave si l'empâtement occupe le bord postérieur de la mastoïde, plus encore s'il y a abaissement progressif de la paroi postéro-supérieure du conduit. Le doigt imprime derrière l'oreille un godet d'œdème de mauvais augure. La conduite à tenir en pareil cas est très embarrassante, si quelque autre symptôme plus net, tel que la douleur, n'éclaircit pas la situation. Voici une règle qu'on peut suivre : chaque jour, recherchez avec grand soin si, au milieu de l'œdème, vous ne trouverez pas un petit point fluctuant. Est-ce oui ? Trépanez d'urgence. Est-ce non ? Prescrivez le traitement abortif et attendez, très armé. Est-ce peut-être ? En ce cas, n'espérez pas une plus grande certitude et trépanez : le doute ne doit jamais profiter à une mastoïde accusée.

c. **Gonflement en masse de l'apophyse mastoïde avec téguments normaux.** — Symptôme de haute valeur et qui souvent échappe ou trompe, en raison de la presque intégrité de la peau. Il s'apprécie surtout par comparaison simultanée avec le côté sain ; α) *au palper*, on explore simultanément de chaque main les deux apophyses ; β) *à la vue*, en regardant le malade par derrière, on juge très bien de la plus minime différence de saillie apophysaire. N'oubliez cependant pas, dans cette recherche, que la mastoïde droite est normalement plus volumineuse que la gauche.

Presque toujours, cette tuméfaction globale doit vous faire supposer que la mastoïde est très pneumatique ; qu'elle est farcie de fongosités qui distendent sa corticale mince ; qu'il y a bien des chances pour que la corticale interne ait cédé déjà et que le sinus baigne dans le flot purulent. En pareil cas, ne perdez pas votre temps à mettre en jeu un traitement abortif : le danger est grand, trépanez le plus tôt possible.

3° **Ecoulement.** — Voici un symptôme qui peut manquer (mastoïdite au cours d'une otite sèche chronique ; mastoïdite consécutive à une otite aiguë non perforative, etc.), symptôme qui, d'ailleurs, a une valeur pronostique bien moindre que les précédents. Cependant, il va vous fournir quelques indications accessoires utilisables.

Ainsi, vous aurez à tenir compte de l'*abondance* et de la *nature* de l'écoulement purulent.

a. **Abondance du pus.** — La caisse du tympan est très petite ; si donc il s'écoule beaucoup de pus, il faut en chercher la source ailleurs : elle est dans la cavité mastoïdienne. Cependant, la profusion de l'écoulement ne doit ni vous faire songer à une ostéite mastoïdienne, ni vous faire conclure à une trépanation. Plus la mastoïde est pneumatique, plus la surface de la muqueuse sécrétante est étendue, plus il vient de pus. L'abondance absolue de la suppuration ne signifie rien de plus.

Cependant, si, *après un mois de traitement rationnel*, la suppuration persiste très profuse, surtout si elle va en augmentant, il faut trépaner; car, ce délai expiré, il y a sûrement ostéite mastoïdienne (Körner), et l'on doit opératoirement se prémunir contre le danger de la nécrose du toit de l'attique ou de la corticale juxta-sinusale.

b. **Nature du pus.** — L'otorrhée est l'expectoration de l'oreille; ses caractères cliniques ne sont pas sans valeur.

α) Du *muco-pus filant*, se pelotonnant dans l'eau, est d'un bon augure ; il indique la persistance des glandes de la muqueuse, et, par conséquent, une lésion de surface.

β) Du *pus vrai*, miscible à l'eau, a une signification inverse : muqueuse détruite en profondeur, ostéite probable, trépanation prochaine.

γ) Du *pus sanguinolent* indique généralement un processus très virulent.

δ) Du *pus fétide* a une signification double : *a*) si la fétidité *cède* rapidement à un traitement antiseptique, elle indique seulement une mauvaise thérapeutique antérieure; *b*) si, au contraire, la *fétidité persiste*, c'est que derrière les accidents aigus se cache une vieille lésion, généralement un cholestéatome; et ce signe est de très haute importance, car, dans ce cas, la trépanation échouera sûrement; il va falloir faire l'évidement pétro-mastoïdien total.

4° Phénomènes généraux. — Apportez un soin tout particulier à l'analyse qu'exigent ces symptômes, car c'est presque toujours à propos d'eux que vous serez appelé à intervenir. Exemple : Une otite a apparu; le médecin de famille la combat par les moyens calmants usuels. Cependant la fièvre devient intense : facilement l'enfant monte à 40°; chez l'adulte, c'est un état infectieux moins bruyant, avec frissons, sueurs, teint terreux, dépression. On s'inquiète, on vous fait venir, on pense que vous allez ouvrir la mastoïde. Le ferez-vous séance tenante ? Jamais, s'il n'y a pas d'autres symptômes locaux qui vous y obligent. L'ascension thermométrique la plus folle ne vous prescrit qu'une chose, urgente et suffisante : ouvrir largement le tympan, qu'il soit ou non fistulisé; puis attendez et voyez venir.

Alors deux cas peuvent se montrer.

Premier cas. **La fièvre diminue**; rarement la défervescence est brusque; souvent la température met deux à trois jours pour retomber à la normale : il faut laisser au malade infecté par sa rétention d'oreille le temps d'éliminer ses toxines.

Deuxième cas. **La fièvre persiste**, malgré une perforation tympanique bien béante, bien drainée à coups de poire à air : ou, ce qui est la même chose, elle reparaît après avoir cédé quelques jours.

Peut-être voulez-vous alors vous empresser d'ouvrir et de curetter la mastoïde ? Attendez encore un peu; malgré votre prurit opératoire, résistez à la sollicitation de gratter les autres. Pas de hâte : mais un examen approfondi de votre malade.

Trois causes peuvent expliquer cette ténacité de la fièvre.

a. La fièvre peut être due à la *persistance de la cause* qui a engendré l'otite; ainsi, qu'au cours d'une grippe ou d'une scarlatine une otite apparaisse, et que celle-ci soit bien traitée, cependant la paracentèse n'empêchera pas le déroulement thermique de la maladie protopathique.

b. La fièvre peut être due à *quelque complication indépendante de l'oreille;* par exemple, elle indique assez souvent, chez l'enfant, l'intercurrence d'une adénoïdite. D'ailleurs, cherchez alors par tout le corps, interrogez chaque organe, et ne demeurez pas hypnotisé par l'apophyse mastoïde.

c. La fièvre ne peut, enfin, être attribuée qu'à la *rétention du pus dans la mastoïde*. Dans ce cas, pénétrez-vous bien de la loi suivante : « Si le tympan est insuffisamment ouvert, toute fièvre otogène, fût-elle de 40°, appelle seulement la paracentèse; si le tympan a été largement ouvert, toute fièvre otogène, fût-elle seulement de 38°, invite à la trépanation. »

5° Phénomènes cérébraux. — Les symptômes cérébraux, qui se montrent au cours des otites aiguës, traduisent surtout l'irritation des méninges. Délire, convulsions, contractures, coma se montrent de préférence chez l'enfant, où la persistance de la suture pétro-squameuse met la muqueuse tympanique et les enveloppes du cerveau en relations vasculaires intimes. Or, on ne saurait trop répéter, car on l'oublie très souvent, qu'un tel syndrome, survenant au cours d'une otite aiguë, n'implique pas nécessairement un pronostic fatal. Loin de là. Le plus souvent, il y a simple irritation de voisinage des méninges et non pas suppuration : le méningisme est plus fréquent que la méningite. Leur pronostic est tout différent. Leur diagnostic différentiel est difficile. Les pourra-t-on distinguer par l'intensité de leurs symptômes ? Bien rarement, quoique, généralement, le méningisme ait des allures un peu plus violentes que la méningite et enfle démesurément aux yeux du vulgaire le dossier des « commencements de méningite guéris ».

Peu importe, du reste, ce diagnostic différentiel. Etant donné un individu qui a, à la fois, une otite et des accidents cérébraux, la conduite que vous devez tenir est nettement définie.

1° Assurez-vous, par un examen détaillé de votre malade, que l'*oreille seule* est la cause des accidents cérébraux; car une otite aiguë, encore moins une otite chronique réchauffée, ne met pas le malade à l'abri de l'évolution parallèle d'une méningite tuberculeuse.

2° En ce cas, intervenez; mais faites seulement une *paracentèse du tympan*.

3° Si les accidents cérébraux persistent le lendemain, *trépanez la mastoïde,* mais seulement la mastoïde ; ouvrez l'antre, mais n'allez pas plus loin, à moins que vous n'ayez la main forcée par quelque fistule profonde découverte au cours de l'intervention.

4° Si les accidents cérébraux persistent encore malgré cela, quarante-huit heures après la trépanation *ouvrez le crâne* et faites le nécessaire jusqu'au bout.

Mais, sauf exception très rare, *ne franchissez jamais d'un seul bond les trois étapes tympanique, mastoïdienne et cranienne.*

L'ophtalmoscopie rend de très grands services en l'espèce; l'omettre est une faute; α) si le fond de l'œil est *intact*, il y a bien des chances pour que ce soient de simples accidents de méningisme; β) s'il y a *hyperémie papillaire*, il faut se tenir sur ses gardes et craindre une complication cérébrale prochaine et probable; γ) s'il y a *névrite optique*, certainement une lésion méningo-encéphalique évolue; l'indication d'une intervention opératoire vers le crâne à travers la mastoïde est urgente.

Étiologie. — Très accessoirement, la notion de cause pourra vous venir en aide au cours de votre hésitation à trépaner. Sachez que, au cours des otites dues à la scarlatine, à la grippe, les lésions mastoïdiennes sont plus précoces, plus profondes que dans les suppurations d'oreille causées par la rougeole ou par le froid. Lorsque les symptômes sont tels qu'ils vous font tenir la balance égale entre l'expectation et l'intervention, tout jour de retard peut être, pour un scarlatineux ou un influenzé grave, un temps irréparablement perdu; tandis que, dans d'autres circonstances, chez un rubéolique, rien ne vous force à une hâte inutile.

Contre-indications. — Etant donnée cette double certitude : 1° *qu'il y a mastoïdite suppurée?* 2° *que* *la nécessité de trépaner est urgente*, se trouve-t-il des cas où mieux vaut cependant nous abstenir de toute intervention et courir la chance, soit d'une détente possible, soit d'une fistulisation spontanée?

Oui; ces contre-indications existent; non pas à un point de vue absolu, mais assez puissantes, en somme, pour faire de notre conscience le seul juge de l'opportunité d'opérer. Elles sont au nombre de quatre.

1° L'*hémophilie*, contre-indication de valeur banale.

2° Le *diabète avancé*. Quand les urines donnent la réaction de Gerhardt (coloration rouge par le perchlorure de fer, indiquant la présence de l'acide diacétique), le coma diabétique est proche; abstenez-vous de trépaner. Vous ne feriez sans doute que précipiter son éclosion, et l'on ne manquerait pas d'attribuer à l'acier ce qui est dû au sucre.

3° Les *cachexies*. Laissez mourir en paix les phtisiques; assez souvent, en leurs derniers jours, une otorrhée fétide profuse s'accompagne de quelques douleurs mastoïdiennes; certainement il y a du pus dans les cellules, mais rarement le malade en souffre; s'il s'en plaint, contentez-vous de l'opium.

4° La *méningite*. Quand, au cours d'une otite aiguë, éclate une méningite évidente, affirmée par des signes caractéristiques (signe de Kernig, œdème papillaire, etc.), est-il encore utile d'ouvrir la mastoïde ? Il y a quelques années, on répondait ceci : théoriquement, c'est inutile; pratiquement, il faut le faire, attendu qu'on ne peut à coup sûr poser le diagnostic de méningite, et que le malade, bien que considéré comme perdu, doit pouvoir bénéficier d'une erreur de diagnostic possible.

Depuis cette époque, la ponction lombaire nous a donné un signe de certitude de méningite; l'argumentation précédente ne vaut donc plus. Cependant, nous pourrions intervenir néanmoins; car quelques faits ont été publiés, et par des auteurs dignes de créance, tels que Gradenigo, où une large trépanation mastoïdienne, découvrant la dure-mère sans l'ouvrir, *a suffi pour guérir des méningites otitiques* qui s'étaient nettement affirmées par l'issue de sérosité purulente à la ponction lombaire (?). Le vrai n'est pas toujours vraisemblable.

Un conseil très pratique, pour finir.

Dans les cas douteux, opérez. Si vous avez bien pesé le pour et le contre d'une trépanation et que vous hésitiez, mais d'une hésitation argumentée et non pas ignorante, opérez. Que risquez-vous en faisant une trépanation blanche ? Rien que dix à quinze jours de pansements faciles et indolores. Et que risquez-vous en différant une trépanation nécessaire ? La mort.

Et surtout, en présence d'une ostéo-périostite mastoïdienne, *ne faites jamais l'incision de Wilde*. L'incision de Wilde ne peut produire aucun bien, elle peut causer beaucoup de dommage L'incision de Wilde n'a jamais guéri que les adéno-phlegmons rétro-auriculaires, ni plus ni moins qu'une incision de la peau vide un abcès sous-cutané. C'est uniquement à des erreurs de diagnostic qu'elle doit sa réputation : et peut-être aussi parce qu'elle permet de sauvegarder les apparences chirurgicales pour un bistouri maladroit tenu d'une main timide.

D. — Opération

Une mastoïdite n'est, à tout prendre, qu'un abcès chaud à ouvrir : mais, tandis qu'un bistouri et une sonde cannelée suffisent ordinairement à cet office, ici la disposition de la région et l'architecture de l'os nécessitent une technique spéciale, une opération particulière, qui porte le nom de **trépanation de l'apophyse mastoïde.**

On confond parfois la *trépanation mastoïdienne* et l'*évidement pétro-mastoïdien* : or ce sont là deux opérations distinctes ayant chacune leurs indications propres. Les différences capitales qui les séparent sont résumées dans le tableau suivant :

Trépanation.	*Evidement.*
Se fait dans les cas aigus.	Se fait dans 1° les cas chroniques ; 2° les cas réchauffés.
N'ouvre que l'antre et les cellules périantrales.	Ouvre l'antre, l'aditus et la caisse.
C'est un simple drainage.	C'est une ouverture totale avec résection des parties malades.
La guérison se fait par *bourgeonnement* et la cavité opératoire se comble.	La guérison se fait par *épidermisation* et la cavité opératoire persiste.

Théorie de la trépanation mastoïdienne.

Il existe plusieurs manières d'intervenir dans les mastoïdites aiguës : mais seule la trépanation de l'antre permet d'atteindre le but poursuivi.

Jadis : on se contentait d'*inciser les téguments de la région mastoïdienne* (incision de Wilde) ; ou bien l'*on ouvrait seulement les cellules sous-corticales de la pointe*, selon la méthode préconisée par

Delaissement. Cette dernière opération présentait, selon ses partisans, trois avantages principaux : elle était, disaient-ils : 1° *facile*, car il suffisait d'un coup de gouge pour effondrer la corticale et ouvrir la cavité de l'abcès ; 2° *inoffensive* (?), car, opérant près de la pointe de l'apophyse, on restait loin du sinus, du facial et de la fosse cérébrale moyenne ; 3° *rationnelle* (?), car l'ouverture siégeait dans le point le plus déclive du système alvéolaire de la mastoïde. Or, il résulte des progrès de l'anatomie et de l'expérience clinique qu'en réalité cette méthode est : 1° *irrationnelle*, puisqu'elle s'adresse aux cellules de la pointe qui sont inconstantes ; 2° *inefficace*, car lorsque ces cellules existent, elles sont loin de toujours communiquer avec les cavités suppurantes de l'oreille moyenne ; 3° *dangereuse*, car elle n'ouvre pas le foyer profond, l'antre, dont l'infection est l'origine des lésions apophysaires plus superficielles, seules mises à nu.

Aujourd'hui : il est admis, à peu près sans conteste, qu'il faut, à l'exemple de Schwartze, toujours **marcher à l'antre**, et cela pour plusieurs raisons : *a*) parce que l'antre est la cellule la plus importante, la plus constante, celle enfin dont la position est le moins variable ; *b*) parce que l'antre communique toujours avec la caisse à laquelle il fait suite et qu'on draine par son intermédiaire ; *c*) parce qu'ouvrir l'antre, c'est ouvrir le foyer infectieux d'où partent toutes les fusées purulentes, c'est en quelque sorte « frapper au cœur la suppuration ».

Par ou faut-il aller a l'antre ? L'antre est abordable par deux voies : la *voie du conduit* et la *voie rétro-auriculaire*.

La **voie rétro-auriculaire** est de beaucoup préférable. En effet, en opérant par le conduit : *a*) on risque bien plus de *léser le facial; b*) on ne peut vérifier *l'état des cellules de la pointe,* souvent malades, ni par conséquent les ouvrir ; *c*) on ne peut contrôler *l'état du sinus*. Dans les cas aigus, les seuls qui nous occupent en ce moment, on ne serait logiquement conduit à emprunter cette voie que si l'antre, enfoui dans une mastoïde scléreuse, était si petit qu'il fût impossible à trouver par la voie rétro-auriculaire.

Aller a l'antre ne suffit pas ; il faut encore, et c'est là le second temps de l'opération, **ouvrir les cellules secondaires** envahies par le pus; c'est le complément indispensable de l'antrotomie. Cette loi, il est vrai, est souvent transgressée par des opérateurs imprudents : mais ils s'exposent ainsi à voir les accidents continuer et à être obligés d'intervenir de nouveau.

En résumé, il y a quatre façons d'opérer sur l'apophyse mastoïde :

1° L'*incision de Wilde*, toujours insuffisante, et qui trahit l'*ignorance* du chirurgien ;

2° L'*ouverture des seules cellules corticales*, qui peut réussir par exception dans les apophyses très pneumatiques, dont les alvéoles communiquent largement avec l'antre, mais qui est presque toujours *insuffisante ;*

3° L'*ouverture de l'antre seul*, intervention incomplète qui représente une chance à courir, en ce sens que, si les lésions sont limitées à l'antre, l'opération est suivie d'une guérison rapide et donne un brillant résultat ; mais s'il existe des clapiers dans les cellules secondaires, le danger de complications n'est pas écarté, les accidents persistent, et il faut tôt ou tard réopérer plus largement; donc, se contenter de l'antrotomie, c'est commettre tout au moins une grosse *imprudence ;*

4° L'*ouverture de l'antre et de toutes les cellules secondaires malades*, opération plus laborieuse, suivie d'une guérison plus lente et par conséquent moins brillante dans son ensemble, mais donnant une *sécurité absolue ;* c'est la vraie trépanation des auristes.

Difficultés de la trépanation mastoïdienne.

Ces difficultés dépendent de deux facteurs : la *profondeur* et la *situation* de l'antre mastoïdien.

A. **Profondeur de l'antre.** — La difficulté due à cette cause est très sujette à variation. Elle diffère suivant diverses circonstances, telles que :

a. L'*âge :* tandis que l'antre est plus ou moins profondément situé chez l'adulte, il est sous-cortical chez la plupart des enfants ; aussi la trépanation est-elle extrêmement facile dans le jeune âge ;

b. La *structure de l'os :* dans les apophyses pneumatiques, la trépanation est aisée ; par contre, elle est très difficile dans les aphophyses diploétiques, qui représentent environ 20 p. 100 de l'ensemble des apophyses mastoïdes ; enfin, dans les apophyses scléreuses, qu'on ne rencontre guère qu'à la suite des vieilles suppurations d'oreille, la trépanation classique de l'antre est souvent irréalisable, et c'est à l'*opération de Stacke* qu'il faut avoir recours ;

c. Les *processus morbides :* inversement la besogne est souvent facilitée par une ostéite raréfiante qui a détruit les cloisons intercellulaires ; parfois même la route est toute tracée par la fistulisation de la corticale.

B. **Situation de l'antre.** — Il est entouré de quatre organes dangereux, « nos ennemis » (fig. 62).

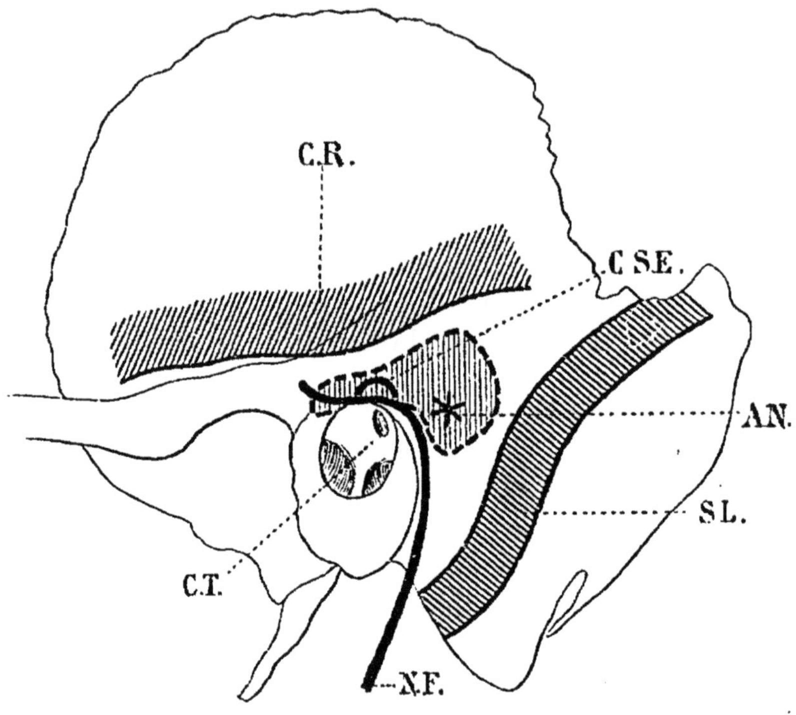

Fig. 62.
Schéma des rapports dangereux de l'antre mastoïdien.

AN, antre à ouvrir au point *. — CT, caisse du tympan. — NF, nerf facial. — SL, sinus latéral. — CSE, canal semi-circulaire externe. — CR, cavité cranienne.

Premier danger. — **Le nerf facial.** — Nul voisinage n'est plus à craindre pour l'auriste, dont, en cas de maladresse, le malade vivant et défiguré promène partout la signature.

On rencontre ce nerf en deux endroits :

a. Dans sa *portion verticale*, il se loge dans la

partie profonde de la paroi postérieure du conduit auditif et croise obliquement le cadre tympanal en arrière à mi-hauteur : de là le nom de *massif osseux du facial* donné par Gellé à cette partie de la paroi postérieure du conduit; cette région devient donc d'autant plus dangereuse pour l'opérateur qu'il pénètre plus profondément ;

b) Dans sa *portion horizontale*, le facial se réfléchit sous le seuil de l'aditus et passe au-dessus de la fenêtre ovale où il forme un relief plus ou moins net ; il est plus exposé ici que tout à l'heure ; en effet, dans sa portion verticale, enfouie de toutes parts dans une masse osseuse, il ne redoute qu'une gouge très maladroite : dans sa portion horizontale, très superficielle, presque sous-muqueuse, il craint une curette fine, même maniée prudemment aux environs de l'aditus ; les déhiscences spontanées du canal de Fallope, qui ne sont pas chose rare, exposent particulièrement à blesser le facial.

Deuxième danger. — **Le canal semi-circulaire externe.** — Cet organe est protégé, il est vrai, par la coque éburnée du labyrinthe. On le rencontre sur la paroi interne de l'aditus, au-dessus du coude du facial; la saillie ordinairement assez nette qu'il forme, sert de point de repère pour ce dernier.

Troisième danger. — **Le sinus latéral.** — Voici le danger qu'on redoute le plus et qui est cependant le moins grave. On rencontre le sinus en arrière du canal de trépanation. C'est surtout sa situation variable et difficile à prévoir qui le rend dangereux : parfois, en effet, il se porte tellement en avant qu'il vient presque au contact de la paroi postérieure du conduit ; il se trouve alors interposé, sur le trajet de la gouge, entre la corticale et l'antre (sinus sous-cortical).

A ce propos il est bon de rappeler : *a*) que le sinus est moins exposé chez l'enfant que chez l'*adulte;* car, chez l'enfant, il est toujours éloigné de l'antre, même s'il est procident ; *b*) qu'il est trois fois plus souvent sous-cortical à *droite* qu'à gauche ; *c*) qu'il est procident surtout chez les *brachycéphales.*

Quatrième danger. — **La dure-mère.** — La mettre à nu n'a aucune importance ; la perforer est le plus souvent mortel. On la rencontre au niveau du toit de l'antre et de l'aditus, et cette situation est assez constante ; elle descend un peu plus bas : *a*) chez les *brachycéphales; b*) du côté *droit.*

Ces dangers de la trépanation mastoïdienne sont évités grâce à la connaissance de *points de repère* permettant de se garer des organes importants.

C. — **Points de repère de la trépanation.** — Ils varient selon les âges. Ce sont les suivants :

1° A tout âge : la **ligne temporale** (fig. 62 *bis c*) qui prolonge en arrière la racine postérieure de l'apophyse zygomatique. Elle est située le plus souvent au-dessous, plus rarement au niveau du plancher de la fosse cérébrale moyenne ; mais parfois aussi, il ne faut pas l'oublier, au-dessus de ce plancher, surtout chez les brachycéphales. Tenez-vous donc *au-dessous* d'elle et vous ne pénétrerez pas dans le crâne.

2° A partir de dix ans, **l'épine de Henle,** (fig. 62 *d*) située au-dessus et en arrière du quart postéro-supérieur du méat osseux. Elle est constante, mais parfois si peu saillante, qu'elle reste inaperçue. On trouve l'antre en trépanant immédiatement *en arrière* d'elle et sur la même ligne horizontale.

3° Chez le nourrisson, la **tache spongieuse** (fig. 62 *b*) (zone criblée rétro-méatique), sise au-dessus et en arrière du méat, juste en face de l'antre ; on arrive

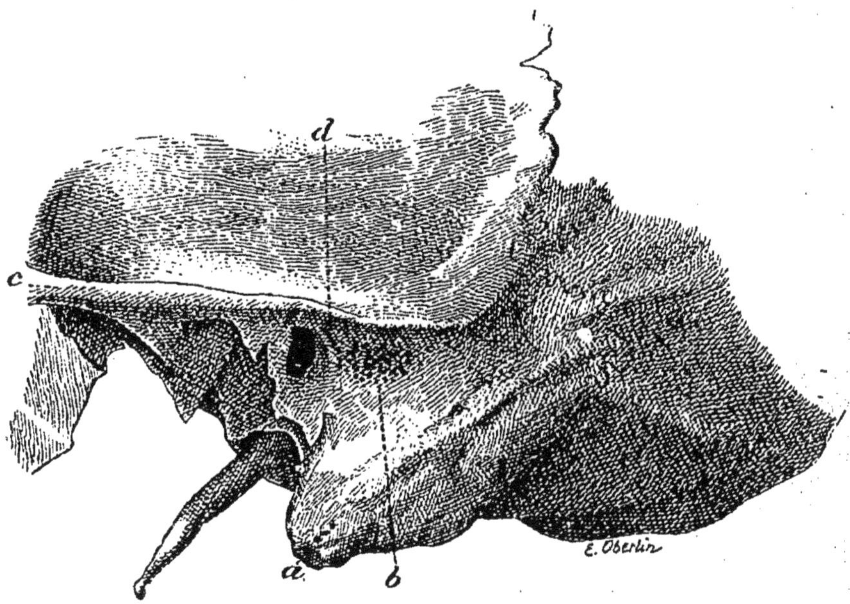

Fig. 62 *bis*.
Points de repère pour la trépanation mastoïdienne (d'après Mignon).

a, pointe de l'apophyse. — *b*, tache spongieuse. — *c*, ligne temporale. — *d*, épine de Henle.

directement à ce dernier en l'effondrant à la curette ou en le grattant au bistouri.

4° Le meilleur point de repère est le **bord postéro-supérieur du conduit osseux** qu'il faut découvrir avec soin dans toute trépanation.

Technique de la trépanation mastoïdienne.

A. **Personnel.** — L'opérateur doit s'adjoindre : un chloroformisateur, un aide pour tenir les écarteurs, un second aide pour aider à faire l'hémostase.

A la rigueur, un seul aide suffit : mieux vaut alors lui confier les écarteurs et faire soi-même le tamponnement et l'hémostase. Il existe, il est vrai, des écarteurs automatiques, mais ils tiennent assez mal

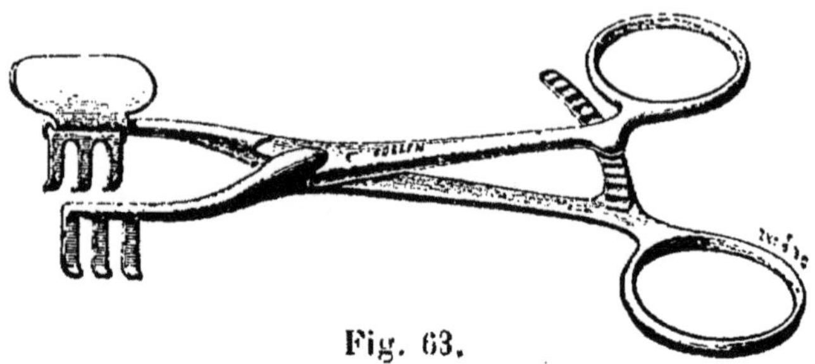

Fig. 63.
Ecarteur automatique de Malherbe.

en place ; leur emploi ne serait justifié que si l'on était forcé d'opérer sans aides (fig. 63).

B. **Instruments**. — Deux catégories d'instruments sont nécessaires :

a. **Instruments banaux**. Bistouri, sonde cannelée, ciseaux droits et courbes, pinces hémostatiques (une douzaine), rugine, pince à disséquer, aiguille de Reverdin courbe, ouvre-bouche, pince à langue.

b. **Instruments spéciaux**. Deux *écarteurs* à griffes larges (fig. 64) ;

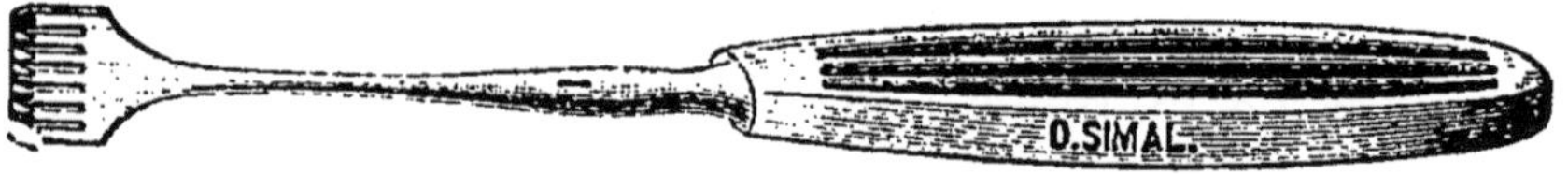

Fig. 64.
Ecarteur à griffes larges.

Un *maillet* de bois dur ;

Un jeu de *gouges* (fig. 65), remplissant les conditions suivantes : 1° avoir un manche court, afin d'être tenues entre les doigts ; 2° ne pas être coudées sur le plat ; les gouges de Stacke sont très dangereuses, car leur extrémité coupante ne s'enfonce pas dans la direction du coup de maillet, mais pénètre souvent trop en profondeur vers le crâne ou le sinus, à l'insu de l'opérateur ou malgré lui ; 3° être assez larges, c'est

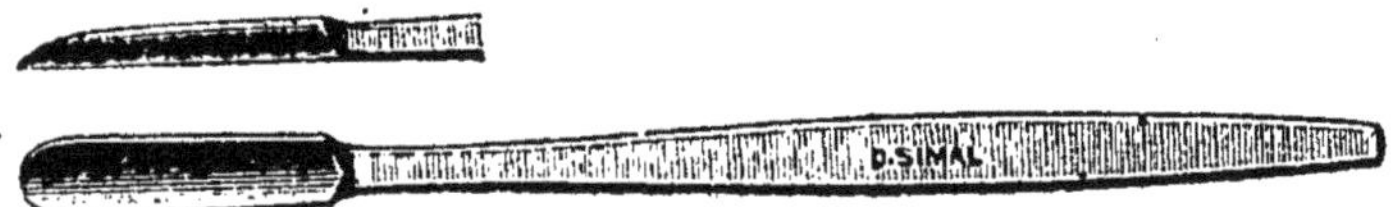

Fig. 65.
Gouges plates.

à-dire présenter une largeur d'un demi-centimètre au minimum et d'un centimètre au maximum ; les gouges plus étroites servent dans l'évidement pour abattre la paroi externe de l'attique et de l'aditus, et non dans la trépanation.

Des *curettes droites* de trois grandeurs, possédant un gros manche et une tige courte ; à cet égard les curettes de Châtellier (fig. 66) sont excellentes ; le

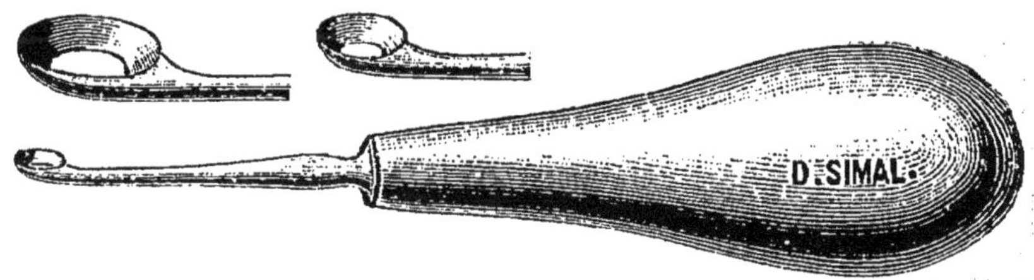

Fig. 66.
Curettes de Chatellier.

diamètre de la cuiller tranchante doit varier de 3 à 8 millimètres.

Une *pince-gouge* droite à mors de 5 millimètres de largeur, profonds et coupants (fig. 67).

Un *crochet coudé*, tel que la sonde-ténotome de

Schwartze, très commode pour explorer les cellules ouvertes à la gouge (fig. 68).

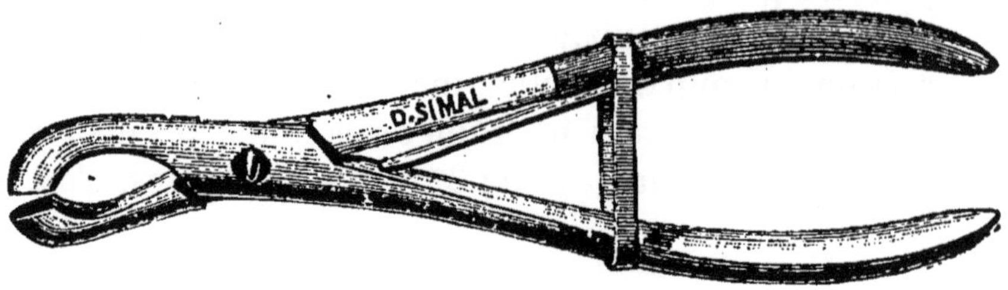

Fig. 67.
Pince-gouge.

Une *pince à oreille coudée*, à mors droits et lisses

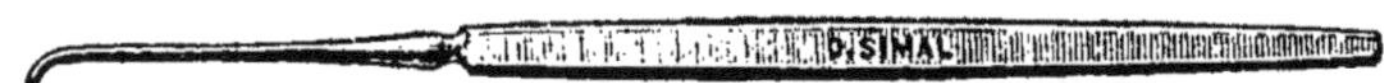

Fig. 68.
Crochet coudé, dit sonde ténotome.

sans cuillers, pour tamponner ou retirer les esquilles (fig. 69).

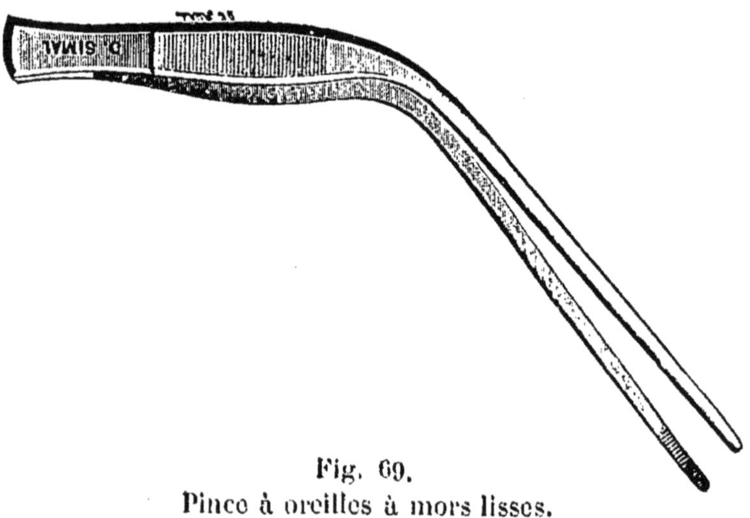

Fig. 69.
Pince à oreilles à mors lisses.

Des *speculums* et des *stylets à oreille* pour explorer au besoin le conduit et la membrane pendant l'opération.

C. **Objets de pansement.** — Une douzaine de *compresses de gaze bouillies* pour protéger le champ opératoire. En ville, où les compresses font d'ordinaire défaut, on les remplace par des mouchoirs.

Des *tampons d'ouate hydrophile* imbibés d'une solution antiseptique, puis fortement exprimés ; il faut en préparer un grand nombre, afin de ne pas en manquer au cours de l'opération.

Des *lanières de gaze stérilisée* de 10 centimètres de longueur sur 3 centimètres de largeur ; ou mieux encore des *tentes*, faites avec des pièces de gaze de 12×12 pliées en quatre et préparées en flèche ; ces tentes ont l'avantage de ne pas laisser d'effilochures dans la plaie. Ayez-en deux cents pour parer à toute éventualité.

Deux paquets de *gaze iodoformée* forte, à 25 p. 100 au moins.

Du *catgut* de grosseur moyenne n°s 0 et 1.

Des *crins* de Florence.

Des *drains* moyens.

De l'*ouate hydrophile* stérilisée, de préférence taillée en carré.

Deux ou trois bandes de *crépon* de 7 cm. × 5 mètres.

Des *épingles de sûreté*.

Quatre litres de solution aqueuse de sublimé au millième, ou mieux de *cyanure de mercure* au millième qui ne détériore pas les instruments.

500 grammes d'*alcool*.

200 grammes d'*éther*.

Un demi-litre de solution saturée de *permanganate de potasse.*

Un demi-litre de solution saturée de *bisulfite de soude.*

30 grammes de *teinture d'iode.*

Enfin il faut avec soin préparer à part une *longue mèche de gaze iodoformée* qu'on aura immédiatement sous la main pour tamponner le sinus, si on l'ouvrait accidentellement.

D. **Dispositif de l'opération.** — La place de l'opérateur, du chloroformisateur et de l'aide ainsi que celle des instruments et des objets de pansement sont indiquées sur le schéma ci-contre qui dispense de toute explication (fig. 70).

Il n'y a rien de particulier à signaler à propos de la *stérilisation des plateaux et des cuvettes* qui se fait par flambage ; de celle des *instruments*, qui s'obtient par la chaleur sèche (trois quarts d'heure d'étuve à 150°) ou humide (dix minutes d'ébullition à 104° dans une solution de carbonate de soude) ; de celle des *mains* qui doit être très soigneuse, car il ne faut pas risquer d'infecter une mastoïde saine si l'on a fait une erreur de diagnostic. Les *objets de pansement seront passés à l'autoclave*, car les gazes dites antiseptiques du commerce sont souvent très contaminées.

Deux précautions sont avantageuses :

1° Les *instruments seront placés à sec dans les plateaux :* car s'ils étaient plongés dans une solution antiseptique, les gouges s'égoutteraient dans la plaie osseuse et l'inonderaient, ce qui nécessiterait un tamponnement supplémentaire et causerait une sérieuse perte de temps.

2° Les *instruments seront divisés en deux plateaux* renfermant : l'un, ceux qui sont destinés aux *parties molles* (bistouri, rugine, etc.) ; l'autre, ceux qui servent pour les *parties osseuses* (gouges, curettes, etc.).

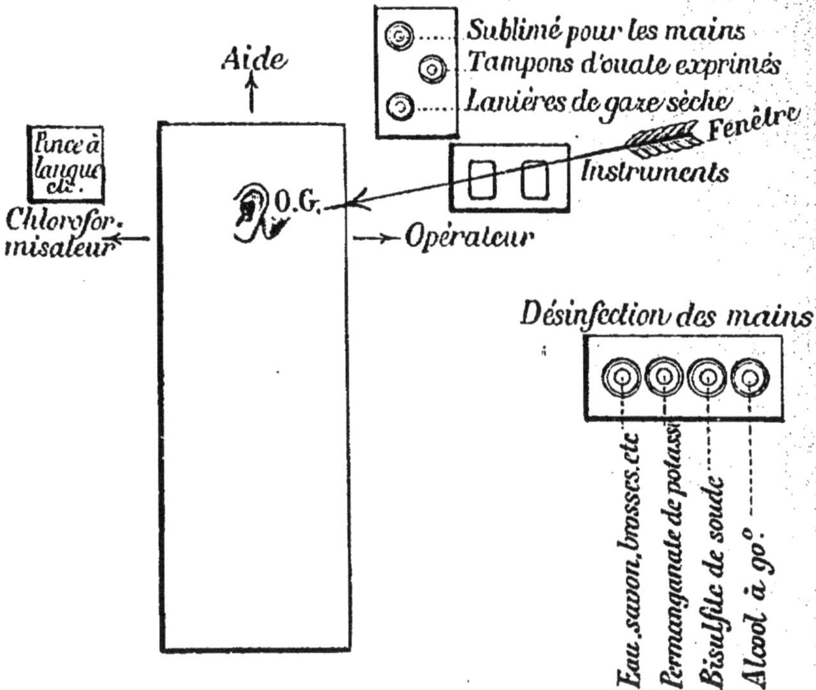

Fig. 70.
Dispositif général pour une trépanation de l'apophyse mastoïde.

La lumière du jour peut être suffisante, lorsque la pièce où l'on opère est convenablement éclairée. Mais il est très avantageux d'avoir un **éclairage artificiel**, soit une lampe à pétrole et un miroir frontal, soit plutôt un accumulateur et un photophore.

E. **Préparation du malade.** — Elle consiste :

1° En **préparatifs usuels**, tels que l'administration d'un purgatif la veille de l'opération, etc.

2° En **préparatifs spéciaux.** Parmi ceux-ci : *a*) les uns peuvent être faits dès la veille de l'opération : ce sont ceux qui concernent la *toilette de la tête;* *b*) les autres doivent être faits séance tenante, ce sont ceux qui ont trait à la *toilette du champ opératoire.*

a. Toilette de la tête. Raser largement la région temporo-pariéto-occipitale de façon à mettre à nu un bon tiers du cuir chevelu. Chez la femme, il faut en outre natter les cheveux qui restent ; les nattes doivent être minces et souples, car un chignon dur pourrait amener sous le pansement une compression douloureuse du cuir chevelu. Chez les *séborrhéiques*, il est bon de faire, si possible, un nettoyage général du cuir chevelu (schampoing et friction à l'alcool) pour éviter une poussée ultérieure de séborrhée et de prurit sous le pansement occlusif.

b. Toilette du champ opératoire. Savonner soigneusement la région mastoïdienne, le pavillon dans tous ses replis et le conduit aussi profondément que possible. Passer ensuite les téguments à l'alcool, à l'éther et enfin au sublimé à 1 p. 1000 ; recouvrir toute la région d'une compresse bouillie en attendant le chirurgien.

Tout étant prêt, on commence la **chloroformisation.** Le sommeil doit être profond pendant tout le temps de l'opération, car il y aurait un grand danger à ce que le malade fît des mouvements intempestifs lorsque la gouge avoisine des organes périlleux.

C'est au chloroforme et non à l'éther qu'il faut endormir le malade, car l'éther provoque une congestion veineuse de la tête qui rendrait la trépanation impossible par excès d'hémorragie locale.

Chez le nourrisson, il est inutile de donner du

chloroforme, l'opération se réduisant à une simple incision de l'abcès sous-cutané, suivie ou non d'un coup de curette dans la fistule osseuse : l'anesthésie locale au **chlorure d'éthyle** suffit.

F. **Opération.** — Une déclaration préalable est ici nécessaire afin d'éviter tout malentendu. Les chirurgiens plaisantent volontiers les auristes sur l'importance que ceux-ci donnent à la trépanation mastoïdienne et sur les précautions avec lesquelles ils font cette opération. Ils croient et ils disent : 1° qu'il est inutile de peiner une heure sur une mastoïde, comme le font les auristes : car un chirurgien habile expédie une mastoïdite en quelques minutes ; 2° que rien n'est plus facile qu'une trépanation mastoïdienne : une incision au bistouri, trois coups de gouge et voici le pus.

Or, les chirurgiens ont tort. En effet :

1° Ce peut être l'intérêt de l'opérateur, qui veut paraître brillant, ce n'est jamais celui du malade, que de transformer la chirurgie en prestidigitation ; la trépanation mastoïdienne est une opération où l'on n'a à craindre ni choc, ni grande perte de sang : peu importe qu'on emploie dix minutes de plus ou de moins à la faire.

2° L'opérateur qui se contente de trouer la corticale et qui applique ainsi la méthode de Delaissement sans le savoir, joue la vie du malade à quitte ou double. En effet : *a*) si par hasard l'antre communique largement avec les cellules de la pointe, le drainage est suffisant ; la nature complète l'opération et la guérison est très rapide ; *b*) mais si l'antre communique peu ou point avec les cellules de la pointe, le danger de complications périauriculaires n'est pas supprimé pour le malade, qui n'en continue pas moins à être exposé à une méningite ou à une thrombo-phlébite du sinus latéral; il en est d'ailleurs de même si l'on découvre l'antre sans ouvrir ensuite les cellules secondaires.

Sans doute, les chirurgiens sont encouragés dans leur manière de faire par le grand nombre de mastoïdites qu'ils guérissent ainsi en très peu de temps; le fait, disent-ils, défie toute discussion. On peut cependant leur objecter : 1° Que dans la plupart des cas, ils font des trépanations absolument *inutiles* contre des douleurs de la pointe de la mastoïde qui auraient cédé à une simple paracentèse du tympan : ce sont les cas où il y a empyème mastoïdien banal et non pas mastoïdite. Ils n'ont donc pas le mérite d'avoir guéri une maladie qui n'existait pas. 2° Que les guérisons dont ils parlent ne sont à vrai dire qu'*apparentes*, car il persiste souvent un écoulement de pus par le conduit; et plus tard, l'auriste doit intervenir pour corriger, par un évidement, la trépanation dite chirurgicale.

Mieux vaut pour le malade que le mot « brillant » s'applique au résultat plutôt qu'à l'opérateur.

L'opération comprend trois temps principaux :

1er temps. *Incision des parties molles.*

2e temps. *Attaque de l'os et découverte de l'antre.*

3e temps. *Recherche et ouverture des cellules secondaires.*

1er TEMPS. **Incision des parties molles.**

L'opérateur rabat de la main gauche le pavillon de l'oreille et, de la main droite, pratique franchement l'incision.

Le *siège de l'incision* est défini : celle-ci doit être faite dans le sillon rétro-auriculaire même et non en arrière de lui, pour deux raisons : *a*) parce qu'on doit découvrir le tiers antérieur de la mastoïde et qu'une incision trop postérieure conduit involontairement sur le sinus ; *b*) parce que la cicatrice sera plus tard mieux dissimulée.

La *longueur* et la *forme de l'incision* varient peu : il faut la commencer en haut à la ligne temporale, un peu au-dessous du niveau de l'insertion supérieure du pavillon et la conduire en bas jusqu'à la pointe de la mastoïde. On a deux tendances opposées contre lesquelles il faut se prémunir : l'une consiste à commencer l'incision *trop haut*, c'est-à-dire à empiéter sur la loge temporale, ce qui est mauvais, car la surface osseuse ainsi mise à nu pourra aisément se nécroser ; l'autre consiste à ne descendre *pas assez bas*, ce qui oblige à reprendre le bistouri au cours de l'opération.

L'incision est donc concave en avant dans sa moitié supérieure et verticale sur la pointe de l'apophyse. On doit éviter les incisions transversales en T ou en L : elles sont inutiles si l'aide écarte bien les bords de la plaie, et produisent de vilaines cicatrices ; exception sera faite naturellement dans les cas où il existe de grands décollements sous-cutanés.

La peau, le tissu cellulaire sous-cutané et le périoste sont incisés franchement et d'*un seul coup*. Immédiatement il se fait une hémorragie abondante à la fois en nappe et en jet (auriculaire postérieure). A ce moment, ne cherchez pas à faire l'hémostase, mais décollez rapidement le périoste à la rugine : *en arrière*, n'allez pas trop loin et agissez prudemment, car vous risquez de rencontrer la veine mastoïdienne, parfois énorme ; *en avant*, au contraire, décollez-le le plus loin possible, de façon à mettre complètement à nu les bords postérieur et supérieur du méat osseux et l'épine de Henle, tout en prenant garde de blesser le conduit membraneux ; *en haut*, refoulez le périoste jusqu'à la ligne temporale ; *en bas*, jusqu'aux insertions mastoïdiennes du sterno-mastoïdien exclusivement, c'est-à-dire que vous vous arrêterez à leur niveau sans les détacher.

Ce premier temps, purement chirurgical, est identique dans tous les cas : il doit être mené très rapidement ; c'est le moment d'être brillant. Toutefois, on ne saurait recommander trop de prudence au bistouri quand les parties molles sont décollées par le pus. Il se pourrait qu'il y eût sous le périoste soulevé une large perforation corticale, et qu'une incision brutale pénétrât à travers cette brèche osseuse jusqu'à la dure-mère ou le sinus latéral dénudé.

Cela fait, *prenez un temps d'arrêt*, pour reconnaître l'état de la surface osseuse ; maintenant une grande attention s'impose, et il importe de ne pas se hâter.

Deux conditions sont nécessaires pour bien voir : une *hémostase* soigneuse et un bon *écartement*.

a. L'*hémostase* s'obtient à l'aide de pinces aussi nombreuses qu'il est nécessaire : à l'inverse des Allemands, nous déconseillons les ligatures qui prennent du temps et sautent le plus souvent au cours de l'opération. Si le sang coule en nappe, on introduit une mèche de gaze dans le conduit osseux et l'on place des languettes de gaze sous les griffes des écarteurs.

b. Les *deux écarteurs* sont confiés à un aide qui tire surtout sur l'écarteur antérieur. Si l'on opérait seul, on se servirait d'écarteurs automatiques ou, mieux encore, on saisirait chaque lambeau avec une pince qu'on rabattrait de part et d'autre et qu'on maintiendrait sous le poids d'une compresse.

A ce moment, il faut avoir sous les yeux la moitié antérieure de la mastoïde et le *bord postéro-supérieur du conduit* ; toute cette région doit être bien en vue et bien étanche. On ne saurait apporter trop de soin à cette hémostase des parties molles, car si elle n'est pas parfaite, le puits qu'on va creuser dans l'os sera constamment inondé de sang.

Le plan osseux étant ainsi nettement mis à nu, vous devez, avant d'aller plus loin :

1° *Reconnaître vos points de repère;*

2° *Constater l'état de la corticale*. L'os est-il sain ? Existe-t-il une plaque d'ostéite reconnaissable à la friabilité de la paroi osseuse ? Y a-t-il une fistule ? C'est seulement après avoir acquis ces renseignements que vous passez au deuxième temps de l'opération.

2e TEMPS. — **Attaque de l'os et découverte de l'antre.** — *L'antre est le but à atteindre*. Or l'antre est : *a*) petit et profondément situé ; *b*) voisin de quatre organes dangereux.

L'opérateur a donc une double tâche ; il doit : *a*) trouver l'antre sûrement ; *b*) ne pas blesser les organes voisins. Pour cela il lui faut apporter une grande attention, d'une part, à la détermination du point d'*attaque de la surface*, de l'autre, à la *marche en profondeur*.

A. **Attaque de la surface.** — Le point d'attaque est déterminé par le point où l'antre se « projette » sur le plan de la corticale.

Il est deux cas à considérer, selon qu'il y a ou qu'il n'y a pas de fistule osseuse.

1° *Il n'y a pas de fistule osseuse*. Cherchez vos points de repère, c'est-à-dire reconnaissez avec

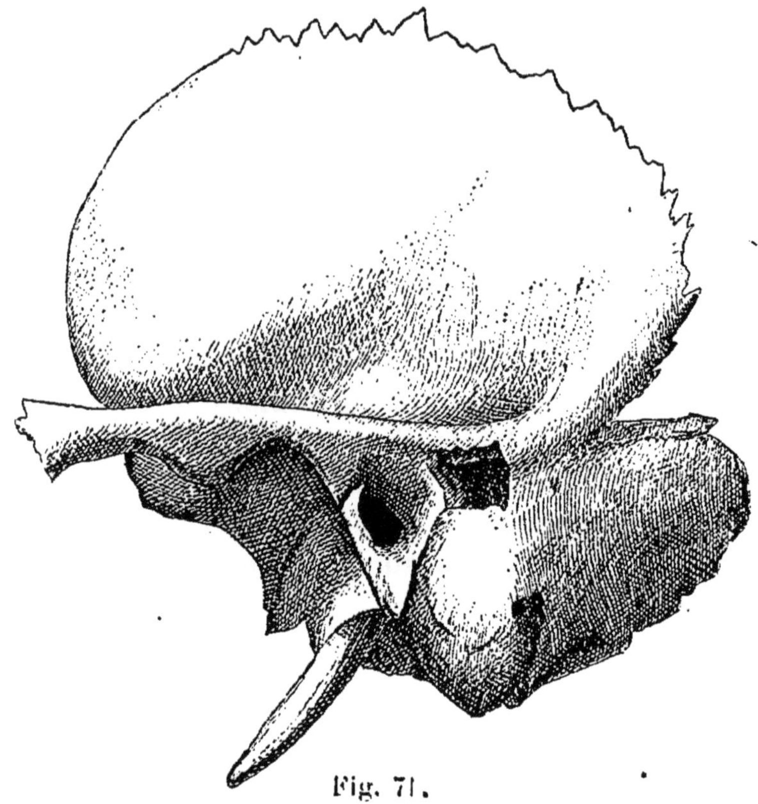

Fig. 71.
Carré d'attaque de la trépanation mastoïdienne au lieu d'élection (d'après Mignon).

l'ongle la ligne temporale et l'épine de Henle, et surtout ayez bien sous les yeux le bord postérieur du méat osseux; puis, en quatre coups de gouge, circonscrivez un orifice. Chaque côté de ce *carré d'attaque* (fig. 71) aura un centimètre de long. Le côté antérieur sera situé à 1/2 centimètre en arrière du méat osseux, afin d'éviter le facial qui passe dans la paroi postérieure du conduit. Le côté supérieur sera dessiné un peu au-dessous de la ligne temporale, pour éviter la dure-mère qui passe immédiatement au-dessus. Le côté postérieur sera tracé à 1 centimètre en arrière de l'antérieur, laissant ainsi le sinus derrière lui. Le côté inférieur se trouvera à 1 centimètre au-dessous du supérieur; cette dernière limite est d'ailleurs peu importante.

2° *Il y a une fistule osseuse.* — Deux conditions peuvent se présenter :

a. *Si la fistule s'ouvre au lieu d'élection*, profitez-en : la trépanation se trouve pour ainsi dire toute faite, et l'on est conduit automatiquement à l'antre.

b. *Si la fistule ne s'ouvre pas au lieu d'élection*, mais dans le conduit ou sur le bord postérieur de la mastoïde, il y aurait grand danger à la suivre ; supposez, par exemple, une fistule de la corticale en face du sinus, siège qui n'est pas rare ; l'introduction d'une curette ou même simplement d'un stylet dans le trajet expose à l'ouverture du canal veineux, que ne protège plus la table interne de l'os. Vous devez en pareil cas : 1° *trépaner au lieu d'élection,* sans vous occuper pour l'instant de la fistule ; 2° *raccorder ensuite la fistule au canal de trépanation*, en faisant sauter le pont intermédiaire.

B. **Marche en profondeur.** — Il s'agit de creuser dans l'os, de la corticale à l'antre, et à partir du carré d'attaque, un trajet qui aura dans toute son étendue à peu près les mêmes diamètres que l'orifice d'entrée.

Portez d'abord votre attention sur la *direction* dans laquelle vous allez creuser. Il ne faut pas que l'axe du puits soit perpendiculaire à la corticale, car il aboutirait fatalement au sinus. Vous devez diriger vos instruments *obliquement en avant*, parallèlement au conduit ; afin de conserver cette direction, introduisez de temps à autre une sonde cannelée dans le conduit pour vous repérer; l'antre est, en effet, orienté parallèlement à la paroi postéro-supérieure du conduit osseux et se présente à vous par son fond que vous aborderez en premier.

En outre, comme la base du crâne se dirige en bas et en dedans, il faut que la paroi supérieure du canal de trépanation soit oblique dans le même sens à partir de la ligne temporale, et par conséquent ne soit pas non plus perpendiculaire à la corticale.

Avec quels **instruments** allez-vous faire la trépanation ? Nous repoussons le trépan classique manié à la main, car c'est un instrument aveugle et dangereux ; nous déconseillons aussi les fraises mues par un électro-moteur, car elles travaillent trop lentement ; de plus, elles exigent un matériel encombrant, difficile à transporter.

La trépanation doit se faire à l'aide de *gouges*, de *pinces* et de *curettes*. Le maniement de ces instruments est le suivant.

A. *Gouge*. — La gouge doit être tenue solidement entre le pouce et les trois premiers doigts, le petit doigt et le bord cubital de la main s'appuyant sur le crâne pour éviter les échappées. On frappe sur elle à petits coups de maillet, car il y a intérêt à ne pas ébranler trop fortement la tête : mais ces petits coups doivent être secs et énergiques, pour ne pas mettre un temps trop long à découvrir l'antre, si la mastoïde est éburnée. La gouge doit toujours entamer l'os par le milieu de son bord tranchant et non par un angle, sans quoi elle se laisse mal diriger. Enfin, il ne faut jamais faire levier avec la gouge pour détacher un copeau d'os encore adhérent, car on s'expose ainsi à produire de graves fêlures ; on doit, à mesure qu'on frappe, abaisser peu à peu le manche de l'instrument, de façon à ce qu'au dernier coup de maillet le copeau saute lui-même hors de la plaie.

B. *Pince coupante*, dite *pince-gouge*. — Elle est surtout utile pour enlever la corticale déjà entamée, ou pour reséquer les cloisons intercellulaires. On doit l'employer le plus possible, car elle est plus rapide et plus inoffensive que la gouge ; elle n'expose ni aux échappées ni à l'ébranlement de la tête.

Elle doit saisir l'os et le couper par la pression seule de ses mors ; si le fragment saisi ne vient pas, évitez l'arrachement et les mouvements de levier qui peuvent déterminer de longues fissures ; tordez plutôt l'instrument en lui imprimant quelques mouvements de rotation autour de son axe longitudinal. Enfin, si le morceau est retenu par les fibres d'attache du sterno-mastoïdien, cessez toute traction et tout effort, et coupez soigneusement ces adhérences avec des ciseaux, sinon vous arracheriez des fibres plus ou moins longues du muscle, ce qui provoquerait un violent torticolis consécutif.

C. *Curette*. — C'est l'instrument le plus dangereux, et qui est la cause habituelle des accidents opératoires. Rappelez-vous bien : 1° que plus les curettes sont grandes, moins elles sont dangereuses ; 2° que le sinus étant postéro-inférieur, il faut toujours curetter *d'arrière en avant* ou de *bas en haut*.

Le **sang** gêne beaucoup l'opérateur, qui travaille dans un puits sans cesse inondé ; aussi passe-t-on plus de temps à épuiser le sang qu'à opérer effectivement. Ce sang coule :

1° *Des parties molles.* — D'où la recommandation capitale de n'attaquer l'os que lorsque l'hémostase des parties molles est parfaite.

2° *Des parois osseuses.* — L'origine du sang est alors variable. Il provient :

a. Tantôt de l'*os atteint d'ostéite*, sous forme d'hémorrhagie en nappe. Il faut, en ce cas, faire une série d'hémostases provisoires en tamponnant incessamment. Pour gagner du temps, on procède de la façon suivante : l'aide saisit avec une pince une lanière de gaze et la présente au-dessus de la plaie ; l'opérateur la tasse dans le puits osseux à l'aide de sa gouge (car c'est plutôt l'opérateur qui doit tamponner que l'aide, qui ne sait pas quel point saigne le plus) ; au bout de cinq à six secondes, l'aide retire brusquement la gaze ; l'opérateur a ainsi pendant quelques instants un champ opératoire sec, qui lui permet de voir où il faut donner le prochain coup de gouge.

b. Tantôt de *fongosités abondantes.* On diminue beaucoup l'hémorrhagie en enlevant le plus gros de ces fongosités avec une curette ; on fera un second curettage plus soigneux ultérieurement.

c. Parfois d'une *artériole osseuse.* Il faut alors gratter énergiquement avec une curette l'orifice osseux jusqu'à ce que l'hémostase ait lieu.

Ces notions préliminaires étant exposées, voyons comment on exécutera le second temps de l'opération, l'attaque de l'os. Prenez une gouge d'un centimètre de large et appliquez-la *perpendiculairement* à la corticale, successivement sur les côtés supérieur, antérieur et inférieur du carré d'attaque; quelques coups de maillet la font pénétrer en chacun de ces points à 2 ou 3 millimètres de profondeur. Sur le quatrième côté, le côté postérieur du carré, appliquez au contraire la gouge très *obliquement* et presque parallèlement à la surface osseuse, de façon à détacher un copeau carré d'arrière en avant; et continuez ainsi à plusieurs reprises de façon à enlever plusieurs couches de copeaux osseux. Voici la raison de l'obliquité à donner aux coups de gouge postérieurs : si le sinus est superficiel, l'instrument l'aborde tangentiellement et non perpendiculairement; ainsi, il ne le blesse pas.

La corticale mastoïdienne étant entamée, *trois cas cliniques* peuvent se présenter (Körner).

Premier cas. — **On tombe presque immédiatement sur une cavité sous-corticale.** — Tout d'abord on voit un peu de pus sortir sous pression par l'orifice encore petit qu'on vient de créer; puis, à partir de ce moment, il vient du sang en abondance. Souvent le pus et le sang sont animés de pulsations; cela n'indique pas nécessairement la dénudation du sinus, mais seulement la présence de beaucoup de fongosités.

La conduite à tenir est alors la suivante : *a*) faire sauter rapidement à la pince coupante une bonne partie de la corticale; *b*) avec une grosse curette, toujours maniée de bas en haut et d'arrière en avant, déblayer le plus gros des fongosités pour réduire l'hémorrhagie; *c*) tamponner soigneusement la cavité; *d*) puis, l'hémostase faite, explorer les parois de cette cavité, avec les yeux d'abord (c'est ici qu'un photophore est utile), ensuite et surtout, avec un crochet mousse.

A ce moment, négligeant tout le reste de la mastoïde, l'opérateur ne doit penser qu'à gagner l'antre. Il peut alors se trouver dans *trois conditions* différentes pour y arriver.

A. Tantôt *la cavité sous-corticale se continue directement avec l'antre*, grâce à la fonte purulente de toutes les cloisons intercellulaires. Ou bien encore, surtout chez l'enfant, on trouve au centre de la cavité mastoïdienne un *séquestre* mobile dont l'extraction donne une large voie d'accès à l'antre.

Dans ce cas, la trépanation est toute achevée; c'est le triomphe de la trépanation chirurgicale, du procédé de Delaissement.

B. Tantôt la *cavité sous-corticale est close, mais montre profondément une partie de sa paroi ramollie et fongueuse*. Explorez ce point douteux au crochet mousse; creusez-le prudemment à la curette; et souvent vous serez ainsi plus ou moins directement conduits à l'antre.

C. Tantôt *la cavité sous-corticale est close et ses parois sont saines*. On doit alors se conduire de façon différente, suivant l'état de la caisse.

a. *La caisse ne suppure pas*. Il faut bien se garder de mettre la cavité sous-corticale suppurante en communication avec l'antre probablement sain (Politzer, Hessler) et s'en tenir là. C'est le seul cas où la trépanation ne doive pas aller jusqu'à l'antrotomie (Lubet-Barbon).

b. *La caisse suppure*. Il faut marcher vers l'antre à travers les parois osseuses saines comme dans le cas suivant.

Deuxième cas. — **On trouve sous la corticale une couche épaisse d'os sain et compact.** — Ce cas est beaucoup plus fréquent chez l'adulte que chez l'enfant; il s'observe surtout dans les complications mastoïdiennes survenant au cours d'une suppuration chronique réchauffée, parce que, dans ces conditions, l'antre est le plus souvent petit et entouré d'une zone d'éburnation osseuse.

Ceci est la vraie trépanation otologique, difficile, dangereuse, et qui va mettre en lumière l'habileté de l'opérateur.

Que faire, alors? marcher hardiment vers l'antre, d'après les points de repère indiqués.

Travailler uniquement à la gouge et au maillet; toujours avancer parallèlement au conduit; faire une hémostase soigneuse et explorer immédiatement au crochet tout pertuis que l'ablation d'un copeau a mis au jour.

On peut, pour se donner de l'aise, élargir un peu l'orifice d'entrée, mais seulement quand on a déjà pénétré assez profondément; on creuse alors un entonnoir et non pas un puits. Quand on arrive dans la profondeur, on prend une gouge plus petite, de 5 millimètres de diamètre environ; mais alors il faut bien faire surveiller le facial par l'aide qui chloroforme et qui avertira au moindre spasme des muscles innervés par ce nerf.

En marchant ainsi, il arrive de deux choses l'une:

A. On rencontre une petite cavité fongueuse à 1 centimètre ou 1 centimètre et demi de profondeur. Est-ce l'antre? Est-ce l'une des cellules périantrales?

En général, l'antre est beaucoup plus grand que les cellules périantrales; cependant il n'y a qu'un moyen certain de reconnaître l'antre, c'est de *reconnaître l'aditus.* La cavité ouverte est bien l'antre, si le crochet coudé constate sur sa paroi antérieure un orifice circulaire d'environ 3 millimètres de diamètre, dans lequel il s'engage.

Alors, bien prudemment, en prenant garde au facial en avant, au labyrinthe dans le fond, on élargit à l'aide d'une petite gouge le canal opératoire pour ouvrir l'antre largement et mettre l'aditus bien en vue.

B. On ne trouve pas l'antre. Continuer à creuser avec une gouge fine, en redoublant de prudence; se porter plus en avant et en haut, et, si à 2 centimètres de profondeur au plus on ne trouve rien qui ressemble à l'antre, s'arrêter dans cette voie qui devient périlleuse et aller à la recherche de l'antre par la voie du conduit (Stacke) (voy. t. II, p. 126).

Troisième cas. — **On trouve sous la corticale le sinus ou la dure-mère.** — Ne perdez pas la tête; mettez *plus largement à nu* la membrane découverte accidentellement, pour bien la reconnaître. Puis, en partant d'elle, orientez-vous vers l'antre. Dans les mastoïdes anormales, on peut, sans inconvénient, faire sauter largement la table interne de la mastoïde pour gagner de la place.

La mise à nu du sinus doit faire prendre pour la suite de l'opération les précautions suivantes : ne pas porter la curette dans son voisinage ; se servir le moins possible de la gouge et travailler presque uniquement à la pince coupante ; protéger la paroi du sinus avec des mèches de gaze ; et surtout, éviter de laisser à son voisinage une esquille piquante.

Dans ces trois cas, il faut, après la découverte de l'antre, l'ouvrir largement, le bien tamponner pour l'assécher complètement, le cureter avec soin, reconnaître enfin l'état de ses parois.

Trépanation (antrotomie) chez l'enfant. — Elle est beaucoup plus facile chez l'enfant que chez l'adute.

Il faut se rappeler que l'antre est d'autant plus superficiel et d'autant plus élevé au-dessus de la caisse que l'enfant est moins âgé.

A. **Enfant au-dessous de dix ans.** 1° Les *points de repère* sont le bord supérieur du méat osseux et la tache spongieuse ; l'épine de Henle fait défaut.

2° Le *carré d'attaque* : *a*) aura seulement 5 millimètres de côté ; il faut donc employer des gouges plus petites ; *b*) sera dessiné à 3 millimètres en arrière du conduit ; *c*) aura son bord supérieur situé un peu au-dessus du pôle supérieur du conduit.

3° Les *coups de gouge* doivent être donnés très doucement, car l'os est friable, ce qui expose à des échappées en profondeur. D'ailleurs, la maladie favorise beaucoup la tâche du médecin chez l'enfant (Broca), car : *a*) le plus souvent, il y a *abcès sous-périosté* ; *b*) très souvent aussi, on trouve au fond de cet abcès un *point osseux dénudé* qui siège au lieu d'élection, en face de l'antre, et qu'il suffit d'effondrer pour atteindre le foyer antral. Répétons encore que s'il y a un point dénudé dans une autre région, il serait dangereux de pénétrer par là ; il faut surtout se garder de suivre les fistules postérieures qui mènent vers le sinus.

B. **Enfant au-dessous d'un an.** Il suffit souvent de gratter à la curette, toujours dirigée en haut et en avant, la tache spongieuse, pour pénétrer dans l'antre qui est à une profondeur de 2 à 4 millimètres environ.

3e TEMPS. — **Recherche et ouverture des cellules secondaires.** — Se borner à l'antrotomie, c'est faire une trépanation mastoïdienne incomplète, car l'antre n'est pas seul malade : tout autour de lui, le système rayonnant des cellules mastoïdiennes secondaires est infiltré de pus. Ce sont des clapiers diverticulaires de l'abcès central. Si on ne les ouvre pas aussi, il se fait ultérieurement des fusées purulentes : de là des accidents graves et la nécessité d'une opération complémentaire.

Donc, l'antre ayant été trouvé et ouvert, il reste encore à faire ceci : transformer tout le système cellulaire mastoïdien en une grande cavité : 1° *unique ;* 2° *à orifice très large ;* 3° *à parois lisses.*

Ne laissez échapper aucune cellule où le pus stagne. Dans une trépanation parfaite, le crochet ne doit rencontrer au fond de la cavité qu'un seul diverticule toléré, l'aditus.

Ce troisième temps de l'opération est atypique.

A. **Règles générales.** — Ouvrir la mastoïde en entonnoir ; ne pas laisser de corticale *surplombante,* sous laquelle une fistule cranienne peut se dissimuler. Faire une bonne hémostase. S'éclairer convenablement. Promener avec soin le crochet dans toute cavité anfractueuse suspecte. Pour ouvrir les petites cellules, la curette est dangereuse ; employez soit une pince coupante, soit une petite gouge maniée sur le protecteur de Stacke. Toute fistule doit être élargie autant que possible et suivie jusqu'au bout.

B. **Règles particulières.** — L'exploration doit porter dans *quatre directions* :

1° En avant. Il faut rechercher s'il n'y a pas de suppuration des *cellules limitrophes antérieures* (cellules écailleuses). D'ailleurs, dans ce cas, on a dû reconnaître avant l'opération l'existence d'une fistule de la paroi postérieure du conduit auditif osseux.

On doit alors: *a*) réséquer la paroi postérieure osseuse du conduit jusqu'à la fistule, en mordant à la pince sur le pourtour de celle-ci ; *b*) curetter la perforation cutanée du conduit. Ce faisant, prendre garde au facial qui est tout proche.

2° En bas. Il existe fréquemment dans les apophyses pneumatiques une *large cellule de pointe*, déclive et formant cuvette ; dans ces conditions, l'antrotomie simple n'empêcherait pas le pus de perforer cette pointe et de créer ainsi une mastoïdite de Bezold.

On doit donc faire sauter toute la paroi externe de la pointe en mordant sur son sommet. Pour cela il faut :

a. Détacher, moitié à la rugine, moitié avec les ciseaux, toutes les insertions mastoïdiennes du sterno-mastoïdien et parfois du splénius. Ce faisant, prendre bien garde aux échappées de la rugine qui seraient très dangereuses ; en avant, elles léseraient le *facial* à sa sortie du trou stylo-mastoïdien ; en arrière, elles blesseraient l'*artère occipitale* à l'endroit où elle s'insinue entre l'os et le splénius.

b. Faire sauter la corticale externe à la pince coupante, jusqu'à ce que toutes les cellules mastoïdiennes de la pointe soient largement ouvertes, faciles à curetter et à explorer ; il faudra y chercher avec soin s'il n'existe pas de fistule osseuse indiquant l'imminence du développement d'une mastoïdite de

Bezold. En avant, contrairement à la rugine, la pince ne peut blesser le facial ; mais, en arrière, elle peut amener une hémorragie veineuse très abondante. Cette hémorragie est rarement due à la blessure du sinus ; elle est ordinairement le résultat d'une lésion de la *veine émissaire mastoïdienne*, de calibre très variable, mais parfois assez volumineuse pour donner issue à un flot de sang si profus qu'il fait croire à l'ouverture du sinus. Dans ce cas, l'hémostase est difficile : pour qu'elle soit efficace, il faut rapidement mettre la veine à nu et tamponner son orifice.

3° En arrière. Rappelez-vous que : 1° la perforation spontanée de la corticale interne est infiniment plus fréquente que celle de la corticale externe ; 2° cette perforation se fait surtout au niveau du sillon sigmoïde ; 3° elle se produit le plus souvent sans s'annoncer par aucun signe clinique du côté du sinus.

Donc, dans toute trépanation, explorez systématiquement de l'œil et du crochet la corticale interne :

a. Si vous n'y constatez *rien d'anormal*, ne dénudez pas systématiquement le sinus, comme on l'a proposé.

b. S'il existe une *fistule dans la direction du sinus*, élargissez-la très prudemment à la pince coupante. Vous serez conduit ainsi : α) tantôt sur le sinus sain, qu'il faudra respecter ; β) tantôt sur un abcès périsinusal, qui nécessitera une dénudation suffisante du sinus ; γ) tantôt enfin sur un sinus thrombosé ou atteint de phlébite suppurée, etc, : ici nous sortons du cadre qui est imposé à ce livre.

c. Si, comme il arrive parfois, *le sinus est largement à nu* au fond de la plaie par suite de la fonte spontanée de la corticale interne, vous devez le respecter. En effet, le gratter serait : 1° *inutile*, car en quelques jours la suppuration éliminera les fongosités qui le recouvrent ; 2° *dangereux*, car on risquerait ainsi de le perforer et de provoquer : α) une hémorragie profuse, jamais grave, il est vrai ; β) surtout une infection veineuse et des accidents septicémiques ; γ) parfois même une embolie aérienne (Kuhn, Körner).

Avez-vous perforé accidentellement le sinus ? il en résulte une hémorragie profuse en puits artésien, très facile à arrêter : mettez immédiatement le doigt sur la brèche pour empêcher l'air d'entrer, puis substituez au doigt une mèche de gaze iodoformée fortement tassée. Cette mèche ne devra être enlevée qu'au bout de dix à douze jours, vers le troisième pansement ; pour la reconnaître et ne pas l'ôter dans les pansements précédents, il est bon de faire un nœud à son extrémité libre. L'accident n'a, le plus souvent, pas d'autre importance immédiate, mais généralement il oblige à interrompre l'opération : c'est pourquoi il faut toujours réserver l'exploration de la paroi sinusale pour la fin de la trépanation.

4° **En haut.** Il faut rechercher avec soin s'il n'y a pas une une perforation spontanée du toit de l'antre.

a. S'il existe *une fistule* menant vers un abcès extra-dural, ouvrez-la largement en faisant sauter à la gouge le toit du canal de trépanation. Il n'y a aucun inconvénient à dénuder la dure-mère, mais on doit craindre de l'érailler avec la gouge ou avec une esquille. D'ailleurs, il n'est pas rare que des abcès extra-duraux latents soient découverts par hasard au cours de la trépanation.

b. Si *la dure-mère est largement dénudée* et

recouverte de fongosités, il faut, comme pour le sinus, s'abstenir de la gratter.

L'opération est alors complètement terminée, sauf s'il y a des **complications**.

Il faut alors envisager plusieurs cas.

a. S'il existe une *ostéite secondaire par propagation*, comme cela se produit surtout du côté de l'occipital, il faut réséquer largement à la pince coupante toute la paroi cranienne ramollie, jusqu'à ce qu'on rencontre un plan dur, c'est-à-dire l'os sain. Si l'on procède trop timidement à cette ablation, il s'établit dans la suite une fistule cranienne interminable ; parfois même il se développe un abcès intra-cranien sous-jacent à l'os malade.

b. S'il y a un *décollement purulent du cuir chevelu*, il n'y a qu'à appliquer les règles de la chirurgie ordinaire : évacuation du pus, désinfection du foyer, drainage, etc.

c. Si l'on constate des *accidents cérébraux*, attendre 24 ou 48 heures ; puis, si au bout de ce temps les accidents n'ont pas disparu, ouvrir le crâne.

d. S'il y a des *symptômes pyohémiques*, attendre également 48 heures avant d'ouvrir le sinus. Dans ces deux cas, en effet, la trépanation simple suffit souvent à faire disparaître les accidents les plus menaçants.

Cas particulier nécessitant une technique spéciale. — Mastoïdite de Bezold. — C'est l'association d'une mastoïdite aiguë avec un abcès du cou.

Mais n'est pas un bézoldique tout malade qui a simultanément un abcès du cou et un écoulement d'oreille du côté correspondant. Car il peut avoir :

A. Rarement, un *abcès primitif du cou* (loge parotidienne, etc.) ouvert secondairement dans le conduit.

B. Beaucoup plus souvent, un *abcès secondaire du cou* né d'une suppuration primitive d'oreille, par l'un des trois modes suivants :

1° *Adéno-phlegmon du cou*, né d'une infection otitique, mais évoluant indépendamment — ce n'est pas un Bezold ;

2° *Fusée purulente dans la gaine des gros vaisseaux du cou* par thrombo-phlébite et périphlébite du sinus latéral et de la jugulaire interne — ce n'est pas un Bezold ;

3° *Abcès ossifluent* déclive par perforation de la corticale mastoïdienne au niveau de la rainure du digastrique, avec décollement sous-sterno-mastoïdien — *ceci est un Bezold*.

Or, étant donné un malade qui présente les trois caractères majeurs du syndrome de Bezold, à savoir : *a*) suppuration d'oreille abondante ; *b*) gonflement douloureux à la partie supérieure du cou, en arrière ou plutôt en avant de la pointe de la mastoïde ; *c*) reflux abondant du pus par le conduit quand on appuie sur cette tuméfaction :

Quelle conduite tenir ?

Il faut : 1° faire une trépanation complète de la mastoïde; 2° ouvrir largement l'abcès du cou.

Mais par où commencer ? Il n'y a qu'à suivre la règle chirurgicale usuelle : aller du certain au probable. Donc :

A. Si l'*abcès cervical est probable, mais non certain*, **commencer par la mastoïde** ; c'est-à-dire trépaner la corticale, ouvrir l'antre, bien évider toutes les cellules secondaires, puis rechercher soigneusement l'existence d'une perforation osseuse au niveau de la pointe, surtout du côté interne ; si on en trouve une, l'agrandir, pénétrer par là dans la cavité suppurée cervicale et faire le nécessaire : cela devient alors de la chirurgie banale.

B. Si l'*abcès cervical est très net*, **commencer par l'abcès du cou**, car la distension de la poche par le pus : *a*) d'une part, la rend plus facile à trouver, *b*) de l'autre, refoule en dedans le paquet vasculo-nerveux et le rend moins vulnérable.

On procède en deux temps.

1° *Ouverture de l'abcès du cou.* — La tête est placée en rotation du côté sain et légèrement en extension, comme pour la ligature de la carotide. On pratique une incision étendue de la pointe de la mastoïde à l'angle postéro-supérieur du cartilage thyroïde, de façon à dépasser en bas les limites inférieures de la collection ; car il faut ouvrir largement celle-ci et ne pas travailler au fond d'un puits.

L'opération comprend les temps suivants : inciser la peau et le tissu cellulaire ; reconnaître le sterno-mastoïdien et inciser prudemment ses fibres superficielles, puis, aux approches de l'aponévrose profonde du sterno, travailler exclusivement à la sonde cannelée ; déchirer avec son bec les plans fibreux qui recouvrent l'abcès. Dès que le trop plein du pus est sorti, mettre le doigt dans la boutonnière ainsi faite, puis, avec des ciseaux, inciser largement en haut et en bas la paroi externe de l'abcès en suivant la direction des fibres du sterno-mastoïdien ; bien vider et déterger la cavité par un tamponnement ; mettre les écarteurs sur les bords de la plaie et faire bailler celle-ci largement.

Rechercher alors du doigt et de l'œil : *a*) s'il y a des *ganglions sous-sterno-mastoïdiens* engorgés : il faudrait les enlever en les disséquant avec des ciseaux; *b*) s'il y a du *pus dans la gaine des gros vaisseaux* : il faut alors ouvrir celle-ci à la sonde cannelée; *c*) et surtout s'il y a au niveau de la partie supérieure de l'abcès *un point osseux dénudé*. A cet effet, promenez le doigt dans la cavité; mais gardez-vous de prendre pour la mastoïde la masse latérale de l'atlas qui se présente la première : par exception, il est vrai, cette saillie peut être dénudée secondairement par le pus; il faut alors la réséquer prudemment à la pince coupante, en faisant en sorte d'éviter l'artère vertébrale qui passe dans le trou sous-jacent. Reconnaissez donc très en haut la pointe de la mastoïde, souvent dénudée à sa face interne; et arrivez-en au second temps de l'opération, à la trépanation de la mastoïde.

2° *Trépanation de la mastoïde.* — Faites tout d'abord une trépanation classique, c'est-à-dire ouvrez l'antre et évidez complètement les cellules corticales ; puis terminez en faisant sauter entièrement toute la pointe de la mastoïde.

L'opération finie, il doit exister une large gouttière dont les deux portions mastoïdienne en haut, cervicale en bas, se continuent sans ligne de démarcation. Pour hâter la guérison et éviter les fusées purulentes, on laisse le tout à ciel ouvert, c'est-à-dire qu'on ne fait ni sutures ni drainage.

4e TEMPS. — **Toilette et pansement de la plaie.** — Pour achever l'opération, il reste encore à faire ce qui suit :

A. **Toilette des parties molles.** — Extirper les

ganglions rétro-auriculaires suppurés, réséquer le pourtour des fistules cutanées, détacher les lambeaux flottants de tendons sterno-mastoïdiens.

B. **Hémostase sérieuse.** — Non pas qu'il y ait à craindre une hémorrhagie secondaire grave, mais parce que, s'il s'écoule du sang, la gaze, qui s'en imbibe, se dessèche ensuite et forme un corps dur qui irrite la plaie.

Il est inutile de faire des ligatures ; il suffit d'enlever à ce moment les pinces : l'artère auriculaire postérieure elle-même ne donne plus. Mais il ne faut pas frotter intempestivement la surface cruentée, car l'hémorragie se reproduirait.

C. **Toilette de la cavité.** — Elle consiste à bien assécher la place en la tamponnant, à retirer minutieusement tous les copeaux osseux qui pourraient y être tombés, puis à badigeonner ses parois à la teinture d'iode ; l'emploi du chlorure de zinc au dixième doit être déconseillé, car il pourrait amener de la nécrose osseuse.

D. **Pansement.** — Il se fait à l'aide de mèches de gaze iodoformée, tordues légèrement pour que les lisières effilochées ne traînent pas dans la plaie. Il comprend les temps suivants : 1° introduire une mèche dans le conduit ; 2° puis pousser une mèche plus fine dans l'antre au travers de la plaie ; 3° garnir avec soin tous les diverticules de la cavité ; ce tamponnement doit être à demi-serré ; 4° mettre une couche de gaze iodoformée à plat sur la région rétro-auriculaire ; 5° recouvrir le tout d'une couche d'ouate hydrophile, très épaisse. car il y aura un suintement abondant pendant les premiers jours ;

6° fixer le pansement par une bande de crêpon.

Quelques auristes suturent immédiatement et drainent la plaie rétro-auriculaire. Cette méthode n'a guère d'avantage : elle ne raccourcit pas sensiblement la durée du traitement post-opératoire, tout en ne permettant pas de surveiller la cavité mastoïdienne. C'est là une technique d'exception, qui doit demeurer un procédé personnel et qui ne peut être permise qu'aux gens de grande expérience.

Fautes et accidents opératoires.

1° On ne trouve pas l'antre. — C'est une éventualité très rare entre les mains des auristes expérimentés; cependant elle s'est présentée plusieurs fois à Schwartze lui-même. Le fait ne se voit guère que dans les poussées aiguës survenant au cours de suppurations chroniques, car alors l'antre est très réduit de volume et tout à fait isolé, en raison d'une vieille ostéite condensante.

Or, il y aurait grand danger à renoncer à l'antrotomie dans ces cas, car c'est surtout alors qu'il est indispensable d'ouvrir l'antre. En effet, en raison de l'éburnation de la mastoïde : *a*) il n'y a pas de cellule péri-antrale, dont la rencontre fortuite puisse assurer un drainage approximatif; *b*) les complications endo-craniennes à point de départ antral sont surtout à craindre, l'épaississement de la paroi externe de l'antre coïncidant souvent avec un amincissement de sa paroi postéro-interne (Körner).

Aussi ne doit-on pas hésiter à dénuder la dure-mère pour élargir le chemin opératoire trans-mastoïdien. Il est beaucoup moins dangereux, il ne l'est même pas du tout, de découvrir systématiquement la dure-mère que de ne pas trouver l'antre.

Si l'on ne rencontre pas l'antre, malgré cet agrandissement du champ opératoire, il faut décoller le conduit membraneux et aller à sa recherche par la caisse et l'aditus, selon la méthode de Stacke; on le trouve toujours ainsi, si petit soit-il.

2° On n'est pas allé jusqu'à l'antre, croyant cependant l'avoir ouvert. — C'est la faute classique des auristes novices et des chirurgiens généraux. On la commet pour deux raisons : 1° parce qu'on a trépané *trop bas* et *trop en arrière*, ce qui arrive quand on a fait l'incision cutanée médio-mastoïdienne; 2° parce qu'on n'a pas recherché avec le crochet l'*orifice de l'aditus* dans la cellule qu'on a prise pour l'antre.

Cette faute est grave, parce que la trépanation ainsi faite est insuffisante et donne une fausse sécurité. Si l'ostéite n'a pas établi une communication large entre l'antre et la cellule ouverte, le foyer suppuré profond persiste avec la menace de tous les accidents dus à la rétention purulente.

3° On blesse le facial. — C'est ce qui peut arriver de pire pour la réputation de l'auriste.

Cette blessure a lieu, ou bien parce qu'on n'a pas été prévenu à temps par l'aide chargé de surveiller les contractions unilatérales de la face, ou bien parce qu'on a été maladroit avec la gouge ou la curette.

A. **Avec la gouge**, c'est la portion verticale du nerf que l'on blesse, lorsque : *a) on a trépané trop en avant*, c'est-à-dire lorsqu'on n'a pas laissé un mur de 5 millimètres d'épaisseur entre le conduit et le canal opératoire ; *b) on a trépané trop bas* ; chez l'adulte en trépanant à la hauteur de l'épine et en allant horizontalement à l'antre, on passe au-dessus du coude du facial; chez l'enfant, il faut trépaner encore plus haut. D'ailleurs « une fois qu'on a vu l'aditus, on est maître de la situation puisqu'on sait où est le facial » (Broca).

B. **Avec la curette,** c'est la portion horizontale du nerf qu'on lèse; on doit apporter une grande prudence au curettage de l'aditus, surtout s'il existe des petits séquestres à ce niveau. Il faut reconnaître que parfois la paralysie faciale ne peut être imputée à l'opérateur; par exemple, quand au cours de l'intervention il se produit dans le canal de Fallope, entamé par l'ostéite, un écoulement de sang qui comprime le nerf facial.

La conséquence de cette blessure est une **paralysie faciale** affectant l'un des deux types suivants :

1er *type.* Si la gouge a coupé le nerf, il en résulte une paralysie *immédiate* dès le réveil : *elle est incurable.*

2e *type.* Si l'instrument blesse le nerf sans déterminer de solution de continuité, il se produit de la névrite, et consécutivement une paralysie *tardive*, n'apparaissant qu'au bout de vingt-quatre ou de quarante-huit heures : *elle est curable;* c'est le type de la paralysie faciale périphérique.

Le traitement consiste dans l'*électrisation méthodique;* une faradisation appliquée mal ou trop tôt produit ultérieurement de la *contracture.*

Il importe, à ce propos, de faire remarquer que beaucoup de paralysies faciales post-opératoires, devenues définitives, se seraient améliorées et auraient disparu si elles avaient été électrisées non point au hasard, mais suivant les règles précises de l'électrothérapie.

4° On blesse le canal semi-circulaire externe. — Cet accident est dû à une échappée malheureuse de la gouge en profondeur sur la paroi interne de l'aditus. Il est exceptionnel dans la trépanation simple, et se voit plutôt dans l'évidement. Les conséquences en sont graves.

1° Si le *labyrinthe n'est pas infecté*, on assiste à de grands accidents de **labyrinthisme** au réveil : vomissements, algidité, vertige violent à type variable, sifflements d'oreille, qui durent de quelques jours à quelques semaines. Ces phénomènes peuvent soit disparaître totalement, soit laisser un reliquat d'insuffisance ou d'irritation labyrinthique chronique.

Comme traitement : on prescrit au début, contre les accidents labyrinthiques aigus, le repos absolu ; plus tard, s'il persiste des phénomènes labyrinthiques chroniques, on essaie la pilocarpine.

2° Si le *labyrinthe est infecté*, il en résulte en outre une suppuration qui se communique par les aqueducs aux espaces sous-arachnoïdiens et cause une **méningite purulente**.

5° On blesse la dure-mère. — C'est ce qui arrive quand on a commencé à attaquer l'os trop haut ou lorsqu'on a pénétré dans la mastoïde en se dirigeant obliquement en haut. Mais, en général, on ne lèse la dure-mère, sauf par maladresse extrême, que : *a*) lorsque la fosse cérébrale moyenne descend très au-dessous de la ligne temporale, anomalie fréquente chez les brachycéphales ; *b*) ou bien encore lorsqu'on curette une dure-mère fongueuse mise à nu dans la plaie.

Il faut, d'ailleurs, se rappeler qu'il y a danger à se

servir de gouges trop petites, de gouges de Stacke coudées sur le plat, ou de curettes trop coupantes, et surtout à laisser dans la plaie des esquilles qui viennent ensuite piquer la dure-mère. Le meilleur moyen de protéger celle-ci est souvent de la mettre largement à découvert, ce qui n'a jamais d'inconvénients. De plus, on émoussera soigneusement les bords de la perforation cranienne, car les éclats de la corticale interne sont durs et coupants, comme l'indique son nom de « lame vitrée ».

La perforation accidentelle de la dure-mère a pour conséquence à peu près inévitable une **méningite purulente** généralisée. Peut-être pourra-t-on la prévenir en élargissant séance tenante l'orifice de la dure-mère et en introduisant par là une mèche de gaze iodoformée dans le crâne. (Grünert.)

6° On blesse le sinus latéral. — C'est une faute que nous avons tous plus ou moins sur la conscience. Il y a deux façons de le blesser :

A. **Avec la gouge**, en commençant la trépanation, parce que, comme le font souvent les novices : *a*) on attaque la mastoïde *trop en arrière* (incision médio-mastoïdienne) : se rappeler que le tiers antérieur de la mastoïde seul est antral et que le tiers moyen est sinusal ; *b*) on donne les coups de gouge postérieurs *trop à pic ; c*) on creuse *perpendiculairement* à la corticale et non pas parallèlement au conduit.

B. **Avec la curette**, en finissant l'opération, quand on gratte une cavité de la pointe fongueuse, surtout lorsqu'on a affaire à une apophyse très pneumatique. On lèse alors le sinus, soit parce qu'on a dirigé le tranchant de la curette en bas et en arrière, ce qui est une faute lourde ; soit parce qu'on a gratté sans une précaution extrême un sinus déjà dénudé et à paroi fongueuse.

Les conséquences de cet accident sont :

a. Une **hémorragie immédiate,** effrayante mais anodine, très facile à arrêter à l'aide d'un tamponnement serré fait avec une mèche de gaze iodoformée, appliquée sur la plaie veineuse, mais ne pénétrant pas à l'intérieur du vaisseau. Ce tamponnement effectué à la partie postéro-inférieure de la mastoïde n'empêche parfois pas de continuer l'opération vers l'antre.

Il n'y a pas d'hémorragie secondaire à craindre si l'on a soin de ne retirer le tampon que vers le dixième jour.

b. **L'entrée de l'air dans le sinus,** accident heureusement très rare et qui amènerait la mort immédiate. C'est pourquoi, dès que le sinus est ouvert, il faut mettre instantanément le doigt sur la brèche veineuse pendant qu'on prépare le tampon.

c. La **thrombose du sinus**, suivie de pyohémie. C'est une complication également rare. Toutefois, il est beaucoup moins dangereux d'entamer au début de l'opération le sinus avec une gouge qui a traversé un os sain, qu'à la fin avec une curette qui vient de gratter des tissus infectés.

7° On produirait une commotion cérébrale par les coups de maillet donnés sur la tête. C'est une crainte bien plus théorique que pratique; car on n'observe jamais de choc cérébral après la trépanation mastoïdienne.

On peut tout au plus, par exception, craindre la rupture intra-ventriculaire d'un abcès cérébral non soupçonné.

Il convient de prendre dans cette conjoncture les précautions suivantes : *a*) faire reposer au besoin la tête sur un coussin de sable qui amortit les chocs ; *b*) se servir de gouges très coupantes, affilées dans ce but avant chaque opération ; *c*) travailler le plus possible à la curette et à la pince coupante.

E. — Soins et pansements consécutifs

A. Les **suites immédiates** sont très simples. Dès que le malaise post-chloroformique est dissipé, le malade doit se trouver soulagé d'une façon absolue.

Le premier jour, il y a souvent de la céphalée locale, due au traumatisme opératoire, et parfois un réveil de la fièvre, par pénétration d'une certaine quantité de germes infectieux à travers les vaisseaux osseux mis à nu dans une cavité septique. Ces troubles n'ont aucune importance ; dès le lendemain, le bien-être est complet. Tous les symptômes qui avaient nécessité la trépanation doivent disparaître ou s'atténuer beaucoup.

S'il n'en est pas ainsi, si ces symptômes persistent au delà de vingt-quatre ou de quarante-huit heures, c'est que l'*intervention a été incomplète* : ou l'antre n'a pas été atteint ; ou les cellules secondaires n'ont pas été ouvertes ; ou bien il y a un abcès extra-dural ou péri-sinusal méconnu.

On se conduira donc de la façon suivante :

a. Si le *malade se trouve bien*, se contenter de prescrire : 1° l'asepsie nasale, avec de la vaseline borico-mentholée ; 2° l'asepsie buccale, au moyen de lavages faits toutes les deux ou trois heures avec un bock et de l'eau tiède alcalinisée ; c'est là une précaution très importante, car elle a pour but d'atténuer les fermentations dans une bouche close par le pansement ; 3° une alimentation légère ; 4° au besoin un laxatif, car il faut éviter toute constipation.

b. Si la *fièvre et les douleurs de tête reparaissent* au bout de deux ou trois jours ; si la température remonte seulement à 38° ou 38°,5 dans le rectum ; s'il se développe de l'œdème de la paupière correspondante, signe annonçant souvent un décollement du cuir chevelu dans la fosse temporale : il faut aviser d'urgence.

B. Le **premier pansement** sera fait le cinquième jour environ, le malade étant au lit, car il est douloureux et pourrait sans cela provoquer une syncope.

A partir de ce moment, le malade peut se lever.

C. Les **pansements ultérieurs**, si tout va bien, seront faits le moins souvent possible, environ tous les trois ou quatre jours. Il faut s'abstenir de tout lavage. On se contente de toucher à la teinture d'iode le fond de la plaie, là où il est grisâtre. S'il existe des bourgeons charnus exubérants, on les enlève d'un coup de curette, procédé très supérieur à la cautérisation avec le crayon de nitrate d'argent, qui provoque une eschare avec suppuration consécutive.

La cavité doit se combler *de la profondeur vers la surface ;* on évitera donc deux excès contraires : *a*) celui de *panser à plat*, ce qui amènerait la production d'une fistule ; *b*) celui de *trop tamponner*, ce qui provoquerait la persistance de la cavité opératoire par épidermisation partielle.

Le tamponnement à la gaze iodoformée doit être de plus en plus lâche dans le fond, mais demeurer serré à l'entrée.

Le point le plus délicat des pansements est de

bien *saisir le moment où l'on doit permettre à l'aditus de se fermer* et ainsi *supprimer la communication entre la caisse et la plaie.*

Voici la règle à suivre à cet égard :

a. Si, comme c'est l'ordinaire, au bout de dix à quinze jours l'écoulement du pus par le conduit a cessé, et surtout si le Valsalva ne fait pas refluer de pus par l'aditus, on est en droit de supposer que la caisse est guérie. Il y a dans ce cas intérêt à la rendre indépendante de la cavité mastoïdienne qui suppure encore : dans ce but, on laisse l'aditus et l'antre se combler rapidement de bourgeons en ne les tamponnant plus.

b. Si la suppuration persiste abondante par le conduit, ou si le Valsalva fait refluer du pus par l'aditus, il faut absolument maintenir béante la communication entre la plaie et la caisse, tant que cette dernière suppure pour son compte ; sinon on s'expose à de graves ennuis (récidives, chronicité). Pour cela, tamponner serrés l'antre et l'aditus ; détruire au nitrate d'argent ou enlever à la curette les bourgeons qui tendent à fermer l'aditus : et maintenir ainsi béante une voie qui permette au pus de la caisse de sortir aisément et aux injections ou instillations modificatrices de pénétrer dans la caisse par la voie postérieure.

Vers la fin, quand la suppuration est très réduite, et que le stylet ne sent au fond de la plaie aucune surface osseuse dénudée, on *panse à plat* sous collodion.

Le pansement à plat n'est autorisé que si le conduit est sec, si le tympan est fermé et si le Valsalva ne fait sortir aucune goutte de pus de la caisse par l'aditus, au cas où celui-ci ne serait pas encore oblitéré : sinon il mènerait sûrement à la fistulisation.

La durée du traitement post-opératoire est de un à trois mois (Schwartze).

D. Des **conditions défavorables** retardent cette cicatrisation.

1° **Irritation des téguments**. A la levée du premier pansement, on trouve autour de la plaie la peau rouge et œdématiée, le pavillon tuméfié, douloureux au toucher et comme raidi ; la plaie est grise. C'est un *diminutif d'infection opératoire* se traduisant par des accidents locaux seuls, sans fièvre.

Cette irritation cède en deux ou trois jours à des *pansements humides*, changés quotidiennement.

2° **Suppuration abondante et plus ou moins odorante**. Ici il y a deux cas très différents à distinguer attentivement :

1er *cas :* Le pus est fourni par *toute la surface* de la plaie qui est grise, atone, d'aspect plus ou moins diphtéroïde. Cela est dû soit à une faute d'antisepsie opératoire, soit à la persistance d'une surface fongueuse sous-durale ou périsinusienne volontairement respectée.

Dans ce cas, on déterge très soigneusement la plaie avec des tampons d'ouate imbibés de sublimé à 1/1000e ou d'eau oxygénée à 12 volumes, puis on fait un large badigeonnage iodé de toute la surface ; on applique un *pansement sec* qui sera renouvelé *tous les jours* jusqu'au retour de la suppuration au taux normal.

2e *cas :* Le pus, après nettoyage de la plaie, sourd en *un point localisé*, toujours le même.

Explorez ce point très attentivement au stylet.

a) Tantôt vous y trouverez un petit *séquestre* : un coup de curette heureux suffira à l'enlever et à tarir le pus. *b*) Tantôt vous rencontrerez un *pertuis* menant dans une cavité : α. vers l'*aditus* : c'est la caisse très fongueuse qui suppure ; il faut la soigner par le conduit ; β. vers une *fistule intra-mastoïdienne* : c'est que la trépanation a été incomplète ; il faut dilater cette fistule en la tamponnant, la curetter prudemment sous la cocaïne, puis la panser avec des mèches de plus en plus réduites ; γ. vers un *abcès extra-dural* méconnu : il faut l'ouvrir sans retard, sous chloroforme.

3° **Lenteur de la réparation.** Elle s'observe sous deux formes : *a*) les surfaces osseuses *ne bourgeonnent pas*, comme cela se voit surtout dans les apophyses éburnées : excitez l'os par des attouchements à la teinture d'iode ou des grattages à la curette ; *b*) la plaie reste atone et *ne se ferme pas* : faites des pansements excitants à l'alcool et traitez l'état général : les injections sous-cutanées de sérum fort ou de cacodylate de soude sont alors utiles.

E. **La surveillance du conduit et du tympan**, généralement laissée de côté par les chirurgiens qui font la trépanation, ne doit pas être négligée.

Ordinairement, la suppuration du conduit, n'étant plus fournie que par la muqueuse de la caisse, se tarit en deux à trois semaines. Il suffit : *a*) de maintenir une mèche de gaze dans le conduit, qu'on renouvelle à chaque pansement ; *b*) et vers la fin, d'y insuffler de la poudre d'acide borique.

Cependant il importe, chaque fois qu'on renouvelle le pansement mastoïdien, d'examiner l'oreille au speculum. Et, ce faisant :

a. On surveille le conduit et on prend ainsi à temps les mesures pour *parer à sa sténose*, qui est à craindre dans le cas où, par suite d'une fistule existant sur sa paroi postérieure, il a fallu fortement entamer celle-ci au cours de l'opération.

b. On surveille le tympan et l'on fait à temps le nécessaire pour *empêcher la fermeture précoce de sa perforation*, soit en enlevant un bourgeon d'un coup de curette, soit en incisant une poche qui bombe.

A ce propos, nous appelons l'attention sur une éventualité qui n'est pas très rare au cours du traitement post-opératoire de la mastoïdite et dont il faut connaître la possibilité pour prendre sans tarder les mesures utiles : c'est l'*otite aiguë compliquant la mastoïdite.*

Voici comment les choses se passent : vers la troisième ou quatrième semaine, le conduit étant sec et le tympan cicatrisé, brusquement reparaissent la fièvre, le malaise, la céphalée. La plaie est belle et ne donne pas l'explication des accidents. A tort on cherche le pourquoi de ce retour du côté du sinus ou du crâne. Si l'on regarde alors dans le conduit, on voit le tympan classique de l'otite aiguë, rouge, tendu : il suffit d'une paracentèse pour faire disparaître tous les accidents.

Voici pourquoi ces choses se passent : l'aditus s'est obstrué par bourgeonnement ; la perforation tympanique s'est fermée : de nouveau, la caisse est redevenue une cavité close. Mais une infection à point de départ naso pharyngien la touche encore ; elle recommence à suppurer et traduit sa souffrance suivant le mode ordinaire, parallèlement mais indépendamment de la plaie mastoïdienne.

F. La **guérison** a lieu dans un délai moyen de six semaines. Elle est d'autant plus tardive qu'il y a eu plus de cellules secondaires évidées et que la mastoïde présente une cavité opératoire plus grande à combler.

Une bonne guérison est caractérisée par :

a. Une *cicatrice linéaire* mastoïdienne, plus ou moins déprimée, mais solide, soutenue par du tissu osseux de réparation.

b. La *fermeture de la perforation* du tympan, sans synéchie de la caisse.

c. Le *retour de l'audition* normale, avec disparition des bourdonnements d'oreille.

S'il existe encore dans le conduit un peu de pus venant de la caisse, la *guérison n'est qu'apparente :* le malade est probablement voué à un évidement pétro-mastoïdien futur.

F. — Complications et accidents du traitement post-opératoire

Diverses circonstances peuvent entraver la marche de la cicatrisation et compromettre la guérison.

1° Céphalée. — Sa persistance ou son retour doit faire craindre un **abcès extra-dural** méconnu. Il faut aller à la recherche de cet abcès par la brèche opératoire.

2° Tuméfaction du cou. — Sa persistance ou son apparition post-opératoire est l'indice possible d'un **abcès du cou.** Elle s'observe surtout quand on se contente, en opérant, d'aller à l'antre sans explorer ensuite toutes les cellules périantrales.

On commencera par faire des *pansements humides;* et, si la tuméfaction persiste, on *réopérera le malade* en évidant largement la pointe de la mastoïde et en recherchant l'existence d'une fistule qui mène soit sous le sterno-mastoïdien, soit au voisinage du sinus latéral. Si l'on ne trouve pas cette communication, on ira directement à la recherche de l'abcès profond par la voie cervicale classique.

3° Frissons. Fièvre. — *a.* Avant tout, si la fièvre ne cède pas ou reparaît, voir si elle n'a pas une *cause extra-auriculaire.* Chercher : α) dans les organes : poumons, intestins, amygdales, etc.; β) dans l'état général : une fièvre grippale ou autre n'étant naturellement pas modifiée par l'ouverture de la mastoïde ;

b. Si elle est due à l'oreille, reprendre le malade sous le chloroforme et aller systématiquement jusqu'au **sinus latéral** qu'on explore attentivement, de l'œil, du doigt et au besoin avec la seringue de Pravaz. α) Si le sinus est *sain*, s'en tenir là et attendre. β) Si le sinus est *thrombosé*, l'ouvrir largement et le curetter, après avoir lié aseptiquement la jugulaire interne au cou.

4° Fistulisation mastoïdienne. — La plaie postérieure devient fistuleuse et suppure peu, mais indéfiniment.

Quelle est la cause de cette fistulisation? Parfois elle est entretenue par un *tamponnement intempestif*, trop prolongé et trop serré : pansez alors à plat et faites dans le trajet des instillations iodées ; en même temps, s'il y a du pus dans la caisse, assurez le drainage de celle-ci par le cathétérisme et la paracentèse.

Si la fistule persiste malgré cela, c'est qu'elle est due à l'existence d'un **séquestre**. Celui-ci se forme : *a*) tantôt, par le *fait de la maladie* (ostéomyélite nécrosante de la scarlatine, etc.) ; *b*) beaucoup plus souvent, par la *faute du chirurgien* qui n'a pas soigneusement évidé toutes les cellules secondaires malades ou qui a laissé fermer trop tôt la plaie cutanée. Une mauvaise antisepsie mène au même résultat.

Il est admis que si, au bout de quatre à six mois, la fistule persiste, comme le malade court de grands dangers de complications cérébrales, il faut faire un évidement pétro-mastoïdien, avec épidermisation consécutive de l'oreille moyenne.

5° **Récidive.** — Elle s'annonce par les phénomènes suivants : la cicatrice rougit, se tuméfie, s'amincit et se rompt en laissant s'écouler un flot de pus ; puis il s'établit une fistule persistante.

Cet accident, qui n'est pas rare, est dû à ce qu'on a laissé la guérison se faire *de la surface vers la profondeur*, contrairement aux principes de la bonne chirurgie.

La plaie s'est ainsi fermée trop tôt, avant que la cavité mastoïdienne fût comblée : la cicatrice ne forme alors qu'un pont tendu au-dessus de celle-ci.

Il faut inciser largement et curetter soigneusement à nouveau l'apophyse mastoïde : on ne détamponnera ensuite que lentement du fond à la surface. Mais ne tombez pas dans un excès inverse, c'est-à-dire gardez-vous de trop longtemps tamponner ; car alors la cavité mastoïdienne, au lieu de se combler par du tissu fibreux, persiste en s'épidermisant ; l'antre devient ainsi superficiel; et, s'il survient une nouvelle otite purulente, la cicatrice sus-antrale se fistulise à nouveau, l'artrite étant alors réduite à la condition d'un abcès sous-cutané.

TABLE DES MATIÈRES

TECHNIQUE ET THÉRAPEUTIQUE GÉNÉRALE

THÉRAPEUTIQUE SPÉCIALE

ÉVREUX, IMPRIMERIE DE CHARLES HÉRISSEY

www.ingramcontent.com/pod-product-compliance
Ingram Content Group UK Ltd.
Pitfield, Milton Keynes, MK11 3LW, UK
UKHW012004240726
13965UKWH00001B/135